银屑病基础与临床

Basic and Clinic of Psoriasis

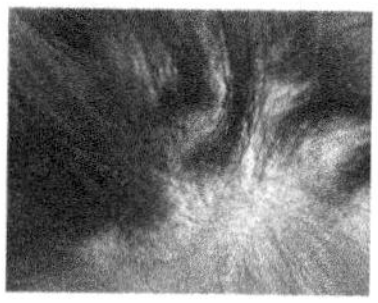
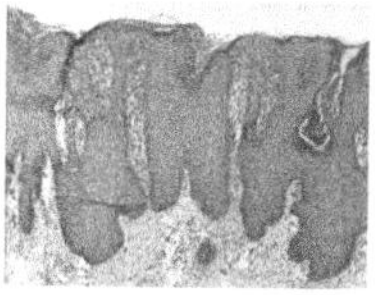
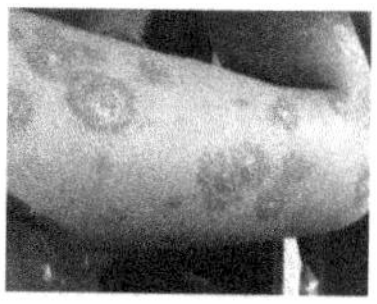
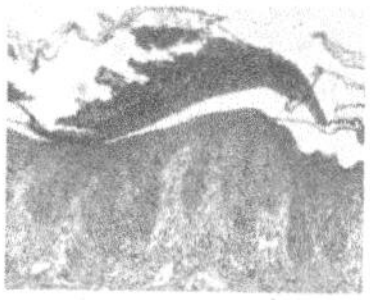

主　编　高　军
副主编　杨淑芳　杨笑玲

蘭州大學出版社
LANZHOU UNIVERSITY PRESS

图书在版编目（CIP）数据

银屑病基础与临床 / 高军主编. -- 兰州 : 兰州大学出版社, 2017.9
ISBN 978-7-311-05242-3

Ⅰ. ①银… Ⅱ. ①高… Ⅲ. ①银屑病一诊疗 Ⅳ. ①R758.63

中国版本图书馆CIP数据核字(2017)第217172号

策划编辑 陈红升
责任编辑 刘爱华
封面设计 郇 海

书　　名 银屑病基础与临床
作　　者 高 军 主编
出版发行 兰州大学出版社 （地址:兰州市天水南路222号 730000）
电　　话 0931-8912613(总编办公室) 0931-8617156(营销中心)
0931-8914298(读者服务部)
网　　址 http://press.lzu.edu.cn
电子信箱 press@lzu.edu.cn
印　　刷 虎彩印艺股份有限公司
开　　本 710 mm×1020 mm 1/16
印　　张 20.75
字　　数 404千
版　　次 2017年9月第1版
印　　次 2018年3月第1次印刷
书　　号 ISBN 978-7-311-05242-3
定　　价 45.00元

（图书若有破损、缺页、掉页可随时与本社联系）

前　言

银屑病是一种常见的慢性炎症性皮肤病，在自然人群中的发病率约为0.1%～3%,主要临床表现为广泛分布的红斑、鳞屑和不同程度的瘙痒，特殊类型可出现脓疱、红皮病以及关节损害等改变，病理特征主要是角质形成细胞异常的增生和分化，以及以T细胞为主的炎症细胞浸润。目前，银屑病确切的病因及发病机制尚不清楚，因而也缺乏满意的针对性治疗方法。银屑病患者的病情常反复发作，多难以根治，可对患者产生巨大的精神心理压力，加上社会上不恰当的宣传，许多银屑病患者因此盲目就医，追求“根治”及快速疗效，选用对肝肾具有的毒性药物，增加了药源性损害的机会，严重地影响了患者的生活质量。

近年来，在基础医学的推动和带动下，随着组织病理学、分子生物学、病原生物学、遗传学、流行病学及药理学等的发展及其在皮肤病学领域的互相渗透和交叉，使银屑病的基础与临床研究也取得了明显的进步。在银屑病的基础研究领域，从最初的角质形成细胞到T淋巴细胞及其介导免疫—炎症网络，从遗传易感基因的探索到环境因素和代谢紊乱的研究都取得了长足的发展。在银屑病的临床研究中，最初的焦油制剂、糖皮质激素和中医药治疗取得了较好的疗效；在20世纪50年代，维A酸类药物的内服和维生素D3衍生物的外用极大地推动了银屑病的治疗。近期开发的新药有环孢素、他克莫司等，窄谱UVB和308nm激光的治疗也取得了很好的效果，特别是随着基础研究的进展，人们对银屑病的发病机制有了更深入的了解，生物制剂的使用为银屑病患者带来了治愈的希望。关于银屑病的专著，早期有刘承煌教授主编的《银屑病的临床和研究》，后来有邓丙戌、张志礼教授主编的《银屑病》、欧阳恒教授主编的《银屑病的诊断与治疗》等，他们从不同的侧重点及当时的最新进展介绍了银屑病的基础研究与临床防治，但随着基础与临床研究的深入发展，特别是近十年来，银屑病研究及防治领域取得了明显的进展，因此，期待介绍银屑病最新进展的专著问世。

本书是关于银屑病的专著，介绍国内外关于银屑病的病因、病机、临床和防治方面的最新成果和动态，结合作者多年的临床经验和查阅大量的文献资料写作而成。全书共分为十五章，基础部分介绍了银屑病的流行病学、遗传学、免疫学、感染及代谢异常及最新进展；临床部分介绍了银屑病的临床表现、实验室检查、诊断及鉴别诊断；治疗部分介绍了银屑病的内服药物、外用药物、物理治疗、生物治疗及中医药治疗，同时简要介绍了银屑病的评估及治疗策略和银屑病的预防及护理。作者长期从事临床工作，对银屑病的诊治及预防护理有较全面的认识，撰写工作分工如下：第一、二、三、四、九、十、十一、十二、十三章由高军撰写，第六、七、八章由杨淑芳撰写，第五、十四、十五章由杨笑玲撰写。

本书在编写过程中引用了较多参考文献，限于篇幅，只能将主要参考文献列出，对引用文献作者的付出及辛勤劳动表示诚挚的感谢，也感谢兰州大学出版社各位老师，特别是陈红升和刘爱华老师，是他们一丝不苟的工作和辛勤劳动，才能使本书如期出版。

本书适用于皮肤性病学医师及广大基层医师的临床参考使用，由于作者水平有限，本书定会存在着不足及错误之处，请读者批评指正。

高　军

2017年5月于兰州

目　录

第一章　银屑病的流行病学

流行病学是研究人群中疾病和健康状态的分布，影响分布的因素；阐明流行规律和探索病因；制定并评价防治对策和促进健康的科学，是人们在不断地与危害人类健康的疾病做斗争的漫长历史过程中发展起来的，其定义和研究范围也随之不断发展和完善。流行病学有四个内涵：①研究对象是人群；②研究内容包括疾病和健康状态；③重点是研究疾病和健康状态的分布和影响因素；④为控制和消灭疾病及促进健康提供科学的决策依据。

银屑病是一种常见的慢性复发性皮肤病，现在虽然已经形成了共识，其发病是由遗传因素和环境因素共同作用下促成的。但是，银屑病的病因至今仍然未能明确，防治也缺乏确切的、有效的、理想的方法，大量的问题仍有待进一步研究。运用流行病学方法可以在银屑病的遗传问题、环境因素影响问题、银屑病的发病和转归即自然史的研究以及防治效果评价等诸多方面发挥作用。

第一节　银屑病的历史

一、中国古代医家对银屑病的认识

银屑病因其主要特点为皮肤出现散在的红色丘疹或斑块，表面覆盖银白色鳞屑，所以称为银屑病。祖国医学文献中有关“干癣”“蛇虱”“松皮癣”“白疕”等的记载，虽其名各异，症状亦有差别，但都从不同角度较为形象地描述了本病。

在中医中称银屑病为白疕，传统中医学文献对本病的认识很久远，“疕”作为疾病，古人析为三种。一为头疡，《周礼·医师章》：“凡邦之有疾病者，疕疡者造焉，使医分而治之。”郑玄注：“疕，头疡，亦谓秃也。”《说文》：“疕，头疡也。”二为头痛。《集韵·旨韵》：“疕，头痛也。”三为一种皮肤损害。《广雅·释言》：“疕，痂也。”《字汇补》释为“疮上甲”。这里，疕指一种有痂皮或有脱屑的皮肤疾病。《五十二病方》："在身，疕如荻，痒，为痂。"这里疕是指痂病的皮损，形如荻粒大小突起，有明显的痒感。隋朝《诸病源候论》曰："干癣但有匡郭，皮枯索痒，搔之白屑出是也。"白疕一词最早作为蛇虱病的一个症状出现于明朝《证治准绳》："遍身起风疹疥丹之状，其色白，不痛，但痒，搔抓之，起白疕，名曰蛇虱。"清朝《外科大成卷四》曰："白疕，肤如疹疥，色白而痒，搔起白屑，俗呼蛇虱。"首先明确提出白疕这一病名。清朝《外科证治全书》曰："白疕皮肤燥痒，起如疹疥而色白，搔之屑起，渐至肢体，枯燥坼裂，血出痛楚，十指间皮厚而莫能搔痒。"清朝《医宗金鉴·外科心法要诀》曰："此症俗名蛇虱。生于皮肤，形如疹疥，色白而痒，搔起白皮。"清朝《医宗金鉴·外科心法要诀》亦曰："松皮癣，状如苍松之皮，红白斑点相连，时时作痒。" 一病多名是中医古代文献中的普遍现象。白疕这一病名清代以后才出现，清代以前的中医文献中与白疕症状特征类似的病名有干癣、风癣、蛇虱、白壳疮，清代与白疕类似的病名还有疕风、松皮癣、银钱疯。赵炳南老先生认为"白疕"之名更符合银屑病的特征，"疕"者，如匕首刺入疾病，表示病程缠绵日久，病难速愈之意。

古代中医对干癣、白疕病因病机的认识，主要可分为两个阶段。明代以前，多认为是外因致病，明代以后则多认为是内因加外因致病。隋朝《诸病源候论》首先提出了干癣的病因病机："皆是风湿邪气客于腠理，复值寒湿，与血气相搏所生。若其风毒气多，湿气少，则风沈入深，故无汁，为干癣也。"认为是风毒邪气致病。明朝《外科正宗》认为是血燥风毒致病，提出风癣、湿癣、顽癣、牛皮癣等"此等总皆血燥风毒克于脾肺二经。"清朝《外科大成》《医宗金鉴》《外科真诠》的认识与此说相似，认为是"风邪客于皮肤，血燥不能荣养"所致。清朝《洞天奥旨·白壳疮》曰："皆因毛窍受风湿之邪，而皮肤无气血之润，毒乃附之而生癣矣。"清朝《外科证治全书》指出：白疕"因岁金太过，至秋深燥金用事，乃得此证。多患于血虚体瘦之人"，认为是血虚秋燥致病。清朝《医林改错》提出血瘀致病学说即"血行不畅，瘀热不化而成瘀血"。

白疕明确记载始见于明清，故明清以前并无专治白疕的方药，而把本病的治疗归属于治癣病类，且治法总以"祛风散邪"为主。如宋代记载有白蒺藜丸、苦参丸、乌蛇丸等。明代医家汲取前人的经验，结合对白疕发病原因的认识，除了用祛风散邪之剂外，还采用了发汗疗法及益气养血等法，辨证用药来治疗。如《医学入门》记载"有可汗者，四物汤加荆芥、麻黄各五钱，浮萍一两，葱豉煎服，取汗，一切癞癣皆效。""体虚者不可妄用风药。气虚者，何首乌散、消风散。血燥者，四圣不老丹；或肾气丸，久服自效。"清朝以后人们对白疕的认识不仅局限于外邪致病说，而认识到本病的发生源于机体内在的血热、血虚及血燥。治疗多扶正与祛邪并见，以养血、润燥、祛风为法，用搜风顺气丸、神应养真丹、防风通圣散等方。

二、国外对银屑病的记载

银屑病，“psoriasis”，这一词的希腊语原型是“psora”意即瘙痒，而词根“-iasis”意即“action，condition”，“行为或状态”。成书于公元前11或10世纪的《希伯来圣经》中就有关于银屑病的记载，称之为“zaraath（麻风）”，并把之归因为神对诽谤者的惩罚。后世普遍认为，zaraath或所谓圣经麻风（biblical leprosy），是指多种皮肤病，可能包括所有的成疤或溃疡性皮肤病。古希腊人将皮肤病分为3类：psora、lepra和leichen，字面意思分别是“瘙痒”“成疤”和“苔藓样”。古希腊人很可能把银屑病列入lepra，而他们将真正的麻风称作elephantiasis graecorum。

银屑病真正独立出来，已经到19世纪了。在1808年，现代皮肤病学之父Willan才给出了银屑病的精确描述。在他和Thomas Bateman合著的《Willan’s lepra》中将麻风与银屑病进行了鉴别，麻风斑是规则的环形，而银屑病斑块并不规则。Thomas Bateman进一步提出银屑病可能与关节炎症状有关联，这就将之与免疫性疾病联系起来了。但他将之称为“lepra”，而把另一种皮肤病称为“psoriasis”，psoriasis在古代曾指眉弓和阴囊出的疤痕病变。

在1827年，Plumbe主张将“psoriasis”和“lepra”统一；在1846年，Erasmus Wilson将这两者进行了比较，lepra表现为环形干性皮疹，而“psoriasis”则是不规则的干性皮疹；“lepra”好发于关节附近，尤其是膝和肘关节；然而，在同一患者前者就在关节附近，而后者就在四肢。在1872年，Milton建议将“psoriasis”废止，保留希腊语的“psora”。然而，最终却是“psoriasis”保留了下来，“lepra”逐渐淡出了教科书。

三、银屑病治疗史的回顾

据国外历史的记载，早年治疗银屑病最为有效的口服药为砷剂，其次还有松节油、锑剂、斑蝥和磷；外用有肥皂、水杨酸酊和盐水浴去除鳞屑，以及焦油制剂、麝香草酚、白降汞、没食子酸、松节油和柯桠素等。值得一提的是，除了用煤焦油外，在中医文献中有黑豆馏油治疗皮肤病的记载。该制剂用于银屑病比其他焦油制剂刺激性小。

柯桠素来自巴西的柯桠树，是柯桠树中的柯桠粉。柯桠素是3-甲基地蒽酚（蒽林），即地蒽酚的前身。1916年Galewsky等合成了地蒽酚用于银屑病的治疗，地恩酚疗效肯定，长期应用无系统毒副作用，一直是治疗银屑病的外用药之一。

1900年开始用X-ray治疗银屑病，大约有50年的历史。到20世纪四五十年代由于已知X-ray的致癌和其他副作用，该方法逐渐被淘汰。

Finsen（1903）首先用紫外线（UVR）来治疗寻常性狼疮；Alderson（1923）

报告其对银屑病有好的作用。为了增加紫外线对皮肤的作用，Goeckerman研究光敏剂，并于1925年报告，在照光前外用粗制煤焦油能增加紫外线的效果。此法一直应用至今。

1953年Ingram建议，煤焦油水浴后照射紫外线，再用地蒽酚软膏增加治疗银屑病的效果，即所谓Ingram疗法。另外，早在古代，埃及人根据民间的经验，用生长在尼罗河畔的植物大阿美（ammimagus）的种子（含补骨脂素的衍生物）来治疗白癜风。1947年埃及的化学家从这种植物中提出有效成分，主要是8-甲氧基补骨脂素（8-MOP），是一种强光敏剂，后来结合紫外线广泛用于白瘤风的治疗。1973年先是Tronnier和Schule外用补骨脂素类加UVA（长波紫外线），继而Parish等报告口服该制剂加高强度的UVA治疗银屑病（即PUVA、光化学疗法），取得很好的效果。

1950年，皮质类固醇类如ACTH、可的松和氢化可的松问世，开始用于皮肤病治疗，但对银屑病没有什么效果。到20世纪60年代中期，激素的分子结构得到进一步改变，引进了强效皮质类固醇制剂，如氟轻松和倍他米松17戊酸能治疗银屑病有效，特别是用封包疗法能增加药物的吸收。20世纪70年代更强的外用类固醇类如丙酸氯倍他索合成，其抗银屑病的效果也更强，但副作用仍然和强效皮质类固醇一样。

1951年Gubner用叶酸拮抗药氨蝶呤（白血宁）治疗风湿性关节炎，其中有一患者同时有银屑病，发现银屑病皮疹很快消退。接着他用其治疗银屑病得到很好的效果，但其副作用较大，特别是与发生白血病有关，所以很快被其衍生物甲氨蝶呤（MTX）所替代。到20世纪60年代MTX广泛用于银屑病的治疗，但要注意其有肝毒性的副作用。国内自20世纪70年代开始广泛应用乙亚胺、乙双吗啉治疗银屑病，多年来，因其诱发白血病致患者死亡的事例不绝于耳，形成医疗史上的灾难。1984年国际上已禁止使用。

自从Karrer等（1931）测出视黄醇的结构式，获得了诺贝尔奖后，仅仅12年维生素A就合成成功。1946年合成了全反式维A酸（at-RA），1955年异维A酸问世，1972年Bollag发现阿维A酯和阿维A。1986年美国开始用阿维A酯治疗银屑病，其后，罗氏药厂用阿维A替代了阿维A酯。1990年合成了阿达帕林，此药得到了美国FDA批准用来治疗痤疮，显示出刺激性小，提高了患者的依从性；1992年又合成另一个新药乙炔化维A酸——他扎罗汀，显示出治疗银屑病的价值，而且能延长缓解期。但维A酸类药物有致畸等副作用。

维生素D3（胆骨化醇）在体内代谢，转化为活性产物骨化三醇，即二羟基维生素D3，其在调节肠道钙吸收、骨钙代谢和预防佝偻病中起重要作用。1985年，Morimoto等在用骨化三醇前体维生素D3治疗一例老年骨质疏松患者，意外发现患者的严重银屑病也得到了改善。由于骨化三醇有升高血钙的作用，人们开发了卡泊三醇，取得了满意疗效。

近年来，开发的新药有环孢素、他克莫司等，窄谱UVB和308nm激光的治疗也取得了很好的效果。特别是随着基础研究的进展，人们对银屑病的发病机制有了更深的了解，随着生物制剂的使用为银屑病患者带来了治愈的希望。

我国开发的抗银屑病药物是雷公藤多甙，该药是卫茅科植物雷公藤去皮根中提取的有效成分，其有较强的抗炎和免疫抑制作用，能治疗类风湿性关节炎和多种皮肤病，其中包括关节病型银屑病，后来又发现对红皮病型和脓疱型银屑病及点滴状银屑病和急性进行期银屑病也有好的效果，但对慢性斑块状银屑病效果不佳。

虽然银屑病不能根治，但通过联合用药、序贯治疗，坚持正规、安全、个体化的治疗方案，再强调患者自我照顾的重要性，如合理饮食、不吸烟饮酒、坚持锻炼、坚定信心等，银屑病达到长期缓解，并提高患者的生活质量是完全可以实现的。

第二节　银屑病国内流行情况

国内的银屑病流行病学研究开展得较早，如上海（1973年12月—1974年6月）调查454 005人，其患病率为0.217%；河南（1980）调查105 515人，患病率为0.37%；黑龙江（1977）调查17 806人，患病率为0.84%；淮北农村普查104 747人，患病率为0.27%；而广西西湾工矿地区调查9 477人，患病率为0.05%。这些资料曾为我国银屑病的流行和防治研究提供依据，但因各地的调查方法、所列项目、标准、诊断分型和统计分析等方面不甚一致，且我国幅员辽阔，人口众多，城乡环境各异，因此，1984年以统一方法、标准和项目对全国有代表性的地区进行线索滤过性调查。随着时间的迁移和社会的进步，环境因素发生了翻天覆地的变化，人们的生活条件、居住环境、饮食结构及工作方式等都发生了巨大的变化。近期又有人做了流行病学调查，如2010中国六省市银屑病流行病学调查，但其广泛性、标准性及代表性仍不能与1984年的调查相比。因此，国内银屑病流行病学研究一般以1984年为基础，再参照最近研究结果进行分析。

一、银屑病的患病率

（一）患病率（prevalence rale）

患病率又称现患率，是指某特定时间内总人口中某病现患病例（包括新、旧病例）所占的比例，反映疾病现存状况；计算公式：患病率=（某时期特定人群中某病现患（新旧）病例数/同期平均人口数）×100%

在1984年我国银屑病学调查组以统一方法、标准和项目对全国有代表性的地区进行线索滤过性调查。从23个省、市、自治区的49个调查点资料进行统计，调查人口数为5 742 066人，查得患者9 582名，患病率为0.167%。2008年，我们在国内又进行了一次大规模的银屑病流行病学调查，选取山西省太原市、四川省西昌市、河北省廊坊市、河南省焦作市、山东省淄博市和内蒙古自治区海拉尔市六个地区，采用整群抽样的调查方法，共调查17 345人，其中男性7 858人，女性9 487人，男女性别比为1:1.2，共发现银屑病患者102人，总患病率0.59%，按2003年我国人口普查的年龄和性别构成进行标化后，患病率为0.47%。各地区间患病率无明显差异。这一结果提示，我国银屑病患病率有升高趋势。

1. 南北差异

北方的患病率高于南方，高寒地区患病率高于温暖地区。北方12个城市标化患病率为0.20%，而南方14个城市为0.14%。北方6个农村标化患病率为0.18%，而南方14个农村为0.065%。地处东北的吉林省德惠市和北京钢铁公司患病率最高，分别为0.42%和0.486%，而南方广东省农村最低，仅为0.004%～0.007%，这可能是由于北方天气寒冷、干燥，当地居民受照射时间较短和生产劳动、生活习惯等因素不同之故。2008年所调查的6个地区中，山西太原银屑病患病率最高，为0.78%，其次为廊坊和焦作，分别为0.70%和0.66%，海拉尔患病率最低，为0.31%。但是各地区患病率差异无统计学意义（P均>0.05）。此次调查未发现南北方的差异，可能与本次选取的南方城市较少有关，还有待于进行更多调查点和更多人口纳入，来论证南北方差别的结论。

2. 城乡差异

城市的标化患病率为0.176%，显著高于乡村标化患病率0.100%（P<0.01）。在相同的地理环境下也存在城乡差异，如南京市标化患病率为0.259%，扬州农村为0.082%；又如重庆市为0.089%，永川区农村为0.029%，成都市为0.170%，德阳市为0.092%，这可能与工业化城市中“三废”污染较重、医源性疾病发生较多以及两者之间在工作环境、营养状况、生活方式等方面有所不同有一定关系。同时，与城市生活节奏快、工作繁重、竞争性强、心理负担大等也有一定关系。

3. 性别年龄差异

全国调查有男女各年龄组患病率统计资料可计算的患者共9582人，男性患病率0.193%较女性0.139%高。但在小于15～19岁年龄组的患者中女性反较男性为多。2010年中国六省市银屑病调查中，男性患病率为0.54%，女性患病率为0.44%，女性患病率虽稍低，但男女患病率差异无统计学意义。不同的年龄组男、女银屑病患病率差异均无统计学意义。

初发年龄男性最高在20～24岁组，占17.22%，而女性在15～19岁组，占18.46%。在各年龄组患病率中，男性以50～54岁组最高，为0.364%；女性则以

30～34岁组最高，为0.243%。20～54岁组的患者数为7 430人，约占总患者数的78%。在2008年调查中发现，银屑病初发年龄在20～19岁和40～49岁出现高峰。男女患者的初发年龄高峰相似，67.65%的患者40岁以前发病，说明患者主要集中在青壮年的人口中。

4. 全国总患病率的推算

根据1984年全国银屑病流行病学调查，全国总患病率为0.123%。按当时10亿人口计算至少有123万例患者，按第4次人口普查1.16亿计算有143万例患者。患病率在逐年增多，故目前实际患病人数可能还要多。

二、银屑病的发病率

发病率指一定期间内（一般为一年），特定人群中某病新病例出现的频率，反映疾病发生的频率或强度，说明发病的危险性；计算公式：发病率=（一定期间内某人群中某病新病例数/同期暴露人口数）×100%

根据1984年全国28个城市和21个农村调查点的调查，以城市人口约2亿、农村人口约8亿推算，1984年全国银屑病年发病率为0.01%，其中城市年均发病率为0.02%。农村为0.008%，城市银屑病年发病率显著高于农村（城市为同年农村的2～4倍），北方城乡的年发病率均显著高于南方，男性年发病率显著高于女性，其差异均与其年患病率相符。

三、临床表现情况

1. 发病部位，根据上海市调查，皮损初发部位和分布部位均以头部最多，小腿次之。统计405例皮损初发部位，头皮为46.9%，小腿为36%，大腿为21.7%，肘、背、臂、胸、膝为10%～20%，腹、臀、面、手背、颈、腹股沟、骶、足背、外生殖器、腋下各为10%～20%左右。

2. 临床类型，在全国性调查列入此项统计的11 320例银屑病患者中，寻常型11092例，占97.98%；红皮病型66例，占0.58%；脓疱型79例，占0.69%；渗出型4例，占0.04%；关节病型79例，占0.69%。2008年调查102例银屑病患者中，寻常性99例（97.06%），脓疱型1例（0.98%），关节病型2例（1.96%），红皮病型0例。

病情程度按设计的统一标准分为重、中、轻3度：重度为皮损泛发头、面、躯干和四肢，占体表面积30%以上，并包括红皮病型、泛发性脓疱型及重症关节病型；轻度为皮损局限，仅波及1～2个肢体，占体表面积10%以下；中度为皮损波及程度及所占面积介于重、轻两者之间。在全国性调查列入统计的7 429例患者中轻度占62.81%，中度占29.47%，重度占7.71%，说明大部分病人为轻度患者，据32个调查点的不完全统计，在6 207名银屑病患者中，有指、趾甲损害的1 163例，占18.74%，有黏膜损害的414例，占6.67%。城乡患者在病情方面无显著差别。

四、伴发疾病情况

1. 心血管疾病

据上海市1995年调查410例银屑病患者，伴发疾病以心血管疾病占首位，尤以高血压为最多，共54例，占13.17%；冠心病11例，占2.68%。

2. 恶性肿瘤

本病与恶性肿瘤的关系，国内外报道颇不一致。有伴发肝癌、肺癌的报告，但发生率不高，甚至有报告本病患者皮肤癌的发生率相对较低。

3. 结缔组织病

国内报道与本病并发的结缔组织病有红斑狼疮、硬皮病、皮肌炎、嗜酸性筋膜炎。

4. 其他

国内报告与本病伴发的疾病还有天疱疮、疱疹样皮炎、白癜风、结节性硬化症，Vpgt-小柳氏综合征等。国外报告当HIV阳性或发生艾滋病时银屑病病情趋重而不易控制。

第三节　国外流行情况

国外报告银屑病在自然人群中的流行波动在0.1%～3.0%之间，白种人中较常见，黄种人次之，黑种人、阿拉伯人、印度尼西亚人及美国印第安人中罕见。斯堪的纳维亚人中银屑病的患病率最高，接近5%；而日本人估计的患病率不到0.1%；南美安迪斯山脉居民中则很少患此病。美国的患病串为0.5%～1.5%，英国的患病率为1.6%，挪威为1.4%，欧洲一般为1%～2%，北欧较高。文献报告最大的发病年龄是美国南部一黑人妇女，于108岁发病。

Farber分析和综述了许多人群中银屑病的流行情况，在一般人群中，患病率介于3%～0%之间，其中Faroe岛和丹麦最高（2.8%～2.9%），而南美印第安人为0%，美国的患病率约为0.5%～1.5%。详见下表。

银屑病的流行病学概况

地理区域	普查人数	银屑病患者%
法罗群岛	10 984	2.84
瑞典(男性)	20 589	2.30

续表

地理区域	普查人数	银屑病患者%
瑞典(女性)	19 002	1.50
丹麦	4 000	2.9
英国	1 700	2.00
英国	2 180	1.58
荷兰	3 795	1.80
美国	7 514	1.80
中国	670 000	0.30
萨摩亚	12 569	0
南美	25 000	0

目前世界范围内，银屑病患病率差别较大的原因尚未进行系统研究，但至少与两种因素有关：①遗传因素；②环境因素。通过大量资料可以看到银屑病发病率较高的是西欧和北欧，它们分别为1.5%～3%。并且，在挪威普查了14 667人，其银屑病发病率高达4.8%。

银屑病的发病有种族区别，真正的美国人患银屑病是非常罕见的。在25 000个拉丁美洲印第安人中，没有发现1人患银屑病。挪威的拉普人银屑病发病率仅仅是0.6%，蒙古人和爱斯基摩人的发病率也较低。西非的银屑病患者少见，而美国黑人则更少见。亚洲发病率较低，新加坡、印第安人中的银屑病的发病率大于中国人和马来西亚人，日本为0.2%～1%之间。我国据1984年抽样调查，估计约为0.123%，并发现男性患者多于女性，城市发病率高于农村，北方发病率高于南方。上海市1976年普查110 614人为0.3%，1985年线索调查为0.264%；南京1974年普查102 849人，为0.28%；广西西湾工矿地区普查9 477人，为0.05%；而北方则较高，延边地区普查27 377人，发病率为3.47%。一般来说，白种人发病率高于黄种人，黄种人发病率高于黑种人，黑种人较少。

银屑病在各个年龄段均可发病，但以青壮年为主。国外文献报道有出生时即患本病的，称为先天性银屑病。Farber调查5 600例病人，平均发病年龄是27.8岁，但是年龄范围很大，从几个月到70多岁不等。Lomholt观察到法罗群岛平均发病年龄为12.5岁，香港为36岁，美国为28岁。在这些人群中，10岁前发病者占10%，20岁前占35%，30岁前占58%，儿童平均发病年龄为8.1岁。有的调查结果显示女性患者的发病年龄趋向早于男性，例如英国调查了419例患者，女性患者的发病年龄一般在5～9岁，而男性患者的发病年龄则是15～19岁之间。另一组的调查结果显示银屑病的发病年龄无明显的性别差异，且大部分在10～20岁之间，平均发病年龄男性是28岁，女性是24.6岁。德国的一项研究显示银屑病的发病有两个年龄组：青年组的发病年龄是16～22岁，老年组的发病年龄是57～60岁。有银屑病家族史患者的发病较早，如果孪生中有1人患银屑病，另1人的发病常常在15岁之前，并且他们是30岁以后发生银屑病患者的3倍。国内报道11 246例患者的平均初发年龄为26.5岁。

关于银屑病发病与性别的关系，青年银屑病患者女性发病高于男性，到中年男女患者的发病率几乎相等。在乌干达和尼日利亚的男性银屑病患者是女性的2～3倍。以上只是一些随机调查，也可能没有反映出真实的关系，且多数报告无统计学意义。

第四节　银屑病发病因素分析

一、遗传因素

文献报告有家族史的占4.4%～90.9%不等，国外大都在30%左右，国内一般为11%～20%左右。上海第一次调查为11.69%，第三次调查为21.95%，常州130例中有22例有家族史，占16.54%，黑龙江调查占22%，辽化地区占21.86%，内蒙古兴安盟科右中旗为17.86%，河南为15.5%。儿童期发病的456例中有86例有家族史，占18.9%。

有报告在1 616例银屑病患者中，家族史阳性者282例（17.45%）。282例家族中有同样病史者324例（不包括患者本人），其中Ⅰ级亲属（双亲、子女及同胞）267例，占82.4%。Ⅱ级亲属（祖父母、外祖父母、叔姑、舅姨、外孙）52例，占16.04%。Ⅲ级亲属（堂兄弟姊妹）5例，占1.52%。可见血缘关系越近，患病率越高。从银屑病阳性家族资料看出，大多数是长辈先发病，个别阳性家族中是子女与父母同时发病，或子女发病在先，长辈发病在后；有长辈无银屑病，而同胞3人先后发病者；有一家族连续3代发病。

二、季节因素

临床和流行病学调查都显示，银屑病的发病、复发或加重与季节关系密切。我国1984年全国银屑病流行病学调查中发现，在自然因素中，季节与银屑病发病的关系最为密切。在53个调查点中，统计了10 404名银屑病患者的初发季节，结果为：春季为3 217名，占30.92%；夏季为2 567名，占24.67%；秋季为2 220名占21.34%；冬季为2 400名，占23.07%，显示以春季最高。10 425名患者的病情加重季节为：春季3 336名，占32.00%；夏季1 278名，占12.26%；秋季1 609名，占15.43%；冬季4 202名，占40.31%，显示冬季和春季占大部分。在9 687名患者的病情缓解季节中，春季为1 033名，占10.66%；夏季5 619名，占58.00%；秋季1 592名，占16.44%；冬季1 443名，占14.91%，显示夏季最高。

另外，银屑病的患病率与地区有明显的关系。一般来说，纬度高的地区比纬度低的地区患病率要高。汤占利等从我国1984年全国流行病调查中选取东北、西北、华北、华南、西南、沿海等不同地域的20个调查点的银屑病年发病率的资料，并搜集各调查点1984年的气象资料，采用单因素分析、多因素回归分析和各气象因素之间相关分析三种方法，对我国银屑病年发病率与气象因素的关系进行了研究。结果：单因素分析显示年平均气温、年平均气压、年降水总量、年平均相对湿度、年实测日照总时数对银屑病发病均有显著影响。多因素回归分析发现年平均气温是银屑病发病的主要影响因素。各气象因素之间相关分析发现年降水总量、年实测日照总时数、年平均日照强度与年平均气温高度相关。认为气象因素的变化在银屑病的发病及流行分布上是一个不可忽视的自然因素。

三、精神神经因素

精神神经因素在成人中尤为突出，2 547例中有精神神经因素者400例，占15.7%；在儿童166例中仅8例，占4.8%。主要是精神紧张、情绪抑郁、家庭纠纷、经济问题等引起的思想波动，而未见真正的精神病患者。在日常工作中因紧张和劳累诱发或激发本病的就更多，有的甚至报告有精神紧张占40%～60%，大多数皮肤科医师接受了紧张生活事件可使本病加剧的观念。Farber提出精神神经免疫机制，认为紧张生活事件可影响神经、内分泌和免疫系统，可导致自然杀伤细胞，使细胞毒性降低，淋巴细胞有丝分裂的反应受抑，血清IgA水平上升，中性粒细胞吞噬作用增强以及淋巴细胞中干扰素合成增多。刘承煌等对51例银屑病患者做了脑电图检查，发现1/4的患者为界限性与轻度异常脑电波，且脑电图异常与皮损的广泛程度似有呈正比倾向。王惠芳等对37例银屑病患者做脑干听觉诱发电位检查，发现脑干功能异常者13例，占35.14%，而15例正常人对照中均无脑干功能异常者。刘承煌报告检测结果，提示本病患者植物神经系统功能失常，表现为副交感神经亢进，植物神经系统功能不稳定，反应的敏感性较差。

五、饮食因素

关于某种食物对于银屑病的影响，研究的结果不全相同，例如关于食鱼的问题，有的认为是银屑病的危险因素，有的却认为对银屑病有益。患者自诉本病的发生或加剧与某些食物有关，经全国调查饮食因素占7%，其中饮酒占3.7%，食物占3.3%。上海2 743例分析饮食因素占8.8%，以食鱼虾等海鲜（41.9%）和饮酒后（41.45%）加剧者为多。绝大部分系原有皮损在饮食后加剧，饮食使皮损加剧或诱发的间隔时间较短，一般在1～3日。王红艳等在银屑病危险因素的研究中将食鱼虾列为第8位危险因素，每周食用鱼虾2次或2次以上，每次食用200g以上是银屑病的危险因素。郑茂荣指出，银屑病患者应少吃牛、羊肉，因其花生四烯酸含量高；多吃鱼，因鱼油中含一种不饱和脂肪酸——廿碳五烯酸，适当补充鱼油对治疗银屑病有效。某些蔬菜及植物油中的多不饱和脂肪酸等有益于银屑病。辣椒对银屑病有益，辣椒中的辣素是P物质的拮抗剂，银屑病活动期皮损中P物质水平很高，有的报告辣椒素霜治疗银屑病有效。

国内魏生才等使用统一的调查表，运用流行病学的病例对照的研究方法，系统地研究银屑病患者平时的饮食习惯，调查了有饮食情况记录的银屑病患者646例及同一地区的健康人647人对银屑病的饮食危险因素进行了研究。饮食因素的界定：饮酒指每周≥4次，白酒每次≥50 g，啤酒每次≥500 ml；饮茶指每天饮茶，每年饮用茶叶≥500 g；食鱼虾指首发症状出现前每周食用≥2次，每次食用≥200 g；食物过敏指食用某种食物后发生皮肤过敏反应；食甜食指每周甜食≥500 g；食咸菜指每天食用食酱或盐腌菜≥1次，每次食用≥50 g；食动物油指每天做菜全用动物油或以动物油为主；食植物油指每天做菜完全用植物油或以植物油为主；食肥肉指每次喜爱食肥肉或以肥肉为主；食瘦肉指每次喜爱食瘦肉或以瘦肉为主；食蛋制品指每周食用禽蛋（如鸡蛋）≥4次，每次食用≥2个；食豆制品主要指每周食用黄豆制品（如豆腐或豆腐干等）≥4次，每次食用≥100 g；食水果指每天食用水果≥1次，每次食用≥100 g；食蔬菜指每天食用蔬菜≥1次，每次食用≥100 g；食牛奶指每周饮牛奶≥4次，每次饮用鲜牛奶≥100 g或奶粉≥10 g。结果显示饮茶、食咸菜、大豆制品、蛋制品、食蔬菜及食水果与银屑病的发生无关（$P>0.05$），而食鱼虾、食肥肉、食动物油、饮酒和食物过敏能诱发银屑病（$P<0.01$），食甜食、食植物油及食瘦肉可能有防止发生银屑病的作用（$P<0.01$）。

饮酒能引发多种皮肤病，特别是银屑病。早在1963年Lomholt对饮酒在银屑病发生中的作用进行研究，但未能发现饮酒与银屑病存在相关性，现在研究表明饮酒是诱发银屑病的危险因素。刘承煌等1985年对上海市的银屑病调查，发现饮酒是一个重要的危险因素。本调查结果显示饮酒是银屑病的诱发因素；按性别分层进行研究发现饮酒为男性发生银屑病的诱因（$P<0.01$）。乙醇能损伤免疫应答，干扰T细胞的功能，进而影响细胞介导免疫反应；另一方面乙醇具有扩张血管作用，饮酒者的血液中含大量的乙醇，血管长期处于乙醇的舒张作用下，血管的通透性增加，

利于中性粒细胞的游出，向表皮浸润，使银屑病易感个体发生该病。

食物过敏能诱发银屑病。对于食物过敏能诱发银屑病在国内外尚未见报道，食物过敏能诱发银屑病可能是食物诱发皮肤过敏反应时，皮肤内的血管通透性增加，利于炎症细胞通过血管进入皮肤，炎症细胞释放的炎症因子诱发银屑病易感个体而发生该病。按银屑病的发病年龄分层研究还发现食物过敏在Ⅰ型及Ⅱ型银屑病患者之间存在差异（$P<0.05$）。食物过敏在Ⅱ型银屑病患者发生率高于Ⅰ型银屑病患者。至于食物过敏与银屑病的具体关系还须进一步研究。

总之，关于饮食对银屑病的影响还有待于进一步深入的研究。从保健的角度考虑，禁忌食物不能种类太多，食谱太窄反而影响营养，也禁忌随心所欲、想吃就吃，提倡合理膳食、各种营养素的合理搭配。

六、感染因素

调查上海2 734例银屑病患者的结果显示，由感染而发病或使病情加剧者在儿童196例中有23例，占11.7%；在成人2 517例中有212例，占8.3%。其中以咽喉痛、扁桃体炎居多数，共97例。其次感冒59例，发热43例，其他有阑尾炎、疖病、细菌性痢疾、伤寒、肝炎等。皮疹在感染后2日～1月出现，一般都在1～2周后出现。

在病毒感染中，除上述常发生于感冒外，据报告发现银屑病患者常有麻疹史，还有报告麻疹疫苗接种后诱发银屑病及接种乙型肝炎疫苗引起寻常型银屑病。

在细菌感染中，部分银屑病患者发病前有咽喉感染史，尤以妇女特别是儿童为多。这些由咽喉炎、扁桃体炎激发者用抗生素（如青霉素）或清热解毒的中药（如板蓝根）等治疗有效，扁桃体摘除后皮损可明显好转或消失。

据报告链球菌等感染能激活白细胞，以致引起播散性点滴状银屑病，还有报告丹毒继发银屑病及卡介苗接种后诱发银屑病。

在真菌感染中，据报告卵圆形糠秕孢子菌在银屑病患者身上激发新的皮疹。谭锦康等报告本病患者背部肩胛间区正常皮肤上的糠秕孢子菌的计数分离培养结果，其平均带菌量为1 052个/cm^2，其活性明显，大于正常人（平均带菌量561个/cm^2），认为糠秕孢子菌可能在银屑病的发病因素中起着一定的作用。

七、内分泌因素

内分泌因素主要指与女性月经初潮、经期及妊娠、分娩、哺乳等有关。据刘承煌报告，成人女性878例中与性内分泌有关者167例，占12.2%，5例发病于初潮期，1例发病于闭经时，36例在经期前后皮损加剧，9例月经周期不准，其中1例伴痛经，另1例已25岁尚未来潮，22岁起发本病。妊娠后可使皮损消失或减轻，也可使皮损加剧。24例产后发病，最短者产后1周，最长者1年左右，一般为10日～3月。有5例妊娠时皮损痊愈或减轻，但产后加剧。据Farber和Nall调查1 018例妊娠患者、妊娠时银屑病好转者占32%，恶化占18%，另50%不肯定。综上所述，在部分患者中性内分泌的变化对本病有明显影响，其他内分泌改变对本病的影响不明显，大多数研究称银屑病与糖尿病无关。

八、药物因素

药物作为对银屑病患者的不利因素可以有以下3种情况：其一是治疗其他疾病时患者对药物过敏而诱发或加重银屑病；其二是治疗其他疾病时由于药物的药理作用诱发或加重银屑病；其三是治疗银屑病的药物导致银屑病加重或严重损害患者的健康甚至死亡。

从理论上来说，具有患银屑病素质的人或银屑病患者，任何可以引起患者过敏导致皮肤损伤的药物都有诱发或加重银屑病的可能。这可以用同形反应的理论来推论，临床上也可以见到这样的病例。

某些治疗其他疾病的药物，由于药理副作用可以诱发或加重银屑病所报告的药物主要是：β-肾上腺受体阻断剂，主要治疗各种原因引起的心律失常、心绞痛以及高血压等，如心得平、心得静、普萘洛尔（心得安）等；抗疟药，如氯奎、奎宁、羟基氯奎；血管紧张素转换酶抑制剂，用于所有类型高血压以及充血性心力衰竭的辅助药，如巯甲丙脯酸；抗惊厥药如卡马西平、氟西汀；抗血脂药如洛伐他汀、西伐他汀、三苯乙醇；抗精神病药如碳酸锂、枸橼酸锂；非类固醇性抗炎药如乙酰水杨酸、吲哚美辛、布洛芬、炎痛喜康、保泰松等；钙离子通道阻滞剂如硝苯吡啶、尼莫地平等；其他还有四环素、α-干扰素、特比奈芬等。这些能诱发或加重银屑病的药物，其中有些药物的机制可能是能使体内的cAMP/cGMP、腺苷酸环化酶/鸟苷酸环化酶、前列腺素E/前列腺素F的比例失去平衡，导致皮肤中炎性介质廿碳酸类物质增多，因而诱发或加重银屑病。

治疗银屑病的药物致使银屑病病情加重或严重损害患者健康甚至导致死亡的情况，逐渐引起学者们的关注和重视：如19世纪末即开始应用的砷剂可以引起剥脱性皮炎、砷角化病及鳞状细胞癌，已经早被淘汰。内用糖皮质激素虽有较好的近期疗效，但是停药后容易引起病情的反跳，产生严重的药物依赖，长期应用可以导致严重的副作用，如高血压、糖尿病、股骨头坏死等，使患者致残甚至导致死亡。内用糖皮质激素还可以使寻常型银屑病发展成红皮病或脓疱型银屑病。大面积、长期外用强效糖皮质激素制剂，可以发生与内用该制剂相同的后果。抗癌药如乙亚胺、乙双吗啉可以产生药物依赖，并发现有些患者服用后出现白血病，从而被我国国家药品监督管理局公布为第一批停止使用药品的名单。银屑病处于进行期时使用外用药须要格外小心，使用刺激性强的外用药如蒽林、芥子气制剂等可以使寻常型银屑病发展成红皮病型银屑病。

九、外伤因素

在全国性调查中外伤占各种诱因的11.5%，如理发时头皮被剃破，2～3日后在该处出现皮损，也有跌伤、烫伤、灼伤、砸伤后发疹的。手术后发病的一般在手术后2周～3月内发生，多出现在手术切口处。

第四节　银屑病防治研究中常用的流行病学方法

一、流行病学研究方法的分类

流行病学首先须到人群的现场中去进行实际观察，因此观察法就成为流行病学的主要研究方法。与观察法相对应的是实验法，由于流行病学研究的对象是人群，所以流行病学实验和一般基础医学的实验不同，必须在确保对人无害，不违背医德，而且群众自愿接受的情况下才能进行。按照流行病学研究方法的性质，分为观察法、实验法和数理法等。

1. 观察法：由于流行病学是在人群中进行研究，研究者不能或不能完全掌握或控制研究对象的暴露和其他条件，因此，在人群中进行研究观察法就是很重要的方法。包括描述性研究，可分为横断面研究（现况研究）、纵向研究和生态学研究（相关研究）；分析性研究，可分为病例对照研究和队列研究。

2. 实验法：又叫实验流行病学。研究者在一定程度上掌握着试验的条件，主动给予研究对象某种干预即实验法。与观察法不同之处在于，实验者掌握事物变化的条件，因此易于得出结论。这是实验法优于观察法之处。现场人群是流行病学的主要的、最大的实验室。根据研究对象不同，又可分为：临床试验、观察试验和社区干预试验。

3. 数理法：即理论流行病学，是将流行病学调查所得到的数据，建立有关的数学模型或用电子计算机仿真，通过各研究因素与疾病之间内在的数量关系，研究疾病流行的规律性，定量地反映病因、宿主和环境的各项因素对疾病发生的影响及其动态变化。

二、描述性研究

描述性研究是观察法中的重要方法，是流行病学研究的基础，是通过观察详细记载疾病或健康状况，按时间、地点、人群各种特征（如年龄、性别、职业、民族等）的分布特点，将病例分布与某些因素的分布进行对比，根据其特点与差异，有可能对疾病病因提出假设，为进一步的研究提供线索。从群体的角度，通过观察并详细记载银屑病发病的各种特征，进行整理、归纳和总结，可以把银屑病的真实情况进行描述并展现出来，为防治提供依据。

1.病例报告和大宗病例分析：有价值的病例报告的描述，尤其是首例报告可以提供银屑病有关研究的线索。例如有关银屑病大家族发病的病例报告的描述，可以为进一步研究银屑病的遗传学病因提供线索。国内薛文昌于1965年曾报告一个家族三代21个成员中有11人患银屑病，并详细地绘有家系图，为银屑病的遗传学研究提供了有价值的资料。又如，国内首先由黄文熙等报告乙亚胺治疗银屑病发生急性白血病的病例，此后有关乙亚胺、乙双吗琳治疗银屑病的报告连续不断，经过长期的观察和研究，到2002年国家药品监督管理局已宣布停用上述药物治疗银屑病。吕勇报道144例高寒地区银屑病，其中66例初发患者中有55例（83.33%）是在进入高原一年内发病的，全部病例中仅14例（9.42%）是在患病后进入高原的。这说明高原环境对人体的影响与银屑病的发病有一定的一关系。在高原低氧、高寒等因素的影响下，机体在内分泌、代谢、血液循环等方面发生一系列改变，出现低甲状腺功能状态、肾上腺皮质机能低下、性激素分泌紊乱等，加之人体进入高原后皮肤容量血管的顺应性减低，血流量减少，故皮肤的微循环障碍可能是存在的。因此，在人体本身易感的条件下，高原环境是影响发病或病情的重要因素之一。

2.横断面流行病学调查：也称现况研究，即在一个特定的时间内，按研究设计的要求，在一定的人群中通过普查或抽查的方法，收集银屑病病例，描述银屑病的特征及其与影响因素的关系。在银屑病研究中曾进行过的工作有以下几方面：

（1）普查：指为了了解银屑病患病率及其在某一人群中的特点，于一定时间内对一定范围内的人群中的每一成员进行调查。国内某些地区或工矿企业曾经进行过此类调查，计算了相应地区或企业人群中银屑病的患病率，为我国银屑病防治研究积累了宝贵资料。钱戊春调查新疆地区共计18 498人，患病人数33人，患病率为0.18%。调查时，选择了三个不同地区：一是乌鲁木齐市，代表大城市发病情况，患病率最高，为0.62 %；二是北疆某矿区，代表较寒冷地区，患病率次之，为0.3%；三是南疆某公社，代表农村，因该公社的汉族人数极少，亦代表了维吾尔族少数民族的发病情况，患病率最低，为0.06 %。汉族人患率为0.57 %，维吾尔族患病率特低，为0.07 %，说明银屑病的患病率城市比农村要高，寒冷地区较高，汉族比维吾尔族显著高。

（2）线索滤过性调查：通过当地医疗机构提供线索，并通过患者扩大线索，最后由专业医生或经过培训的医务人员核实患者确定诊断，并按统一的登记表逐项填写的调查方法。我国于1984年进行了全国范围内的大规模调查，取得了举世瞩目的成果。

3. 纵向研究：也称随访调查。是研究银屑病群体随着时间推移的动态变化。可以是对某一组病例群体中的个体进行连续性观察或者对同一批研究对象做一系列横断面研究。银屑病的纵向研究可以用来研究银屑病的自然史，同时也可以促进银屑病病因学的研究。刘承煌等报告1949—1976年诊治的银屑病344例的远期随访，其中13%发生关节症状，2%有关节畸形，1例曾因服地塞米松发展成红皮病；发病年龄女性较早，但家族史阳性者其发病年龄并不比阴性者早，病情发展的轻重与有无家族史或嗜酒史无关，与病程长短及是否用过抗瘤药物有明显关系。随访过程中2例发生恶性肿瘤，占0.58%。汤占利等通过对1 136例银屑病病人长达15～30年的长期随访，发现初次发病的银屑病病人中有1/5的病例只发病一次，痊愈后未再复发，且已持续15年以上。银屑病发病后的病程演变情况可以归纳为6种类型，其中Ⅰ、Ⅱ、Ⅲ、Ⅳ型病情轻，临床上不难处理。Ⅴ型复发频繁，但皮损较稀疏，对病人的心身健康虽有影响，但只要做好心理疏导，消除对银屑病的恐惧心理，通过适当治疗，常常也能得到较好的缓解，对绝大多数病人的生活质量不会产生太大影响。Ⅵ型病情最重，复发频繁，皮损广泛、密集，对病人的心身健康影响很大，临床上治疗常很困难。

三、分析性研究

分析性研究又叫分析流行病学，最重要的特点是研究开始前的设计中，一般就设立了可供对比分析的两个组，对所假设的病因或流行因素进一步在选择的人群中寻找疾病发生的条件和规律，验证所提出的假说。主要有两种：病例对照研究，队列（或群组、定群）研究。

1. 病例对照研究：选择一组银屑病病例，另选一组未患银屑病的人群做对照，观察两个人群被研究的因素的比例的大小。这是一种从结果探讨原因的方法。

国内在银屑病研究领域最早运用病例对照研究方法的是以刘承煌为首的上海市银屑病调查组，他们以上海市1985年流行病学调查中发现并经过皮肤科专业医生确诊的410例患者为观察组，以在上海市某居委会中经与观察组病例按性别、年龄配对的410个居民为对照组，运用病例对照流行病学方法研究银屑病的伴发疾病。结果发现，银屑病伴发高血压和肝炎明显高于居民组，冠心病和关节炎的并发率也较高，而恶性肿瘤和糖尿病的发生率与一般居民相同。王红艳等分析了725例寻常型银屑病患者和725例对照中吸烟习惯与银屑病的关系，通过病例对照研究证实了吸烟习惯与银屑病之间存在显著相关性，而且发病前的吸烟状况对于该病的发生具有更为明显的影响。在剂量反应关系上，吸烟按每日0、1～9、10～19、20支以上等4个等级的暴露量分组，结果显示其相对危险随吸烟的数量增加而递增，且其间差别具有非常显著的统计学意义，尤其是每天吸烟超过20支以上的银屑病患者，这种关系的表现更为强烈。当前在银屑病的研究领域病例对照研究方法已得到较多应用。

2. 队列研究：是按有或无可疑病因因素（暴露因素）将被观察对象分为两组，观察一定时间看看某病的发病率两组间有无明显差别。它是一种从原因观察到结果的方法。

刘太华等收集2000年1月—2011年3月住院患者中所有银屑病患者资料。采用队列研究方法，结果银屑病病程对高血压、冠心病、糖尿病、肾功能有明显的影响，对肿瘤发生没有影响。银屑病类型对高血压和糖尿病的影响没有区别。长期以来，人们一直认为银屑病只是单纯的皮肤疾病，不会对系统器官造成影响，致使临床只关注皮损的治疗，易忽视器官功能的保护和器官功能异常的治疗。该研究旨在发现银屑病对系统器官的影响，寻找银屑病对系统器官的影响因素，为进一步研究银屑病治疗方案和预防系统性损害提供帮助。彭永年等用了回顾性队列研究和病例对照研究的分析性流行病学方法，证实了抗癌药确有加重银屑病远期病情的不良作用，使用抗癌药治疗的银屑病病人发展成长期不愈的、属Ⅴ或Ⅵ型的重症明显增多。故认为寻常型银屑病最好不用，至少应慎用抗癌药治疗。以后刘承煌等在上海市、蒋仲元等在南京市进行了同样的长期随访研究，也有相同的发现。当时分析这一结果的出现有两种可能性，即其一是使用抗癌药治疗银屑病虽然有较好的近期疗效，但可能会加重患者远期病情；第二种可能性是医师在使用抗癌药时选择了重症患者。

四、实验性流行病学研究

在银屑病研究领域，已经运用实验流行病学方法的主要是HLA抗原系统与银屑病的相关研究及遗传基因的研究。临床试验多用于观察治疗银屑病的新药或新方法的效果。

社区干预也称社区试验，是实验性流行病学的重要方法。运用这一方法对银屑病的防治研究很有意义。可将某一社区的银屑病患者组织起来，采取一定的干预措施，如进行科普教育，培养良好的生活方式，避免乱投医、滥用药等，并进行跟踪观察，判定干预效果。近年来银屑病基金会已经开始做一些工作，例如多次召开医患座谈会，开展科普教育等，但尚待进一步完善、规范和扩大范围并进行追踪和效果评价。

（高　军）

第二章　银屑病与遗传因素

第一节　遗传流行病学异常

一、发病率

根据流行病学研究结果，我国不同地区、不同人群、不同民族有不同的发病率，这说明银屑病的发生与遗传有明显的相关性。1984 年调查发现各地患病率高低不同，南方城市患病率为0.153%，北方城市为0.227%，南方农村为0.078%，北方农村为0.176%，总患病率为0.123%。2010年中国六省市调查银屑病的患病率已经增长为0.47%。台湾 2011 年报告银屑病的患病率 0.235%，患者年龄（46.4±18.6）岁，其中17.5%为重症患者。

黄建国等湘西土家族苗族自治州吉首市人民医院摘 117 例寻常型银屑病先证者核心家庭成员中 1 例女性患者的爷爷曾患寻常型银屑病，其余 116 例均未发现类似家族史，阳性率为0.85%，与一般资料阳性率（10%～7%）相比较：$P<0.05$，说明吉首地区（少数民族地区）寻常型银屑病具有阳性家族史的病例低于一般资料报道的数字，且有显著性意义。可能由于吉首地区人口多系土家族、苗族等少数民族，加之所处环境因素（位于武陵山脉、丘陵地区，到处山川绵延及饮食生活习惯等）与外埠地区有不同之处，所以该地区银屑病患者阳性率比较低下。

安国民等抽样调查宁夏自然人口246 659人，其中汉族176 972人，回族68 618人，其他民族1 071人。共查出现症病人430人，患病率1.74‰，城市和农村分别为1.92‰和1.46‰。我区银屑病标化患病率为1.75‰，回族的患病率为1.15‰，比汉族2.17‰低。两组患病率有显著差异（$P<0.01$），可能与回族独特生活习惯有关。

吕勇统计拉萨地区144例银屑病患者，汉族142例，藏族2例，藏汉族比例为1∶71，而同期住院病人藏汉族比例1∶8.2～9，比例相差悬殊，除与收治对象和患者自愿就诊程度有关外，可能还有种族遗传和高原适应性的因素。陈光仍等分析100例高原地区银屑病患者，其中藏族1例，蒙古族1例，回族1例，也说明少数民族发病低于汉族。

二、家系分析

1. 家族患病率

目前已证明，银屑病的发病常有家族发病史，并有遗传倾向。不少学者通过调查研究发现有家族史者患病率远较一般人群高。据国内报道银屑病患者中有家族史者为10%～23.8%，国外文献报道有家族史者为10%～80%，也有高达90%者，一般认为约30%。国内学者张学军等对1 043例寻常性银屑病患者及其家族成员进行遗传流行病学调查，得到先证者的一、二级亲属的患病率分别是7.24%和0.95%，明显高于一般人群的患病率；一、二级亲属的遗传度分别为67.04%和46.59%。

佟长顺对113例寻常性银屑病家族史调查分析显示，寻常性银屑病患者家族史阳性率为44.25%，明显高于国内报道。这可能与该地区地理位置闭塞、婚姻圈较小有关，提示家族共患率与亲缘有关。家族人口发病率远高于一般人群发病率，证实本病有较强的遗传性。在发病亲属中，一级亲属患病率（20.80 %），明显高于二级（12.96%）及三级（10.09%）亲属患病率，证明血缘关系越近患病率越高。

近年国内张学军等采用问卷和随访对720例寻常型银屑病患者及其家系进行了遗传流行病学调查。结果720例中有阳性家族史者212例（29.4%）；男性有家族史者发病年龄早于无家族史者；父和（或）母患银屑病的先证者首发年龄早于双亲正常的患者；早发型（首发年龄<40岁）各级亲属患病率均高于晚发型（首发年龄≥40岁），早发型中女性平均首发年龄早于男性，晚发型中无此差别；先证者一和二级亲属的遗传度分别为71.07%±2.05%和36.77%±5.17%。其结论为银屑病属于多基因遗传病，遗传因素在其发病中起重要作用。

2. 双胎儿患病率

曾经有过两次大规模的流行病学调查，均显示银屑病亲属患病率比群体及相应对照组明显增高。Lomholt在丹麦Faroe岛调查了10 984名居民，银屑病患病率为2.8%；91%的银屑病患者都至少有一个一级亲属或二级亲属受累，不同年龄段的一级亲属发病率约25%。Hellgren对瑞典的调查中也发现类似结果。一级亲属患病率为7.8%，二级亲属患病率为2.9%，而群体总发病率为1.9%。用标准的病例对照流行病学方法再分析这些资料，得出一级亲属中患银屑病的相对危险为2.7%。另外，尚有一些没有配对资料的调查，如Farber对5 600名患者的问卷调查中发现，36%的复信者家族中有一个或多个成员患银屑病，14 944个一级及二级亲属发病率为17.6%。

对同卵双生子及异卵双生子的银屑病发病情况进行调查也表明Ⅰ型银屑病主要是一种遗传性疾病。Brandrup和同事从丹麦双胞胎登记局确认的双胞胎银屑病患者的调查中发现63%纯合子先证者有一个银屑病同胞，其遗传度为91%。而对Lomholt发表的家系研究再分析表明其遗传度也约为91%。Farber等人对斯坦福140名双胞胎的回顾性研究中发现80对同卵双生子银屑病一致发病率为70%，而60对异卵双生子只有23%，而且同卵双生子发病年龄及症状均很相似。

银屑病在同卵双生的一致性是65%～72%，而异卵双胞胎是15%～30%。国外学者Farber等调查了61组双生儿中95个病例，发现在单卵双胎儿中患病率明显高于二卵双胎儿患病率，而且单卵双胎儿发病年龄、皮疹分布、症状轻重程度以及经过等都非常相似。反之，在二卵双胎儿中则无此倾向。以上这些说明遗传因素在银屑病发病中起到非常重要的作用。

从这些资料可以看出银屑病患者一级亲属发病率显著高于正常人群，同卵双生子发病一致率显著高于异卵双生子，强烈表明银屑病有遗传基础。但是，这些资料尤其是年龄较大的同卵双生子的一致发病率不能达到100%，提示仅有遗传因素是不足以发病的，环境因素在诱发银屑病中也起了重要作用。这些环境因素包括精神紧张、皮肤损伤、细菌感染和某些药物等。

三、种族差异

世界范围内各种人群均有发病，但不同国家、不同地区和不同种族人群患病率有明显的差异。患病率范围从萨摩亚人的0%到北极卡萨奇耶人的11.8%。大部分公开发表的银屑病患病率在0.5%～2.5%之间。而以可靠的人群为基础的研究结果显示银屑病患病率范围为0.2%～4.8%。北欧平均为2%左右，高于中欧的约1.5%，亚洲银屑病的发病率似乎比较低，我国于1984年进行的全国性银屑病调查结果表明，我国银屑病的患病率为0.123%。非洲的研究结果表明东部非洲银屑病的患病率（2.0%）明显高于西部非洲（0.2%），这有助于解释非洲裔美国人银屑病患病（1.3%）低于当地白种人（2.5%）的原因。银屑病患病受到种族因素影响的另一证据是：在美国，黑人的患病率是0.45%～0.7%，远低于其他人种银屑病的患病率1.4%～4.6%。

银屑病的患病率在世界各地差异较大，与种族、地理位置、环境等因素有关。大部分资料显示，欧洲白种人的患病率为0.5%～2.5%。挪威的患病率为1.4%，男女患病率接近。西班牙患病率为1.17%～1.43%，患病率以20～50岁年龄阶段最高。英国患病率为1.5%。美国1996年报道的患病率为2.6%，其中大西洋南岸、太平洋沿岸、新英格兰地区的患病率较高。女性患病率高于男性，白种人高于亚裔、非洲裔的居民。亚洲人群中的患病率为0.1%～0.3%。

四、遗传方式

目前多数学者认为银屑病的发生与遗传因素关系密切，但有关银屑病的遗传模式目前报道很不一致：有常染色体显性遗传或不完全外显显性遗传、常染色体隐性遗传、性连锁遗传、复等位基因遗传和常染色体双基因隐性遗传等。然而，多数研究则认为银屑病属多基因遗传，遗传度估计值多在60%～80%之间。有研究采用Penrose法及复合分离分析探讨银屑病的遗传模式。研究结果表明按单基因遗传模式分析，不符合单基因显性和隐性遗传；经复合分离分析孟德尔遗传模式、环境模型、非主基因模式（散发）的假设均不能成立，提示遗传因素的重要性，排除了单基因遗传的可能性。同时研究结果还证实先证者各级亲属发病率均高于群体发病率，先证者同胞发病率（7.76%）也远比群体发病率高，而且与先证者的亲缘关系越近，发病度越高。这些结果均表明当拒绝了其他遗传假设之后，认为银屑病的遗传模式符合多基因遗传的特点，即银屑病的遗传由多对可加性微效等位基因决定，等位基因之间无显性、隐性之分，在疾病的发生过程中同时也受到环境因素的影响。同时对于两性患病率，多数报道男性多于女性。男性对银屑病的易感性高于女性，与流行病学调查结果男性患病率高于女性患病率相一致。

遗传因素在银屑病发病中起着重要作用，甚至银屑病属于遗传性疾病的观点现已成为共识，但银屑病的遗传方式仍然值得商讨。从总体上来分析符合多基因遗传，但从大家族银屑病发病的家系图来分析，却非常符合外显不全的常染色体显性遗传。银屑病的遗传是单一的一种方式还是有多种方式？若是单基因遗传，各个家族的遗传基因是否相同？若是多基因遗传，其基因的组合如何？每一个基因起着多大的作用？总之，遗传学研究任重道远，还不大可能在短期内完成。

第二节　HLA系统

HLA即人类白细胞抗原，1958年，Dausset从3个多次接受输血患者的血清中检出了第一个人类白细胞抗原（HLA），编码这类抗原的基因位于同一条染色体上，是一组高度多态、紧密连锁的基因群，称为主要组织相容性复合体（MHC）。这是人体细胞表面的重要标志之一，具有较强的同源性和复杂的多态性，是已知人类最复杂的显性多态遗传系统，不同地域和种族多态性差异较大。它也是人类群体遗传特征的最佳遗传标记，在抗原识别、递呈、免疫应答与调控等方面起着非常重要的作用，广泛应用于疾病的遗传易感性群体分布调查和疾病相关性研究。

一、HLA复合体及其编码分子

人的HLA复合体定位于染色体6p21.3区域，长约4000kb，相当于基因组DNA的1‰。HLA复合体是一个由一系列紧密连锁的基因座位组成的最具多态性的复合遗传系统，每一个基因座位均有多个共显性等位基因。已经确定的基因位点约有224个，包括128个功能性基因和96个假基因。

HLA复合体的基因位点按其编码HLA分子的分布与功能不同可分为3个区。HLA-Ⅰ类基因区位于复合体的最远端，长约2000kb；HLA-Ⅱ类基因区靠近着丝粒，长约1000 kb；HLA-Ⅲ类基因区位于Ⅰ类和Ⅱ类基因区之间，长约1000kb。

（一）HLA-Ⅰ类基因及其编码分子

HLA-Ⅰ类基因包括经典的HLA-Ⅰ类基因（HLA-Ⅰα）、非经典的HLA-Ⅰ类基因（HLA-Ⅰb）、假基因和MIC基因。

1.经典的HLA-Ⅰ类基因

经典的HLA-Ⅰ类基因是指最早发现的HLA-A、HLA-B和HLA-C基因。该组基因具有高度多态性，HLA-A、HLA-B和HLA-C基因位点已命名的等位基因数分别为697、1109和381个，每个基因位点均编码HLA-Ⅰ类抗原分子的重链。HLA-Ⅰ类抗原分子是由重链（α链）和轻链（β2微球蛋白）以非共价键结合而成的异二聚体膜糖蛋白，抗原特异性在α链上。α链为一跨膜糖蛋白，具有高度多态性，由5个区域构成。在细胞膜外有α1、α2和α3三个功能区，每个功能区约含90个氨基酸残基；跨膜区和胞质区分别由40个和30个氨基酸残基构成。αl与α2区共同构成抗原结合凹槽，可容纳8～10个氨基酸大小的抗原肽。轻链由定位于15号染色体上的非MHC编码，无多态性，游离于细胞外。

HLA-Ⅰα分子广泛存在于有核细胞表面，其中以淋巴细胞密度最高。其主要功能是参与内源性抗原肽的提呈，即把经过处理的内源性抗原肽提呈给CD4阳性T细胞。

2.非经典的HLA-Ⅰ类基因

包括HLA-E、HLA-F、HLA-G三个基因位点，因其有限的多态性及其编码产物分布的局限性不及经典的HLA-Ⅰ类基因而得名，基因产物为HLA-Ⅰb分子。HLA-E基因位点已命名的等位基因有9个，在淋巴细胞膜表面低表达，但在妊娠期与母体组织直接接触的胎儿滋养层细胞上有较高的表达，其编码的HLA-E抗原是自然杀伤细胞（NK）上的抑制性受体CD94/NKG2A的特异性配体。HLA-G基因位点已命名的等位基因有36个，它编码的HLA-G抗原仅仅表达在胎儿滋养层细胞上，作为一种配体分子与NK细胞上的抑制性受体KIR2DL4结合。可见HLA-E和HLA-G分子通过与NK细胞的抑制性受体结合，可保护胎儿细胞免受NK细胞的溶解破坏，共同维持母胎界面的稳定，它们的表达和功能的改变可能导致习惯性流产或胎盘滋养细胞疾病的发生。HLA-F基因位点已命名的等位基因有21个，功能尚不甚清楚。

3.假基因

HLA-Ⅰ类基因区存在多个假基因，已命名的有HLA-H、HLA-J、HLA-L、HLA-X等基因位点，这些基因均因突变而无表达产物。

4.MIC基因家族

目前已发现的MIC基因家族有MIC-A、MIC-B、MIC-C、MIC-D和MIC-E等5个基因位点。除MIC-A和MIC-B是功能基因外，其余为假基因。MIC-A具有高度多态性，已确定的等位基因有65个。MIC-A分子主要表达在胃肠道上皮细胞上，是NK细胞抑制性受体NKG2D的配体。因此，可以推测MIC家族在防止上皮细胞感染、肿瘤发生等疾病的发病过程中起重要作用。

（二）HLA-Ⅱ类基因及其编码分子

HLA-Ⅱ类基因区又称D区，主要包括DR、DQ、DP、DO和DM等亚区。

1. DR亚区包括3个DRA基因和9个DRB基因（DRB1～DRB9）。不同个体携带的DRB基因位点数不同，但所有个体均有DRB1基因位点。DRB1基因位点最具多态性，目前发现的等位基因有603个。DRA和DRB1基因分别编码DR分子的α链（重链）和β1链，α链和β1链共同组成可用血清学方法检测出的DR1～DR18抗原特异性。

2. DQ亚区包括2个DQA基因和3个DQB基因。DQA1和DQB1为功能基因，均具有高度多态性，其等位基因分别为34个和95个。DQA1和DQB1分别编码组成DQ分子的α链和β链；DQA2、DQB2和DQB3是假基因。

3. DP亚区包括2个DPA基因和2个DPB基因。其中DPA1和DPB1为功能基因，均具有高度多态性，其等位基因分别为27个和131个。DPA1和DPB1分别编码DP分子的α链和β链，DPA2和DPB2为假基因。

DR、DQ、DP分子主要表达在树突状细胞、B淋巴细胞、巨噬细胞、朗格汉斯细胞、胸腺上皮细胞以及激活的T淋巴细胞的表面。由于DR、DQ及DP基因所编码的抗原分子分布相似，且具有高度多态性，故被称为经典的HLA-Ⅱ类基因。DR、DQ、DP抗原分子的主要生物学功能是把经过加工处理的外源性抗原肽提呈给CD4阳性T淋巴细胞引起免疫应答。

4. DM亚区包括DMA和DMB两个基因，亦称为非经典HLA-Ⅱ类基因。DMA和DMB基因的多态性较低，分别有4个和7个等位基因。DM基因所编码的蛋白分子在结构和功能上与DR分子相似，在外源性抗原的加工和提呈中起重要作用。

HLA-Ⅱ类基因区的DMA、DMB、DOA、DOB、TAP1、TAP2、LMP2和LMP7

是抗原处理相关基因，除了LMP2和LMP7是一对编码巨大多功能蛋白酶体（LMP）的基因外，编码抗原肽转运子（TAP）的基因TAP1和TAP2以及其他基因与经典的HLA-Ⅱ类基因一样，编码产物均为异二聚体。与HLA-Ⅱ类分子不同的是，这些二聚体不是表达在细胞表面，而是表达在内质网上，参与内源性抗原和外源性抗原的加工。这些基因是经典的HLA-Ⅰ类和HLA-Ⅱ类分子在细胞表面表达并提呈抗原所必不可少的，如TAP1或TAP2基因缺陷可导致HLA-Ⅰ类分子表达缺陷。

（三）HLA-Ⅲ类基因及其编码分子

HLA-Ⅲ类基因是人类基因组中基因密度最大的区域，平均15kb就有1个基因，共有75个基因，其中大部分基因功能不明。HLA-Ⅲ类基因及其编码分子无论在结构上还是在功能上都与经典的HLA-Ⅰ类和HLA-Ⅱ类基因及其编码分子不同，仅因为其位于HLA复合体内，而把它称为HLA-Ⅲ类基因区。该区包含一群与HLA无关的、分泌型蛋白编码的基因。主要基因有：①补体基因（C2、BF、C4A、C4B）；②21-羟化酶基因（CYP21A、CYP21B），CYP21B编码21-羟化酶；③HSP基因，其产物为70kDa的热休克蛋白；④肿瘤坏死因子（TNF）基因，编码细胞因子TNF-α和TNF-β；⑤淋巴毒素A基因和B基因，分别编码淋巴毒素α和淋巴毒素β。HLA-Ⅲ类基因的编码分子主要存在于血清和体液中，在不同的环节上参与免疫反应或代谢活动。

二、HLA与银屑病的相关性研究

（一）HLA-Ⅰ类基因与银屑病

HLA-Ⅰ类基因中，A、B、C、E、F、G座位是表达基因，H、J、K、L是假基因，无相应产物。E和G座位无相应的HLA血清学特异性。通常HLA-Ⅰ类基因主要指经典的A、B、C座位，它们具有相似的基因结构。血清学方法及分子生物学方法的研究证实银屑病HLA-Ⅰ类基因A、B、C及产物相关。Trembath等利用二步法，从68个独立的家庭中选择了106例银屑病患病同胞对进行连锁分析，结果显示在6p21区的MHC（$P< 0.0000006$）呈显著的连锁不平衡，至少在人群中有一个或多个银屑病易感基因位于MHC中和在HLA-Ⅰ基因位点附近。对于HLA-A等位基因，Ohkawara等对日本的541例泛发性脓疱性银屑病流行病学及病因学研究发现：HLA-A2与泛发性脓疱性银屑病有弱相关，而HLA-A1与泛发性脓疱性银屑病显著相关（$P<0.01$）；随后Muto等对日本的银屑病性关节炎病人抗链球菌M蛋白抗体与HLA-A*0207相关性研究发现：HLA-A*0207与银屑病性关节炎显著相关（RR=17.6，$P_{corr}<0.01$），IgG抗体与链球菌M蛋白的C段呈很好的结合，这种IgG抗体与HLA-A* 0207相关。

HLA-B17是最早发现与银屑病相关的等位基因，对HLA-B的研究较为深入，

Iadman等在研究加拿大的银屑病患者发现HLA-B27，B39与银屑病性关节炎的活动期相关，后来他发现B22与Ⅰ型银屑病（40岁前发病）相关。而比利时学者Schatteman等研究发现HLA-B17、HLA-B27、HLA-Bw62与银屑病性关节炎相关，其中HLA-B27、Bw62与银屑病性关节炎伴发肠道炎症患者呈显著相关。Ohkawara等研究发现HLA-B14、HLA-B35与泛发性脓疱性银屑病呈弱相关，而B37与泛发性脓疱性银屑病显著相关（P<0.02）。Hohler等研究表明HLA-B27（P<0.0004）、B57（P<0.002）与银屑病型关节炎相关，HLA-B27（P<0.000001）与银屑病关节炎脊椎型呈强相关，HLA-B57（P<0.007）仅与多关节型银屑病关节炎相关。Rani等对来自美国北部印第安人银屑病患者，通过连锁分析得出HLA-B*5701和B*3701与银屑病相关。HLA-B13、B17在6号染色体呈连锁不平衡。

对于HLA-C区等位基因，Jenish等研究表明银屑病的易感基因位于HLA-C座位附近。Balendran等通过连锁、单倍型、连锁不平衡方法对118例患病同胞对、他们的父母及患病的家庭成员进行研究也证实银屑病易感基因位于HLA-C附近区域。白种人患银屑病与HLA-Cw6的关系最为密切，约80%Ⅰ型银屑病与50%Ⅱ型银屑病患者Cw6阳性，而随机对照正常人阳性率7.4%。Cw6与银屑病尤其是银屑病家族史有关。早在1991年日本学者发现HLA-C分子的Ala-73在寻常型银屑病中是一个有意义的标志，Cw4、Cw6、Cw7在银屑病患者中频率显著升高，多数情况下Ala-73与这几种HLA有关，但不清楚Ala-73的作用；Ritbarg等进一步研究发现HLA-C分子的Ala-73、Cw6、Cw7在寻常型银屑病中显著增高，Cw6和Cw7有一个唯一的抗原结合槽，它能与HLA-C分子的Ala-73和Asp-9结合，提示Cw6、Cw7是犹太人发生寻常型银屑病的危险因子。Ikaheimo等在芬兰人银屑病患者中，发现Cw6单独与寻常型银屑病呈强相关。Gladman等用血清学方法和分子生物学方法对94例银屑病性关节炎患者和100例正常人研究发现，HLA-Cw*0602在银屑病性关节炎中频率为17%，而正常人为9%（P<0.01），HLA-Cw* 0602与Ⅰ型银屑病强相关（P=0.003），并有家族倾向。Gonzalez小组最近用PCR-SSO对西班牙的45例银屑病、65例银屑病性关节炎患者和117例正常人分析显示HLA-Cw* 0602等位基因与银屑病及银屑病性关节炎显著相关。说明Cw6是白种人发生寻常型银屑病的危险因子。也有人报道Cw2与银屑病性关节炎脊椎型有关。

（二）HLA-Ⅱ基因与银屑病

HLA-Ⅱ区包括约3个基因座位，经典的Ⅱ类基因一般指HLA-DR、HLA-DP、HLA-DQ和HLA-DM。HLA-Ⅱ类基因产物仅在某些免疫细胞上表达，经常在成熟的B细胞、抗原提呈细胞（巨噬细胞和树突状细胞）、活化的T细胞上表达。1999年，Schmitt等首次在DNA水平上检测HLA-Ⅱ等位基因与银屑病的关系，他们用序列特异性寡聚核苷酸探针对47例Ⅰ型及17例Ⅱ型银屑病患者进行基因分型，结果显示：HLA-DRB1* 0701/2等位基因频率在Ⅰ型银屑病患者中为36%，在Ⅱ型银屑病患者中频率为17%，而对照组为13%，HLA-DRB1* 0701/2与Ⅰ型银屑病患者中显著相关（P=0.0001）。Jee小组用PCR-SSO对76例台湾寻常性银屑病患者和238例正常人的研究发现HLA-DRB1* 0701等位基因与Ⅰ、Ⅱ寻常性银屑病呈强相关（RR= 6.4，Pc≤0.001）；Ikaheimo等发现DR7是芬兰人发生银屑病最重要的危险单个等位基因之一。Saeki小组用PCR-RFLP分析研究日本的银屑病患者发现DRB1*1502的频率显著增高，DRB1* 0406的频率下降。Hohler等发现DR4与银屑病关节炎脊椎型呈强相关。

HLA-DQ区的等位基因：Schmitt等同时发现HLA-DQA1*0201，HLA-DQB1* 0303在Ⅰ型银屑病患者中显著增加：HLA-DQA1* 0201在Ⅰ型银屑病患者频率为37%，在Ⅱ型银屑病患者中为15%，在对照中为13%，HLA-DQB1*0303的频率分别为：21%、0%、5.7%。以上结果的P值均为0.0001，表明HLA-DQ A1*0201、HLA-DQB1*0303与Ⅰ型银屑病患者中显著相关。在芬兰人中DQA1* 0501与银屑病相关，而台湾的汉族人银屑病患者中DQA1*0501等位基因与寻常性银屑病负相关（RR=0.4，Pc≤0.001）；首次发现DQB1* 1401等位基因与Ⅰ型银屑病相关（RR=3.5，Pc≤0.001）；DQA1*0201是芬兰人发生银屑病危险的最重要的一个等位基因。而在日本人银屑病患者中发现DQB1*0601的频率显著增高。Gladman等发现DQw3与银屑病性关节炎的活动期相关。Ohkawara等发现DQW10与泛发性脓疱性银屑病显著相关。

HLA-D及HLA-DM区基因：Fakler等对德国银屑病患者的HLA-DP进行研究，发现HLA-DP与Ⅰ、Ⅱ型银屑病无相关性。Jee小组也证实台湾汉族人银屑病患者中HLA-DP与寻常性银屑病无相关。HLA-DM抗原无血清学特异性，对于HLA-DM与银屑病相关性只能从DNA水平检测。最近Saeki小组用PCR-RFLP对日本的85例寻常性银屑病和52例正常人研究发现DMA* 0101频率下降（79%比89%，P<0.05），DMA* 0102频率上升（20%比11%，P<0.05），但P值因对照组例数校正后，DMA* 0101、DMA* 0102与寻常性银屑病无相关（Pc > 0.05）。

（三）HLA-Ⅲ类基因与银屑病

HLA-Ⅲ类基因区位于Ⅱ类基因与Ⅰ类基因区之间，长约1000kb，已检出40多个基因，含4个补体成分的基因，从端粒向着丝粒计起，其顺序为：C2、Bf、C4A和C4B。肿瘤坏死因子α（TNF-α）的基因位于HLA-Ⅲ类基因区内，TNF-α被认为银屑病发病的重要的介质之一。Hohler等对高加索人的TNF-α启动子多态性研究发现：在TNF-α启动子-238位置的突变，青少年银屑病患者为38%，银屑病性关节炎32%，而高加索人正常对照仅7%，表明TNF-α启动-238位置多态性与Ⅰ型银屑病和银屑病性关节炎呈强相关。

关联分析是寻找多因素疾病易感性成分常采用的分析方法之一，属于病例—对照研究。等位基因关联是指标志等位基因频率随着疾病性状的明显增加或降低。当某一特殊的标志等位基因非常靠近疾病易感基因时，这些基因或许一起遗传许多世代，形成连锁不平衡。所以在多个无关家族史同一等位基因便可在患者中检出。

1972年，Rusell及White等首次应用血清学方法证实了HLA-B17与银屑病相关后，由于关联的抗原亚型及其强度种族间差异颇大，各国广泛开展了本民族银屑病患者与HLA的相关性研究。到目前为止，已发现HLA-Ⅰ类抗原A1、A2、A30、B13、B17、B37、B*57、B39、B46、Cw6、Cw7、Cw9、Cw11与寻常型银屑病明显相关。关于HLA-Ⅱ类基因的研究晚于HLA-Ⅰ类基因，这与HLA-Ⅱ类基因产物仅在B淋巴细胞、巨噬细胞、单核细胞以及γ-干扰素诱导的T淋巴细胞表达有关，已报道DQA1*0201、DQB1*0303、DRB1*0701、DBR1 *1401与银屑病相关。这种差异的形成除实验方法本身外，种族遗传背景的不同、HLA地域间的分布差别以及银屑病的遗传异质性等可能为其主要原因。国内外学者对HLA等位基因产物与银屑病相关件进行大量研究发现，HLA-A_1、A_2、B_{13}、B_{17}、B_{37}、B_{39}、cw6、DR_7在不同人种及种族人群的寻常型银屑病患者中表达的频率明显升高，HLA到目前为止是唯一与寻常型银屑病相关一致的基因。

Henseler等将银屑病分为两型，Ⅰ型有家族史，发病年龄早（40岁前发病，皮损多广泛），与HIA-Cw_6、DR_7、B_{57}有相关性；Ⅱ型散发，发病晚（60岁左右，皮损局限），不表达HLA-DR_7，只与HLA-Cw2、B_{27}有微弱的联系。

国内有学者曾经对中国汉族人群寻常性银屑病的HLA-Ⅰ、HLA-Ⅱ类基因进行研究，发现HLA-A26、HLA-B13、HLA-B27、HLA-B44、B57、Cw*0104、DQA1* 0201、DQB1*0201与中国汉族银屑病有明显的正相关，可能是银屑病的易感基因或与易感基因相连锁，其中HLA-DQA1* 0104、DQAI* 0201等位基因与Ⅰ型银屑病发病呈正相关、而HLA-DQA1*0501，A2.A66、Cw *0304与银屑病有明显的负相关，他们可能具有阻止汉族人发生银屑病的作用。

第三节　遗传易感基因综述

最早对银屑病开展的流行病学研究，包括对双生子、系谱及患者亲属等的研究，均提示银屑病是一个受多基因和环境因素，如应激、创伤、感染，尤其是链球菌感染等多因素共同影响的复杂疾病。该病具有家族聚集性倾向，家族中有成员患病的个体发病风险是普通人群的4～6倍。1972年有学者首次证明主要组织相容性复合体（MHC）与银屑病相关联。随着全基因组关联分析方法（GWAS）的出现，进一步成功发现了多个银屑病易感基因。人类孟德尔遗传在线收录银屑病（OMIM # 177900）相关的有14个位点：PSORS1（6p21.3）、PSORS2（17q25）、PSORS3（4q）、PSORS4（1q21）、PSORS5（3q21）、PSORS6（19P13）、PSORS7（1p）、PSORS8（16q）、PSORS9（4q31）、PSORS10（18p11）、PSORS11（5q31.1）、PSORS12（20q13）、PSORS13（6q21）、PSORS14（2q13）。

一、PSORS1（6p21.3）

1997年有学者在欧洲白种人家系进行全基因组扫描，结果表明染色体17q和4q上的标记没有产生有意义的Lod值，但却发现与染色体6p21上MHC区域标记有强烈的连锁不平衡（$P<0.00002$），从而确定了银屑病的易感基因位点PSORS1（OMIM # 177900）。有学者在许多瑞典大家系中分析证实银屑病与染色体6p上HLA区域的连锁和染色体17q连锁，但未证实与染色体4q的连锁。

染色体6p21.3上的PSORS1是银屑病的最主要的易感位点，位于人类MHC-Ⅰ基因区，目前范围已缩小到HLA-C端粒酶60 kb的片段中。2002年Veal等对染色体6p21的一个220 kb的基因片段进行了重新测序，发现2个距离HLA-C最近（分别为7 kb和4 kb）的高频SNPs（n.7，n.9），它们与银屑病强相关，由此确定了一个约10 kb大小的PSORS1核心高危单倍型。

在欧美人群中，Capon等通过GWAS发现HLA-C区域rs3134792与银屑病关联性最强，首次在全基因组关联水平上证实HLA-C为银屑病的易感位点，随后其他人群银屑病的GWAS均证实HLA-C为银屑病的易感位点。此外，Hüffmeier等还发现HLA-C是银屑病性关节炎的易感位点，Ellinghau等通过Meta分析进一步证实这一结果。2010年Rebala等发现HLA-Cw*06基因频率在波兰银屑病患者中显著升高，且与早发型银屑病明显相关。但HLA-C基因在银屑病发病中缺少功能性的作用，现在多被认为是一个遗传标记而不是易感基因本身。在MHC区域内，除HLA-C位点外，研究者还发现HCG9、C6orf10、HLA-A和HLA-B/MICA等也可能为银屑病的易感基因或位点。CDSN基因在分化的表皮角质形成细胞（KC）和毛发的根鞘中表达，Chang等采用直接测序法发现CDSN*TTC和CDSN*971T的出现频率在早发寻常型银屑病患者中显著增加，认为该基因是中国人早发寻常型银屑病患者易感单倍体。而Fan等却认为CDSN*TTC并不影响银屑病的发病，而是协同HLA-Cw6这一易感基因提高银屑病的发病风险，其中HLA-Cw6的影响占主要地位。Asumalahti等研究发现HCR在银屑病皮损内HCR蛋白的细胞核和细胞浆均高于对照组，证明了HCR是决定银屑病的一个主要易感基因，在角质形成细胞的增殖机制中起作用。功能性研究发现IFN-γ可以在mRNA水平显著地下调其表达，继而促进KC增殖，显示了HCR基因在银屑病发病机制中的重要作用。

二、PSORS2（17q25）

1994年，有学者在北美8个复杂家系中用69个微卫星标记进行了全基因组扫描，证明银屑病与染色体17q末端的标记D17S784连锁，因而在染色体17q确定了一个易感基因位点PSORS2（OMIM#602723）。但8个家系中只有4个被证实与染色体17q连锁（Zmax=5.7，θ=0.04），而且与17q连锁的家系与HLA-Cw6不相关，其中2个非连锁的家系表明与Cw6弱相关。另外，与17q连锁和不连锁的家系的银屑病患者临床表现无明显差异，说明在银屑病家系中遗传异质性的存在。随后有不少学者均证实了银屑病家系中遗传异质性的观点。

PSORS2区域密集的基因包括CMRF35基因、RUNX1基因和RAPTOR基因的第三内含子、CARD14基因等。CMRF35基因家族中CMRF35A类基因编码蛋白在白细胞迁移及细胞黏附中发挥作用，而CMRF35H基因产物是人类自然杀伤细胞上的一种抑制性受体，主要调节白细胞功能。RUNX1基因在早期造血干细胞及T细胞发育分化中均具有不可替代的作用，其是一种关键的细胞分化调节基因，对造血干细胞向淋系祖细胞分化、T细胞向Th2的转化、$CD8^+$T细胞成熟、T细胞向$CD4^+CD25^+$T细胞分化、T细胞受体（TCR）β的转录起着调节作用。研究发现银屑病患者中RUNX1基因表达水平显著增高，导致骨髓造血干细胞功能障碍及造血微环境改变，参与银屑病的发展。然而，在德国人和英国人中的报告中未找到支持RUNX1结合位点作为银屑病易感因素的证据。RAPTOR是MTOR调节蛋白，MTOR是一种能够调节细胞对外界生长因子等激素刺激后产生的增殖分化程度的蛋白质，RAPTOR通过调节MTOR来影响细胞的增殖分化。2012年Jordan等认为，CARD14的突变与寻常型及泛发性脓疱型银屑病有关，其显著激活NF-κB信号转导通路并上调与银屑病相关转录产物如IL-8和CCL20等。

三、PSORS3（4q）

1996年，Matthrews等对爱尔兰的银屑病家系进行双生子研究，表明同卵双生子的一致性为65%～70%，而异卵双生子的一致性为15%～20%。家系研究估计患者一级亲属风险在8%～23%。此研究未能重复与染色体17q的连锁，但是进行全基因组扫描发现与染色体4q的标记D4S1535连锁（Zmax=3.03，θ=0.06），非参数的多点分析也证明了这个结果（P<0.002），因而在染色体4q上确定了易感基因位点PSORS3（OMIM%601454）。

编码干扰素调节因子2（IRF2）位于PAORS3区域，在IRF2缺陷小鼠中Ⅰ型干扰素产生的信号可以过度表达引起类似银屑病的症状。然而，在爱尔兰家系中进行的研究发现，IRF2的变异与银屑病易感性无关，而且IRF2蛋白在银屑病患者皮损中也没有异常表达，推测IRF2基因在爱尔兰家系中可能不存在变异。IL-21基因由活化的$CD4^{+}T$细胞分泌，在银屑病患者的皮肤中高度表达，刺激人体角质细胞增殖，导致表皮增生。也有研究证明IL-21与自身免疫性疾病相关，如乳糜泻、Ⅰ型糖尿病、风湿性关节炎等。

四、PSORS4（1q21）

1999年，Capon等在意大利22个复杂家系中进行全基因组扫描，虽未能证实与染色体6p、17q的连锁，但发现银屑病与染色体1q21的标记D1S498连锁（Zmax=1.69，θ=0.00），因而在染色体1q21上确定了一个新的易感基因位点PSORS4（OMIM#603935）。

PSORS4长度2Mbp左右，编码表皮分化复合体（EDC），包括一系列基因，编码S100蛋白，短小的富含脯氨酸的蛋白质等，与角质细胞分化成熟有关。在中国人群中，Zhang等通过GWAS首次发现位于染色体1q21上LCE基因簇与银屑病易感性显著关联。研究表明，位于LCE基因簇中的LCE3B和LCE3C的缺失可能与银屑病的易感性相关。该基因编码表皮终末分化角质外膜蛋白，与银屑病最基本的组织病理学改变——角质形成细胞过度增生密切相关。然而在德国银屑病关节炎病人的研究却不显示这两基因缺失后对疾病易感性的作用。FLG基因编码丝聚蛋白的无活性不溶性前体丝聚蛋白原。丝聚蛋白是透明角质颗粒中的主要成分，其终产物在皮肤表面形成保湿因子。FLG基因的突变可导致表皮角化异常，从而引发相关皮肤病。此基因最早被证明是寻常性鱼鳞病的致病基因，后又有报道基因的突变也会导致特异性皮炎的发生。2012年Hu等发现，FLG基因的无义突变K4022X可能与中国寻常型银屑病的发生有关；此基因的突变在中国汉族人群中的等位基因频率为1.5%，可能是一种皮肤角化异常有关的常见突变。

五、PSORS5（3q21）

1999年，Enlund等在20个家系中进行初步扫描，在染色体3q21上获得连锁。进一步用104个家系材料研究，得出非参数的连锁（NPL=1.7）。他们在瑞典西南的家系中根据父母来源不同进行分层分析，得出最大的NPL值为2.77。在分层的材料中再进行传输不平衡实验（TDT），最终在D3S1269/D3S155标记附近获得连锁，因而确定了染色体3q21上易感基因位点PSORS5（OMIM#604316）。

PSORS5区域中的CystatinA基因（CSTA）是银屑病候选易感基因。该基因编码的酸性蛋白主要位于表皮颗粒细胞层的透明角质颗粒以及角质层的角化上皮细胞内。研究表明，CSTA的风险单倍型CSTA×TCC（CSTA-190T/t162C/t344C）只与携带了HLA-Cw*06个体的银屑病有关，说明PSORS5与PSORS1的共同作用有关。

Hüffmeier 等通过对 210 组（3 人为一组）的群体和包括 375 例患者的病例对照组群体分析，通过扩展单倍型分析，显示出两个独立相关的信号存在于 SLC12A8 上，提示等位基因异质性。可能由于检验效能不足，3 人组中除了 rs2228674 弱相关外（传递不平衡检验，P=0.048），无 SNP 显示出相关性。作者推断位于 PSORS5 区域的 SLC12A8 是寻常型银屑病的易感位点。然而在北欧大规模银屑病家系的分析中没有检测到 SLC12A8 相关基因的变异。

六、PSORS6（19P13）

2000 年，Lee 等用 370 个微卫星标记在 32 个德国家系（包括 162 个患者和 195 个正常个体）中进行全基因组扫描，在染色体 19p13 上一个新的银屑病易感基因位点 PSORS6（OMIM %605364）。所有家系的非参数分析为确定这个新的银屑病易感基因位点提供了很强的证据（Z1r=3.50，P=0.0002），参数分析揭示 Lod 值为 4.06，对应有意义的 P 值水平为 0.037。这个研究也证实了银屑病与 HLA 区域的连锁，并且提示可进一步进行调查研究获得染色体 8q 和 21q 上连锁的证据。2009 年 Hüffmeier 等证实了这一易感位点，并发现早发型寻常型银屑病与 PSORS6 及 PSORS1 的共同作用有关。

PSORS6 区域有较多报道的基因为 JUNB 基因。诱导表皮删除 JUNB 基因及其功能的成年老鼠可出现类似银屑病的皮损特征，包括关节炎的病变。AP-1 转录因子位于 PSORS6 区域，参与多种组织中细胞的增殖、分化、应激反应和细胞因子的表达，有研究表明其激活的细胞因子表达与银屑病有关。PSORS6 也与 PSORS1 有共同作用，且其一个未知功能的邻近基因——黏蛋白 16（MUC16）基因在一些组织（如皮肤、胸腺、甲状腺）表达，且与银屑病和（或）其他自身免疫性疾病有关。BSG 又称 CD147，是一类免疫球蛋白超家族成员的跨膜糖蛋白，在胸腺 T 细胞发育、外周 T 细胞活化等免疫途径中发挥重要作用。BSG 基因在银屑病患者中表达水平升高，通过全基因组扫描及非参数连锁分析认为其为银屑病易感位点。

七、PSORS7（1p）

2001 年，Veal 等用 271 个微卫星多态标记在 158 个独立家系的 284 个同胞对中进行全基因组扫描的研究。他们证实了与染色体 6p21 区域的连锁（NPL=4.7），并且在染色体 1p 上发现了一个新的银屑病易感基因位点 PSORS7（OMIM#605606）（NPL=3.6）。

IL-23R 位于 PSORS7 区域，是 IL-12 细胞因子超家族成员，具有 α 螺旋和红细胞生成素样受体结构。其能促进分化的 $CD4^{+}T$ 辅助细胞 1（Th1）的增殖，诱导 NK 细胞和 T 细胞产生 IFN-γ 和 IL-2，在机体早期的非特异性免疫和随后的抗原特异性的适应性免疫应答过程中均扮演重要的角色。Capon 等通过全基因组扫描研究发现 IL-23R 基因在银屑病等慢性炎症性疾病的发病机制中发挥重要作用。随后研究证实 IL-12B 和 IL-23R 基因是寻常型银屑病的易感基因，其变异可使银屑病病情发展及发生银屑病性关节炎，并且 IL-12B 和 IL-23R 基因与克罗恩病相关。

八、PSORS8（16q）

2003 年国际银屑病遗传学组用 53 个微卫星标记对银屑病 14 个候选基因扫描，证明银屑病与染色体 16q 标记 D16S3032 连锁（最大 LOD 值=1.3，P=0.007），因而在染色体 16q 确定了一个易感基因位点 PSORS8（OMIM#610707）。

位于 PSORS8 区域内的 CARD15 基因是克罗恩病的易感基因，研究表明克罗恩病患者比正常人更容易罹患银屑病，据此推测该基因可能为银屑病的易感基因。但之后 Zhu 等学者陆续提出 CARD15 不是银屑病和银屑病性关节炎的易感基因，但这可能归因于遗传异质性及患者年龄和疾病持续时间等因素。

九、PSORS9（4q31）

2002 年 Zhang 等在汉族 61 个复杂家系中用全基因组扫描及多点非参数连锁分析研究，证实染色体 6p21.3 的连锁，虽未能重复与染色体 17q、1q、3q、19p、1p 的连锁，但发现银屑病与染色体 4q28-32 标记 D4S413（Zmax=2.31）连锁，因而在染色体 4q31 确定了一个易感基因位点 PSORS9（OMIM#607857）。Saggo 等进行了后续 Meta 分析研究证实并认为其集中在早发型银屑病的中国人中。之后该区域与银屑病的相关性再次得到证实。

PSORS9 范围内易感基因的搜寻已引起了广泛的关注，目前已发现的可能与银屑病相关的基因包括 MGST2、IL-15、VEGFC、TLR2 和 TLR3 等。2006 年 Yan 等通过对中国人银屑病样本中微粒体谷胱甘肽 S-转移酶 2MGST2 编码区的全序列分析，发现一个新的 MGST2 非同义突变基因，作者证实这种突变在一个中国人寻常型银屑病家系中与疾病表型共分离，并推测对 MGST2 蛋白的正常功能产生影响。虽在 551 例其他患者和 384 例健康中国人对照中不存在该突变，但结果提示这种罕见突变对一些银屑病患者具有致病作用。IL-15 基因区域的多态位点及其周边一些多态位点与汉族人群银屑病的存在显著相关性。单倍型是银屑病易感单倍型。这些遗传变异可能通过提高基因的转录活性，促进基因的表达从而参与银屑病的发病机制。

十、PSORS10（18p11）

2003 年 Asumalahti 等通过对 9 个芬兰家系全基因组扫描及多点非参数连锁分析研究，发现染色体 18p11.23 标记 D18S63 和 D18S967 之间连锁（NPL=3.58），因而在染色体18p11确定了一个易感基因位点PSORS9（OMIM#612410）。

PSORS10区域的易感基因目前未见相关报道。

十一、PSORS11（5q31.1）

2007年Cargill等对北美白种人进行了病例对照研究，发现IL-12B和IL-23R诱发型可增加患银屑病的风险，且在染色体5q31-33上发现IL-12B基因3′端非翻译区SNPrs3212227）（$P=7.85\times10^{-10}$，OR值=0.64）与银屑病有关，因而在染色体5q31.1－q33.1上确定了一个易感基因位点PSORS11（OMIM#612599）。位于PSORS11区域内的IL-12B及IL-12R基因是银屑病的易感基因，除上述外已经被国内外多个研究小组重复验证。

十二、PSORS12（20q13）

2008年Capon等对318例英国银屑病患者和288例对照者进行全基因组关联研究，发现银屑病与位于染色体20q13的SNPrs495337（$P=4.5\times10^{-5}$）相关。因而在染色体20q13确定了一个易感基因位点PSORS12（OMIM#612950）。

位于PSORS12区域内的RNF114/ZNF313基因是克罗恩病的易感基因，2012年Onoufriadis等分析了485个银屑病病人和842个对照者的RNF114/ZNF313基因，发现银屑病患者的2个突变（c.-66C>A；c.-9A>C）及RNF114基因表达减少。

十三、PSORS13（6q21）

2010年Ellinghaus等对6487个寻常型银屑病患者及8037个对照组进行了全基因组关联分析，在染色体6q21上的TRAF3作用蛋白2（TRAF3IP2）基因（SNPrs33980500）检测到C＞T，其与寻常型银屑病（$P=1.24\times10^{-16}$）和银屑病关节炎（$P=4.57\times10^{-12}$）显著相关。因而在染色体6q21确定了一个易感基因位点PSORS13（OMIM＃614070）。

PSORS13区域的TRAF3IP2/CIKS/ACT1可参与IL-17信号转导及活化Rel/NF-κB的功能。2010年Hüffmeier等进行了全基因组关联研究，确定一个新的易感基因TRAF3IP2（rs13190932，$P=8.56\times10^{-17}$）与关节型银屑病相关。通过外显子测序确定了SNPrs33980500编码变异（$P=1.13\times10^{-20}$，OR值=1.95）。功能分析显示TRAF3IP2转变为TRAF6（602355），通过的TRAF交互作为银屑病关节炎和寻常型银屑病的新的及共享途径来改变免疫调节信号通路。

十四、PSORS14（2q13）

2011年Marrakchi等对9个突尼斯家系的脓疱型银屑病患者进行全基因组关联

分析，在染色体2q13-q14.1上确定了一个新的易感基因PSORS14（OMIM#614204）。

2011年Marrakchi等在突尼斯家系中发现IL-36RN基因的突变与脓疱型银屑病相关。IL-36RN基因又称为IL1F5，主要在皮肤表达，可编码IL36Ra。IL36Ra是白介素家族成员，可拮抗IL36α、β、γ的活动从而抑制下游的NF-κB和MAP激酶信号通路，避免了炎症反应的加剧。而IL-36RN基因的突变则可加重患者炎症反应并触发脓疱型银屑病。

综上所述，人类孟德尔遗传在线已在13条染色体上发现了14个银屑病易感基因位点，有些基因位点的研究已经到了其表达的蛋白质水平，但其中大部分的疾病作用机制还不是很清楚。且有些易感基因位点中的候选基因相互紧密连锁，故而给确定真正的致病基因带来困难。因此，今后的研究会致力于辨别单倍型中的真正致病基因，以及在各致病基因所表达的蛋白质水平上探讨其功能，甚至这些基因表达调控的内在联系，从而对阐明银屑病的发病机制、发现易感人群、早期预防早期诊断及进行有效的治疗具有重大意义。

银屑病候选基因及功能一览表

染色体(位点)	主要候选基因	文献报道	功能描述
6p21.3（PSORS1）	HLA-C	Asumalahti et al.	提呈内源性抗原给$CD8^+$T细胞
	HCR	Elomaa(2004)	所编码的蛋白功能未知
	CDSN	Capon et al.(2004)	参与角质桥粒的构成和功能
	SEEK1基因	Holm et al.(2003)	功能未知
	SPR1基因	Chang et al.(2003)	保持皮肤屏障完整性
	STG	Sanchez et al.(2004)	在味蕾、皮肤及扁桃体中表达
17q25（PSORS2）	CMRF35基因家族	Speckman et al.(2003)	在白细胞迁移及细胞粘附中发挥作用
	SLC9A3R1 和 NAT9 RUNX1结合位点基因	Helms et al.(2003) Capon et al.(2004)	涉及上皮生物学及T细胞免疫突触形成

续表

染色体(位点)	主要候选基因	文献报道	功能描述
4q (PSORS3) 4q31-34 (PSORS9)	MGST2	Roberts et al.(2001)	为白三烯合成酶,能促使白三烯A4与谷胱甘肽残基结合生成白三烯C4
	IL-15基因	Roberts et al.(2001)	调节T细胞和NK细胞的激活以及增殖的细胞因子
	TLR2和TLR3基因	Baker et al.(2003)	通道受体感受器家族的成员,可激活免疫反应启动功能
	VEGF基因	Helen et al.(2004)	促进内皮细胞生长和细胞迁移,抑制凋亡
	IRF2基因	Foerster et al.(2004) Parkinson et al.(2004)	调节干扰素及干扰素诱导基因,调控细胞的生长及成熟
	EDNRA	Bourgeois et al.(1997)	促进血管增生,树突细胞的分化及成熟
	SMAD1	Qin et al.(2001)	参与细胞生长凋亡形态形成及免疫反应
1q21 (PSORS4)	LOR	Giardina et al.(2004)	编码兜甲蛋白
3q21 (PSORS5)	CSTA及ZNF148	Samuelsson et al.(2004)	在银屑病皮损中表达增高
	SLC12A8	Hewett et al.(2002)	钾/牛璜胆酸转录因子
19p13 (PSORS6)	JunB/activator protein-1(AP1)	Zenz et al.(2005)	角质形成细胞激活细胞因子表达
1p(PSORS7)	EPS15	Veal et al.(2001)	编码EGF受体细胞内作用底物蛋白
9q33-34	SH2D3C	Salim A,et al.(2001)	通过Jurkat细胞正向调节T淋巴细胞受体介导IL-2的产生
	ANGPTL2	Rogers MS,et al.(2004)	属于VEGF家族,促进血管过度增生
16q	CARD15/NOD2基因	Young et al.(2003) Plant et al.(2004)	具有多效性的自身免疫性

（高　军）

第三章　银屑病与免疫

银屑病的发病机制尚不清楚，在最早期的研究中，人们在临床观察到银屑病表现为皮肤的肥厚，在组织病理学上表现为表皮厚度明显增加，因此认为银屑病是以表皮增生为主的疾病。随着免疫学领域对获得性免疫系统的研究取得了较大突破，研究者注意到银屑病通常伴随着皮损内大量T淋巴细胞的浸润和血液T细胞功能的异常，因此提出银屑病是以T细胞免疫功能异常为主的皮肤病，从而把银屑病的研究中心转移到T细胞免疫。近来的研究通过免疫组化技术发现银屑病皮损内存在很多的单核巨噬细胞，银屑病体内活化的巨噬细胞可能是银屑病患者重要炎症分子TNF－α的主要来源，抗TNF－α基因工程抗体被广泛用于银屑病治疗。这些结果都表明天然免疫参与了银屑病的发病过程，因此，免疫异常在银屑病发病中的作用逐渐得到了重视，成为研究热点之一。

第一节　固有免疫与黏膜免疫

固有免疫又叫先天性免疫、非特性免疫，是一种非抗原特异的防御机制。它是一种当宿主暴露于生物后，宿主立即或在几小时内采用的防御机制，是与生俱来（即先天）的免疫，是机体消除微生物、预防感染的最初反应。

一、皮肤黏膜屏障

（一）皮肤黏膜屏障解剖基础

1.皮肤

皮肤覆盖体表，具有重要的屏障功能，既能防止体内水、电解质等物质的流失，又可阻止外界环境的侵害，有助于机体内稳态的维持。皮肤屏障功能主要包括对物理、化学、生物及水分等的通透功能。皮肤由表皮和真皮构成，干燥、酸性、温度低于37 ℃（体温），这些条件不利于细菌生长，同时皮肤的正常居住菌群也抑制潜在的有害微生物。另外，死的、角质化的细胞构成了皮肤的表面，不断地脱落，定植在这些细胞里的微生物被不断地清除。毛囊和汗腺产生的溶菌酶和毒性脂质能杀灭细菌。表皮细胞也产生防御素和抗菌肽杀灭微生物。在皮肤的表皮里，有郎格汉斯细胞、未成熟的树突状细胞，吞噬并杀灭微生物，携带它们到近卫淋巴结，将抗原递呈给T淋巴细胞，开始适应性免疫反应。最后，表皮内T淋巴细胞和B-1淋巴细胞与表皮和黏膜上皮相连，这些细胞识别表皮和黏膜共同的微生物，触发立即适应性免疫反应。有害和易感因素的共同作用下，能导致不同程度皮肤屏障结构和功能异常，从而引起特应性皮炎、银屑病等皮肤疾病的发生。

2.黏膜

黏膜衬在与外界相通的腔道，如呼吸道、胃肠道和生殖道。黏膜是由上皮层和结缔组织层构成，黏膜是阻挡微生物的物理屏障。黏液含溶菌酶，降解细菌的肽聚糖；分泌型IgA，防止细菌附着黏膜细胞；乳铁转运蛋白、结合，防止它被微生物使用；乳过氧化物酶产生超氧化基团，杀死微生物。黏膜的正常居住菌群也抑制潜在有害微生物。另外，黏膜像皮肤，不断地脱落，消除附着于其上的细菌；黏膜里是黏膜相关淋巴样组织，含朗格汉斯细胞、未成熟树突细胞，吞噬和杀死微生物。

（二）皮肤屏障的构成

广义的皮肤屏障功能指其物理性屏障作用，包括皮肤的色素屏障作用、神经屏障作用、免疫屏障作用以及其他与皮肤功能相关的诸多方面；狭义的皮肤屏障功能通常指表皮，尤其是角质层的物理性或机械性屏障结构。从细胞分化和组织形成的角度来看，皮肤的物理性屏障功能不仅依赖于表皮角质层，而且依赖于表皮全层结构；从生化组成和功能作用方面来看，表皮的物理性屏障结构不仅和表皮的脂质有关，也和表皮的各种蛋白质、水、无机盐以及其他代谢产物密切相关。这些成分的任何异常都会影响皮肤的屏障功能，不同程度地参与或触发临床皮肤疾病的病因及病理过程。

1.表皮蛋白质及其屏障作用

在表皮细胞从基底层向棘细胞层、颗粒层、角质层的移行过程中，角质形成细胞历经一系列生长分化，最后成为无生命的角质细胞。在这一变化过程中，表皮蛋白质的特异性表达有两种含义：在形式上代表细胞的不同分化阶段，在结果上导致产生完全角质化的细胞套膜，后者正是表皮角质层屏障结构的物质基础。上述过程涉及的蛋白质主要有两类：即细胞角蛋白（Keratin）和角蛋白中间丝相关蛋白（KIFAP）。

（1）角蛋白的表达及临床意义

角蛋白是表皮细胞的主要结构蛋白，呈纤维状，直径约10 nm，属于中间丝家族。根据角蛋白基因核酸序列的同源性将其分为Ⅰ型（分子量较小，呈酸性，）和

Ⅱ型（分子量较大，呈碱性）。成熟的角蛋白纤维是由Ⅰ型和Ⅱ型以1：1比例聚合而成的异种二聚体，在表皮中角蛋白是成对表达的。基底层细胞处于未分化状态，具有生长分裂能力，细胞中特异性表达角蛋白5/14，即增生特异性K5/K14；细胞一进入到棘细胞层就出现了K1/K10角蛋白对的表达，即分化特异性K1/K10。角蛋白的不同表达代表了表皮细胞的不同分化阶段，反映不同的组织类型。如K17在正常表皮中不出现，而在病理状态下如银屑病、扁平苔藓等则强表达。具体内容见本章第三节。

角蛋白基因的正确表达和角蛋白细胞骨架的完整构建是表皮物理性屏障结构的基础。角蛋白的基因突变或其他先天性缺陷将直接影响表皮组织结构的完整性，导致出现一系列以皮肤屏障结构损害为主要临床特征的皮肤疾病。

（2）中间丝相关蛋白的表达及意义

表皮细胞向终末分化过程中，包括上述角蛋白的特异性分化表达，也涉及一系列重要的中间丝相关蛋白，如丝聚合蛋白（Filaggrin）、兜甲蛋白（Loricrin）、内披蛋白（Involucrin）、角质形成细胞转谷酰胺酶（TGk）、小分子富含脯氨酸蛋白（SPRPs）等。其中Filaggrin主要存在于表皮颗粒层和透明层，与角蛋白中间丝相互作用，凝聚形成致密的角蛋白纤维束，从而形成角质细胞扁平坚韧的支架结构。TGk表达在棘细胞层的中上部，催化角质套膜蛋白如Involucrin、Loricrin等交叉连接，形成异常不溶性的角质套膜，这种角质套膜包裹角蛋白纤维束，形成表皮独特的角质层屏障结构。

TGk可催化角质套膜蛋白（γ-谷氨酰）形成赖氨酸交叉连接，这种键赋予角质层异常的不溶性，可抵抗蛋白酶的消化，短时间内耐受酸碱的刺激，抵抗致病微生物的入侵。健康的皮肤角质层可以控制水分的丢失，无角质层水分就会丢失。过度水合作用可削弱角质层的水屏障作用，促使外界物质透皮吸收增加。临床上常用封包疗法来提高外用药物的治疗效果，就是基于该原理。

中间丝相关蛋白是形成皮肤角质层屏障结构的重要物质，相关的基因突变或先天性缺陷将导致这些蛋白质的异常表达，从而导致一系列以皮肤屏障功能损伤为特征的皮肤病。

2. 结构性脂类及其屏障作用

结构性脂类是指表皮各层尤其是角质层的细胞间脂质，它们是表皮结构的组成部分，与皮肤组织一起进行新陈代谢。与此对应的是游离性脂类，后者是皮肤表面水脂膜中的脂质，是皮脂腺的分泌产物。两者在来源、生化组成及作用等方面均有区别。

（1）结构性脂类的合成与分泌

结构性脂类是构成皮肤物理性屏障结构的重要成分。人们用砖墙模式来形容皮肤角质层的组织结构，上述由角蛋白和中间丝相关蛋白终末分化而形成的角质细胞套膜，就是这种砖墙结构中的砖块，而细胞间脂质则是砖块之间的灰浆。细胞间脂质由棘细胞合成，以板层小体或Orland小体的形式分布在胞浆内，在棘细胞向上移行分化过程中，该板层小体逐渐移向细胞周边，并与细胞膜融合，最后以胞吐的形式排出到细胞间隙或随着细胞终末分化、角化、塌陷而成为与原胞体相连的细胞间成分。

（2）结构性脂类的组成特点

从生化组成来看，细胞间脂质在从棘细胞向角质细胞的分化过程中发生了显著变化，即极性脂类迅速减少，而中性脂类逐渐增加，尤其是鞘脂类如神经酰胺，后者储水保湿能力卓越，是化妆品中经常使用的保湿原料；从结构特点来看，细胞间脂质具有明显的生物膜双分子层结构，即亲脂基团向内，亲水基团向外，形成水脂相间的多层夹心结构。这种结构一方面保留了生物膜的半通透或选择性通透的性质，有利于某些小分子营养物质如电解质的吸收渗透，另一方面它结合了部分水分子而把后者固定下来，这些水分就是所谓的结合水，即使在很干燥的情况下结合水也不会丢失。

细胞间脂质的上述特点与皮肤角质层屏障保持水分的能力密切相关。结构性脂质的任何变化包括数量的减少或组成比例的变化，均会直接影响皮肤的屏障结构，导致透皮水分丢失（TEWL）增加，皮肤干燥、脱屑等。总之，脂质性屏障的异常不仅降低了皮肤的储水保湿功能，也直接影响着角质形成细胞的生长与分化调节，影响健康角质层的形成，而后者正是皮肤物理性屏障结构的核心部分。

3. 皮肤水脂膜及屏障作用

覆盖在皮肤表面的这层水脂膜（hydro-lipidfilm）又称皮肤脂膜、脂化膜、水化膜等，是皮肤屏障结构的最外层防线。其水分来自汗腺分泌和透表皮的水分蒸发，脂类来自皮脂腺的分泌产物，除此以外还有许多表皮代谢产物、无机盐等。

（1）皮脂的组成及其作用

水脂膜中的脂类属于游离性脂类，由皮脂腺细胞以全浆分泌形式分泌，并分布于皮肤表面。皮脂腺的脂质组成与细胞间脂质区别较大，皮脂的标志性成分是角鲨烯，而角质层脂质的标志性成分是神经酰胺。皮脂中的脂质的作用一是润滑皮肤，二是减少皮肤表面的水分蒸发。过度洗涤可除去皮肤的皮脂，破坏皮肤的水化膜屏障，造成皮肤干燥和透皮水分丢失增加，这是老年性皮肤瘙痒症的发病基础。了解皮脂的组成特点对研究开发理想的保湿护肤产品非常重要，通过添加类似皮脂成分的保湿剂，不但可以恢复皮肤的润滑，也有助于修复受损的皮肤表面屏障结构，具有减少皮肤干燥、缓解瘙痒等作用。

（2）天然保湿因子（NMF）

皮肤水脂膜还有许多代谢产物或水溶性物质，在皮肤屏障结构中起到重要的保持水分功能，被称为天然保湿因子（NMF），其成分有氨基酸类、吡咯烷酮羧酸、乳酸盐、尿素、氨、尿酸、无机盐等。NMF的这些成分不仅存在于表皮水脂膜，也分布在角质层细胞间隙中。它们与蛋白质和脂质共同使角质层保持一定的含水量，在一定程度上维持角质层内外的水分平衡。皮肤屏障结构的破坏导致NMF流失，皮肤的保湿作用会下降。

（三）皮肤屏障监测指标在银屑病的异常表现

皮肤屏障功能主要由角质层角质形成细胞及细胞间脂类混合物所组成的复层板层结构介导。现代无创皮肤检测技术的迅速发展，为我们了解皮肤屏障功能提供了客观、量化、便捷的方法。角质层的含水量大约占干重的30%～50%，如果含水量低于10%，角质层就会干燥变脆，导致屏障功能减弱。评价皮肤屏障功能的指标包括经皮水分丢失、角质层含水量、皮脂含量等。

1. 经皮水分丢失，是通过测定皮肤表面的水蒸气压梯度表明水分散失的情况，反映皮肤的水通透屏障，是反映皮肤屏障功能的一个重要参数。当屏障功能受损时，值增高，相反，值降低提示屏障的修复。其值越高表示皮肤屏障受损越严重，经皮肤流失水分越多。顾华、李芳梅等发现银屑病患者TEWL值明显增加，说明银屑病患者皮肤屏障功能严重受损，提示我们修复皮肤屏障功能对该病恢复有重要意义。

2. 角质层含水量，角质层水分是角质层主要的塑形物质，能使皮肤表面光滑有弹性。正常情况下，角质层含水量约占角质层的20%～35%。若含水量低于角质层干重的角质层变脆易碎，可导致屏障功能减弱。顾华、李芳梅等发现银屑病患者角质层含水量明显下降，与临床症状相一致。

3. 皮脂含量，皮脂主要由皮脂腺来源甘油三酯、甘油二酯、游离脂肪酸、蜡酯、鳖烯、胆固醇等和表皮来源神经酞胺、胆固醇、游离脂肪酸等的脂质组成，能滋润角质层，抑制细菌生长，能转运抗氧化物维生素至表皮，抗皮肤老化。顾华、李芳梅等发现银屑病患者与正常人对照皮脂含量差异不明显，提示该指标检测意义较小。

银屑病鳞屑中神经酰胺总量与正常人的角质层相近，但银屑病皮损中含植物鞘氨醇的神经酰胺比例明显减少，而含神经鞘氨醇的神经酰胺明显增加。银屑病鳞屑中神经酰胺1、3、4、5Ⅱ和6Ⅰ的含量减少，而神经酰胺2Ⅰ、2Ⅱ和5Ⅰ的含量增加。斑块状银屑病鳞屑的透皮水分丢失量较正常人明显增加。正常人角质层中游离脂肪酸/胆固醇/神经酰胺的分子比是4.1：1.3：1，而银屑病患者鳞屑中为2.2：1.3：1。银屑病皮损鳞屑中游离脂肪酸的相对含量显著低于正常角质层，而神经酰胺和胆固醇的含量则轻度增加。

二、补体系统

（一）补体的组成及功能

补体系统是指一系列循环在血液和沐浴在周围组织液中的蛋白。补体蛋白质以未活化的形式循环在血液中，在识别到微生物的分子成分时发生反应，这些蛋白质逐一被活化，以连锁反应的方式起作用，上一个蛋白的结合促进下一个蛋白结合，由此形成连锁反应。

补体是主要存在于正常人和动物血清等体液中的一组具有酶活性的蛋白质。补体被激活后具有溶细胞、溶菌、溶病毒、介导免疫病理反应等效应，参与对病原生物的防御反应和免疫调节。如革兰阴性菌脂多糖、酵母多糖等可激活补体旁路途径，发生于特异性抗体产生之前，故在机体早期抗感染免疫中具有重要意义，是固有免疫的重要组成部分。同时，补体通过经典途径也参与适应性免疫应答。

（二）银屑病补体异常表现

1. 王桂芝等检测了57例银屑病患者外周血和皮肤中补体及其活化产物，以进一步探讨其在银屑病发病中的作用。研究结果显示，银屑病患者血清中C3、C4水平明显下降，早期补体活化标志C3d和末端补体活化标志sC5b-9的水平均明显升高，提示银屑病患者血清中大量补体被激活。而且，进行期患者血清中C3、C4明显低于静止期，C3d、sC5b-9明显高于静止期，C3d、sC5b-9与PASI呈高度正相关，提示补体的活化程度与银屑病的病期有关，同时与其严重程度也有关。此研究采用免疫组织化学方法观察到C5b-9除了在银屑病皮损的角质层有沉积外，在银屑病皮损的真表皮交界处也有明显沉积，而非皮损组织及正常皮肤的角质层及真表皮交界处均无sC5b-9沉积。C5b-9在银屑病患者皮损组织表皮的沉积，可造成角质形成细胞损伤，C5b-9导致的细胞膜可逆性损伤，除可致角质形成细胞病理性增殖外，也可导致皮损局部浸润的T淋巴细胞的增殖及活化，而T淋巴细胞的增殖及活化又可产生大量的细胞因子，进一步造成角质形成细胞的增殖及分化异常。故在C5b-9皮损局部的沉积对皮损的形成起到了放大效果。

2. 尚智伟等还研究发现银屑病患者外周血补体C3水平显著降低，且PASI越高，补体C3的水平越低，两者之间存在负相关，其原因可能是：补体可与多种免疫细胞相互作用，银屑病患者局部皮损免疫反应过程需要大量补体参与应答和调节，导致外周血补体系统中最重要的补体成分C3的损耗和减少。

3. RosenbergEW等应用单克隆抗体对16例银屑病患者和12例健康对照者的血浆iC3b、C4d、Bb片断进行酶联免疫法检测，并用免疫扩散法检测血清补体蛋白含量。结果银屑病患者血浆C4d、iC3b、Bb片断含量比正常对照组显著增高，其中红皮病性脓疱型银屑病（EPP）、银屑病性关节炎（PA）及Reiter综合征（RS）的iC3b、Bb水平尤高。其余患者C4及Bb片断的均值也比对照组高，但未见iC3b增高。这提示伴有EPP、PA、RS的银屑病只引起部分补体片断增高。患者血清补体成分及调节蛋白含量均正常或升高。而在EPP、PA和RS中升高则很显著。在过去的一些对银屑病的研究中常发现补体参与银屑病的发病，补体成分比其他公认的炎症介质更可能引起形成银屑病特有皮损的白细胞聚集，活化的补体很可能是局部应用高效激素皮损缓解后引起复发的因子，在银屑病皮损中发现备解素及B因子、血清补体活性增高，补体旁路的调控蛋白H和I水平增高。从而认为补体系统参与银屑病的炎症改变。

三、抗菌肽及酶类物质

抗菌肽是一类阳离子小分子肽，具有广谱非特异性杀菌作用，已在动物、植物、昆虫体内发现数百种。1997年Harder在银屑病皮损中成功提取出人β-防御素-2，使抗菌肽在银屑病发病中的作用得到重视。一项银屑病皮损与正常皮肤对照研究指出银屑病皮损处抗菌肽LL-37、hBD1-4、granulysin和psoriasin的mRNA表达均高于正常皮肤。在人体，抗菌肽作为天然免疫系统中的一员，可通过活化炎性细胞，诱导多种炎性细胞产生细胞因子等途径参与天然免疫，并可促进血管生成，调节转录，诱导细胞凋亡。深入探讨各种抗菌肽之间，抗菌肽与细胞因子、与炎性细胞及其他免疫成分之间的关系及相互作用方式，全面地了解抗菌肽在银屑病中的作用，有助于进一步揭示银屑病发病机制，为银屑病的治疗助力。

（一）抗菌肽LL-37

cathelicidin抗菌肽家族，其结构特点是N末端高度保守的cathelin区域信号肽以及C末端结构多变的阳离子抗菌肽。在人体，LL-37主要由中性粒细胞、巨噬细胞、肥大细胞、角质形成细胞、组织上皮细胞产生。近来研究证明，在银屑病发病机制中，LL-37还可调节细胞因子表达，趋化、活化炎性细胞，调节皮损局部血管形成，调节角质形成细胞凋亡，引起瘙痒等作用。

银屑病在发病过程中有树突状细胞、巨噬细胞、角质形成细胞等多种细胞参与。研究发现，LL-37可与这些炎性细胞相互作用。其中，树突状细胞DCs是体内已知具有最强抗原提呈作用的抗原提呈细胞之一。研究发现LL-37在银屑病皮损中的过度表达与皮损局部的DCs活化有关联。经典DCs的活化是由Toll样受体TLR介导的内吞作用所致。近来研究表明，在银屑病皮损中，TLR尤其是TLR-9表达水平的上升与LL-37显著相关。TLR-9阳性的细胞在银屑病皮损中极为多见。同样，LL-37可以诱导TLR-9在角质形成细胞中表达。在角质形成细胞培养过程中加入LL-37后可检测到TLR-9 mRNA大量表达，并且LL-37诱导TLR-9 mRNA表达呈剂量依赖性，在LL-37及TLR-9共同作用下，可以促进角质形成细胞大量释放炎症因子，这提示LL-37在银屑病皮损中大量表达与其发病机制关系密切。LL-37通过静电作用与自身DNA结合形成致密复合体后进入DCs细胞，活化DCs产生干扰素，从而避开由TLR介导的经典通路，同时打破了DCs对自体DNA的免疫耐受。

同样，在LL-37作用下，巨噬细胞经巨噬细胞集落刺激因子M-CSF处理后倾向分化为具有促炎性质的巨噬细胞，这种作用具有剂量和时间依赖性，推测这种过程在银屑病炎症性变化中极具意义。另外，有研究发现在不同的细胞及不同的刺激物的作用下，LL-37可分别诱导炎性细胞表现促炎或抗炎作用。例如，在幼稚树突状细胞培养中加人LL-37、IL-4及粒细胞巨噬细胞集落刺激因子GM-CSF，可以提高树突状细胞的胞吞活性，并可促进$CD4^{+}$辅助性T细胞活化；相反，在经过脂多糖LPS处理的单核巨噬细胞培养中，LL-37可抑制炎症因子白介素IL-6和IL-8的产生。另有研究发现肥大细胞可产生LL-37，产生的LL-37反过来趋化肥大细胞向皮损处聚集。因此，LL-37可以通过直接抗菌作用以及促进炎性细胞聚集两方面来参与银屑病天然免疫。

研究发现被LL-37预处理的角质形成细胞中，环氧合酶COX-2基因表达上调，COX-2基因可以抑制角质形成细胞凋亡发生。LL-37也可上调COX-2基因产物即前列腺素E2（PGE2）

表达，同时诱导凋亡抑制因子IAP-2表达，可能是COX-2/PGE2抑制角质形成细胞凋亡的作用通路。选择性使用COX-2抑制剂预处理角质形成细胞后发现，在降低IAP-2表达的同时，LL-37抗凋亡作用失效。这提示，在角质形成细胞中，LL-37的抗凋亡作用机制可能依赖于COX-2，同时有IAP-2的参与。推测，银屑病LL-37过度表达可能与角质形成细胞凋亡减少有关。

另有研究发现LL-37可诱导肥大细胞产生和释放一种新发现的致痒性细胞因子IL-31，LL-37也可诱导产生其他的致痒因子如IL-2、IL-4、IL-6、GM-CSF、PGE-2、神经生长因子和白三烯C4。

近来研究表明抗菌肽是一把双刃剑，它们在防御感染的同时也能扩大炎症反应并导致疾病加重，在银屑病患者皮损中大量的LL-37破坏了自身DNA的耐受性，LL-37与细胞外自身的DNA片段结合，使之进入树突状细胞，继而引发TLR9介导的IFN-α表达，并激活自身反应细胞Th1和Th17的升高，导致IFN-γ、IL-22和IL-17的产生，促发局部T细胞介导的病理性自身免疫反应，导致银屑病的进一步加重。

（二）人β-防御素（hBDs）

防御素是含29～34个氨基酸的短阳离子肽，在各种微生物的细胞膜上形成一个孔，造成细胞漏。它们也活化造成炎症的细胞，防御素由白细胞、上皮细胞和其他细胞产生，也存在于血浆和黏液，某些防御素还能阻断病毒的包膜与宿主细胞膜的融合。

hBDs家族，其中成员包括hBD-1、hBD-2、hBD-3和hBD-4，是一类分子质量为4～5ku的阳离子肽。近来研究发现，在8种位于人8p23.1的hBDs蛋白分子中，hBD-1蛋白及hBD-3蛋白在正常皮肤中持续低水平表达；hBD-1mRNA广泛表达，并且不受炎症反应调节；hBD-2在正常皮肤中缺如，但hBD-2在银屑病皮损中的表达远远高于其在其他组织中的表达；hBD-4在蛋白水平表达极少，但通过反转录PCR，已在皮肤中检测出mRNA。

在银屑病皮损中，hBDs可与多种细胞因子相互作用。其中，hBD-2的作用最为突出。研究发现hBD-2与趋化因子受体CCR6结合可诱导记忆T细胞或幼稚树突状细胞向皮损处聚集，并诱导角质形成细胞产生IL-6、CCL20、CXCL10、CCL15等产物促进炎症反应；反之，角质形成细胞产生IL-12、IL-23和IL-27可以与IL-1b协同增加hBD-2的产生。角质形成细胞产生的hBD-2活化转录因子NF-jB、STAT1及STAT3参与局部炎症反应，这个过程也需要IL-12和IL-27的参与。

（三）S-100蛋白家族

Psoriasin（S-100A7）是钙结合蛋白S-100家族成员之一，最初在银屑病皮损处的角质形成细胞中发现。S-100蛋白家族在人体细胞中参与多种生物活动。其中S-100A7、S-100A8和S-100A9在银屑病皮损中表达增加。在正常皮肤和银屑病皮损中，S-100A7及S-100A9表达与角质形成细胞分化有密切关系。psoriasin可以选择性趋化中性粒细胞和$CD4^{+}$T细胞。最近，有研究提出psoriasin通过活化信号转导分子p38-MAPK和ERK作用于中性粒细胞，产生多种炎症细胞因子，其中包括IL-6、IL-8/CXCL8、TNF-α、MIP-1α/CCL3、MIP-1b/CCL4及MIP-1α/CCL20。炎性细胞因子IL-22可以诱导S-100蛋白家族表达，另有证据证明IL-22与银屑病严重程度相关。另外，还发现psoriasin可作用于还原性烟酰腺嘌呤二核苷酸磷酸（NADPH）氧化酶，诱导中性粒细胞产生活性氧（ROS），参与机体炎症反应。

有研究者曾猜想psoriasin是否可以作为银屑病的标志物之一，但其研究结果证明psoriasin在银屑病皮损中表达过度，但血清中psoriasin水平在银屑病加重时反而降低，这种现象可能由于psoriasin特异性抗体的存在，因此psoriasin尚不足以成为银屑病的标志物

（四）Granulysin

granulysin是一种由人细胞毒T细胞和天然杀伤（NK）细胞分泌的抗菌蛋白，主要有15ku和9ku两种形式，属于SAPLIP蛋白家族的成员。granulysin通过与各种脂类如胆固醇和神经鞘脂类及带负电分子结合，破坏微生物细胞膜。granulysin还可破坏线粒体的跨膜电位，引起细胞色素C释放以及caspase3激活，诱导细胞凋

亡。granulysin同样具有趋化作用及促炎活性。近来，granulysin作为抗菌肽在银屑病的发病机制中所起的作用得到越来越多的重视。研究发现在银屑病皮损中存在大量的granulysin阳性T细胞，银屑病患者的皮损标本中granulysin的平均水平为（23907.8±10862.1）pg/L，而健康对照组为（12028.2±2928.9）。这一数据显示了granulysin在银屑病患者皮损中的水平显著高于健康对照组（P=0.001）。这些数据也提示granulysin在银屑病的发病中可能降低银屑病患者二次感染概率并参与炎症反应。

另外，在TLR4变异小鼠模型中发现，granulysin作用于TLR4，可调节抗原提呈细胞的募集与活化，granulysin对炎性细胞的趋化效应也需要TLR-4的参与。同时有研究发现granulysin可激活树突状细胞参与炎症反应。因此，granulysin作为一种内源性炎症信号分子是显而易见的。银屑病患者组织中存在大量的granulysin，近来相关研究证明granulysin可参与炎症反应，提示其可能参与银屑病发病过程。

四、固有免疫细胞病原相关的分子结构识别受体

天然（先天性）免疫不识别抗原，而是识别几组相关微生物的共有分子，而这些分子对于这些微生物的生存十分重要。美国免疫学家Janeway在1989年称这些独特的分子为病原相关分子模式（或叫“结构”）即PAMPs。PAMPs包括革兰阴性菌细胞壁的脂多糖（LPS），革兰阳性菌细胞壁的肽聚糖和脂质磷壁酸、甘露糖，细菌和病毒的未甲基化CpG DNA，细菌的鞭毛蛋白，细菌蛋白中的N甲酰甲硫氨酸，病毒的双链和单链RNA以及真菌细胞壁的葡聚糖。另外，应急、损伤、感染或转化的人体细胞上表达的独特分子也起PAMPs作用。

（一）内吞性结构识别受体

内吞性结构识别受体位于吞噬细胞表面，促进微生物附着于噬细胞。然后引导内吞和破坏。这类受体有：

1. 甘露糖受体：吞噬细胞表面的甘露糖受体与富含甘露糖的聚糖结合，含甘露糖或果糖的短链碳水化合物是微生物糖蛋白和糖脂均有的末端糖基，但在人少见。

2. 清道夫受体：吞噬细胞表面的去垢剂受体结合细菌细胞壁成分如LPS、肽聚糖和磷壁酸，也存在其他类型微生物的某些成分和应急、感染或损伤的细胞的成分的去垢剂受体，如肽聚糖识别蛋白。

肽聚糖识别蛋白（PGRP）是近年来鉴定出的另一类识别肽聚糖的病原模式识别受体，包括PGRP-1、PGRP-2、PGRP-3及PGRP-4。PGRP-1存在于中性粒细胞的颗粒中，参与内吞细菌的杀伤；PGRP-2是一种乙酰胞壁酰基-L-丙氨酸酰胺酶，由肝脏产生并分泌入血，它可以裂解肽聚糖链中的连接多肽；PGRP-3和PGRP-4由皮肤、肠道和扁桃体上皮细胞分泌，通过与肽聚糖相互作用对不属于正常菌群的数种G+非病原菌和病原菌发挥杀伤作用。尽管PGRP-2不见于正常皮肤，

但角质形成细胞在G+和G-菌或者细胞因子的诱导下，可分泌大量的该酶，并出现与之关联的分化标志的表达。PGRP-2可通过促进炎症部位Treg细胞的聚集，从而限制Th17细胞的过度活化，通过限制过度的炎症反应而保护皮肤。在小鼠PGRP-2基因的突变可导致酶活性的缺陷及炎症反应的升高，但相关突变迄今未见人类病例报道，这提示PGRP-2调控银屑病发病可能存在其他途径，因此亟须深入进行相关的临床研究。

3. 调理素受体：调理素是可溶性分子，它作为机体防御机制的一部分而产生，将微生物连接到吞噬细胞。调理素的一部分结合到微生物表面的PAMP，另一部分结合到吞噬细胞的特异受体上。

4. N-甲酰甲硫氨酸受体：N-甲酰甲硫氨酸是细菌蛋白里合成的第一个氨基酸。这种类型的氨基酸在哺乳动物蛋白中不常见到。FPR和FPRL1是嗜中性粒细胞和巨噬细胞上的N-甲酰受体。N-甲酰甲硫氨酸与其受体结合促进吞噬细胞的移动和趋化，也促进吞噬。细菌源性多肽，如N-甲酰化甲硫酰-亮氨酰-苯丙氨酰胺（f MLF）和一些宿主源性（如来源于肿瘤细胞或其他宿主细胞线粒体）的多肽，均能与FPR结合，在机体炎症反应和天然免疫进程中起重要作用。此外，甲酰肽可刺激外周血中单核细胞表达一系列细胞因子，如IL-1、IL-6和IL-8。通过细胞因子间连锁反应在免疫应答中传递信息，上调T细胞和抗原递呈功能，激活辅助性T细胞1和2（Th1、Th2），发挥抗细菌和抗病毒感染的免疫功能。

（二）细胞表面的信号传导结构识别受体

1. Toll样受体结构和功能

Toll样受体TLR能特异性地识别与病原相关的分子模式（PAMPs），所以在早期天然免疫应答的免疫识别以及炎症反应中起重要的作用。TLR主要在免疫细胞如单核细胞、树突状细胞（DC）以及淋巴细胞表达，但有些也在非免疫细胞如内皮细胞、上皮细胞以及角质细胞中表达。到目前为止，在TLRs中已发现TLR1～11，其中TLR1、TLR2、TLR4、TLR5和TLR6分布在细胞表面，而TLR3、TLR7、TLR8和TLR9则位于细胞内。目前TLR11仅在于鼠的基因表达，在人类该基因尚不表达。TLR在淋巴组织和非淋巴组织均有表达，但不同的TLR在不同的组织和细胞中的表达量亦不同。TLR1广泛分布于各类细胞，但主要分布于淋巴细胞；TLR2在单核细胞、中性粒细胞以及DC上大量表达；TLR3仅在DC上表达；TLR4主要在内皮细胞、巨噬细胞、中性粒细胞以及DC上表达；TLR5主要在巨噬细胞、DC上表达；TLR6、TLR8、TLR9主要分布于淋巴细胞；TLR10分布于成熟的B淋巴细胞。

不同的TLRs因其胞外区氨基酸组成有差异，因此各自有其特异的PAMP：TLR2识别谱较广，主要识别革兰染色阳性细菌成分，如肽聚糖、支原体和真菌的产物；TLR4主要识别革兰染色阴性细菌细胞壁的组成成分，即细菌性内毒素；

TLR3识别双链RNA（ds-RNA）；TLR5识别鞭毛蛋白；TLR9识别细菌CpGDNA；TLR11在肾脏组织中高表达。目前在10种人类Toll样受体中研究比较深入的主要是TLR4和TLR2。

TLR的激活开始于TLR与IL-1受体的相互作用，随后接头蛋白如髓样分化因子88（MyD88）结合到TLR区域（Toll/IL-1受体同源区），经过下游一系列磷酸化/去磷酸化激活事件，核因子NF-κB被激活，并结合到细胞核上，激活炎症因子和抗炎症因子基因转录。TLR的激活有助于宿主免疫反应的发生，引起免疫调节因子的转录，进而引起一系列的炎症反应和免疫损伤。TLR的激活还可促进宿主细胞对病原体的吞噬以及诱导宿主吞噬体的成熟。TLR的激活可促进抗微生物肽的释放和获得性免疫反应的发生。促进获得性免疫反应的一种途径是增加DC上共刺激分子如CD80、CD86的表达，使之更好地活化T淋巴细胞；另一途径是通过影响细胞因子的产生和释放。TLR的激活还可能引起细胞凋亡。

2. Toll样受体与银屑病的关系

近年来，Toll样受体2、4在银屑病中的作用引起国内外有关专家的广泛关注。和正常皮肤相比，银屑病皮损的上层TLR2表达上调，而基底层细胞TLR5表达下降。Rifkin等报道TLR4活化后通过影响朗格汉斯等抗原递呈细胞参与银屑病的发病过程。Baker等研究发现TLR2在正常皮肤表皮基底细胞高度表达，而在银屑病病人皮损处表皮基底细胞中度表达，在表皮上部高度表达。齐焕英等研究表明TLR2在正常人表皮基底层和棘层有弱表达，而TLR4则无表达。说明在银屑病发病中与TLR4有关的感染因素不可忽视，也提示TLR4与银屑病的关系更密切。已有研究表明，银屑病皮损中细菌、真菌等的定植明显高于正常皮肤，因此，TLR2在表皮上层表达上调可能是角蛋白对病原微生物存在的反应。

崔艳霞等采用高敏感性的RT-PCR方法对银屑病病人外周血单个核细胞TLR2mRNA表达进行研究，结果显示，银屑病组TLR2 mRNA表达显著高于正常对照组，差异有显著性，提示银屑病的发生、发展过程中也存在外周血单个核细胞TLR2基因表达上调。而郑捷等研究银屑病病人外周血单核细胞中TLR2、TLR4、TLR9，结果表明TLR2、TLR4与正常人之间无明显差异，而观察到与感染相关的TLR9在寻常型银屑病中有较高的表达水平，提示CpGDNA可能在感染诱发银屑病的过程中起作用。

（三）胞浆内信号传导结构识别受体

1. NOD样受体的结构与功能

NOD样受体（NLRs）是一类含有核苷酸结合寡聚域（NOD）的蛋白质家族，广泛存在于人类的细胞胞浆内。NOD蛋白与植物抗病蛋白结构和功能有高度同源性，R蛋白能识别病原体的不同结构，激发植物抗病原体的防御反应，最终导致细胞死亡。在人类中，NLRs家族由22种胞内模式识别分子组成，分布于多种组织细胞，包括单核细胞、巨噬细胞、T细胞、B细胞、小肠的树突样细胞和潘氏细胞。最近人类NLRs被分为以下5类：（1）NLRA，包括CIITA，含有酸性结构域；（2）NLRB，包括NAIP，在N端含有3个杆状病毒抑制重复结构域（BIR）；（3）NLRC，包括NOD1、NOD2、NLRC3～NLRC5，含有CARD结构域；（4）NLRP，包括NLRP1～LRP14，含有pyrin结构域，其中NLRP1分子LRR结构域的C端比其他NLRP成员多出1个FIIND和1个CARD结构域，而NLRP10缺少一个LRR结构域；（5）NLRX，与其他NLRs亚族成员的N末端没有很强同源性的NLR家族。NOD1和NOD2通过CARD-CARD募集含丝氨酸-苏氨酸激酶的RIP2激活NF-κB和促分裂素原活化蛋白激酶（MAPK）信号途径。而包含PYD的NLRP蛋白与ASC（CARD）结合引起caspase-1的激活，引起炎症反应。

2. NOD2在皮肤中的表达及其意义

NOD2在人体单核/巨噬细胞、肠上皮细胞、皮肤角质层细胞中都有表达，激活后通过介导抗菌肽等生成和释放一系列炎性细胞因子维护皮肤角质形成细胞及其他上皮细胞的正常免疫防御功能，它的缺陷会破坏皮肤的屏障功能导致炎性疾病的发生。Hruz等观察到NOD2缺陷的小鼠在感染金黄色葡萄球菌后，表现出了延迟的免疫反应，清除细菌的能力也降低，表明NOD2可通过α毒素介导的免疫途径在皮肤抵御金黄色葡萄球菌感染中发挥重要作用。NOD2基因的突变可能直接导致相关疾病的发生，也可能参与并影响疾病的发展过程，甚至还可能是疾病治疗的靶点。

胞内模式识别受体NOD2是新发现的一类参与天然免疫的胞质蛋白质家族——核苷酸结合寡聚域样受体中的重要蛋白受体，通过识别病原菌的模式抗原分子激活NF-κB等核转录因子，释放炎性因子和抗菌肽等，在宿主抵御病原体感染的天然免疫中发挥重要作用。研究发现NOD2不仅在介导皮肤天然免疫中起重要作用，而且其基因突变与多种皮肤病相关，如早发性结节病、Blau综合征和麻风等。

NOD2是NOD家族20多个成员中被研究较多者之一，作为细胞内重要的模式识别受体，可以特异性地识别病原微生物的抗原分子，激活NF-κB等核转录因子，介导抗菌肽如β防御素2和一系列炎症因子如肿瘤坏死因子-α（TNF-α）等的生成，加强宿主的防御功能，在介导天然免疫中起重要作用，是连接天然免疫和获得性免疫的桥梁。随着研究的不断深入，发现其与多种皮肤病如早发性结节病、Blau综合征、麻风等疾病的发生发展密切相关。因此，通过对NOD2与这些相关皮肤病具体关系的研究，可以对这些皮肤病的发病机制做进一步的阐明，有助于提出新的治疗方法。

3. NOD样受体与银屑病

银屑病是一种常见的慢性的Th1/Th17混合途径的免疫性疾病，易复发。关节病型（PsA）是一种与银屑病相关的炎性关节炎。它们的发病是否和NOD2基因有关一直存在争议。Zhu等对9项已公开发表的研究进行了meta分析，没有找到NOD2基因突变与银屑病或PsA发病相关的证据，提出NOD2可能不是银屑病和PsA的易感基因之一。银屑病和PsA的遗传学研究发现人白细胞抗原HLA-C区的IL12B、TRAF3IP2、FBXL19和HLA-B27、IL-13与PsA发病密切相关，IL-23A、IC13、REL、TNIP1与银屑病及PsA发病相关。因此，银屑病和PsA与NOD2基因之间的关系还有待进一步的研究、探讨和证实。

第二节　适应性免疫

适应性免疫又叫获得性免疫、特异性免疫，是一种抗原特异的防御机制。当宿主暴露于某种特异抗原后，宿主需要花几天时间才能对这种特异抗原发生反应并消除之，是一种在后天生活中建立起来的具有保护作用的免疫。

一、抗原提呈细胞

银屑病现被认为是多基因遗传背景下T细胞异常表达的免疫性疾病，而T细胞活化，是银屑病细胞免疫发病的重要环节。T细胞在体内活化主要依赖抗原提呈细胞的调节，而LC、DDC、巨噬细胞均为专职的抗原提呈细胞，具有活化T细胞的功能。

（一）朗格汉斯细胞（LC）

1. LC的来源及特点

LC是存在于表皮、支气管及黏膜部位的树突状细胞，在机体的防御机制中发挥着重要作用。细胞形态似神经细胞，具树突样外观，胞体大，树枝状突起多而长，在表皮借突起互相靠近或接触，形成一个网络，有效地捕捉抗原分子。当受到抗原刺激时，LC迁移至淋巴结的T淋巴细胞区，激活幼稚的T细胞，从而引起免疫反应。目前比较一致的看法是LC来源于骨髓多能造血干细胞，它是树突状细胞分化发育过程中的一个亚群，属未成熟树突状细胞，在摄取并加工处理抗原后向T淋巴细胞区迁移时逐渐分化为成熟的树突状细胞。朗格汉斯细胞是一个移动性的细胞群体，更替周期短。在表皮的定居只是其生活周期中的一部分。它源于骨髓的前体细胞，属于单核巨噬细胞家族，为抗原递呈细胞，通过血液循环定居到表皮，位于表皮的颗粒层至基底层。当LC接受抗原刺激后，离开皮肤的表皮，进入真皮，再到引流淋巴结。在淋巴结内触发T淋巴细胞反应，同时也触发自身死亡的过程：表皮朗格汉斯细胞和真皮的树突状细胞在生理状况下，通过自身繁殖保特数目的稳定。在炎症时，通过血液循环里的前体细胞来补充。

LC与其他亚群树突状细胞有许多共同点，但也有其本身的特征。其最突出的特点是含有朗格汉斯颗粒或称Birbeck颗粒，它在超微结构水平是呈杆状或球拍状的细胞器，这是LC的标志性鉴别结构。此细胞器含有LC特异性颗粒抗原（Lag），可采用单克隆抗体通过免疫组化法或流式细胞仪鉴别。LC还存在一些有助于将其与其他树突状细胞亚群区分开的特征，如表达的皮肤归巢抗原、共表达FcqR Ⅱ（CD32）和E-钙粘着蛋白分子、高表达CD1a分子等。

2. LC的抗原提呈作用及机制

朗格汉斯细胞本身表达高水平的MHC-Ⅱ类分子，在皮肤内捕捉、加工抗原，然后迁移到局部淋巴结，在淋巴结将肽类抗原递呈给T淋巴细胞。在这个过程中。LC细胞首先将加工后的抗原决定簇再表达于LC细胞表面。在LC细胞表面，抗原决定簇与MHC-Ⅱ类分子结合形成复合物。携带抗原的LC细胞经历某种表型改变后，迁移到真皮，然后经淋巴管游到局部淋巴结。在淋巴结内，LC细胞分化成树突状细胞，将抗原逐呈给原始T淋巴细胞，诱导特异的T淋巴细胞克隆增殖，增殖的克隆T细胞再通过血液循环归巢到抗原刺激部位。当抗原持续存在或再次接触这种抗原时，表皮内的LC摄取抗原，然后迁移到真皮。在真皮内携带抗原的LC细胞将抗原递呈给对该抗原特异的记忆型T淋巴细胞和效应T细胞。抗原特异T细胞不仅增殖，而且还产生许多炎症前细胞因子，由此产生皮肤炎症。T细胞产生的细胞因子反过来活化角质形成细胞，从而使角质形成细胞产生更多细胞因子，炎症最终消除掉抗原。消除抗原的机制是杀死活的微生物，水肿液冲走抗原或通过活化的巨噬细胞、中性粒细胞及其他吞噬细胞的吞噬作用来消除抗原。

3. 银屑病患者表皮LC的特点

有学者发现银屑病患者的KC能高表达单核细胞趋化因子-1，Nakamura等通过动物实验证实，单核细胞趋化因子-1能够将LC趋化至皮肤，但作者未提及银屑病患者皮损区LC的数量是否增多。Zemelman等的研究发现银屑病患者皮损区LC的数量明显较非皮损区减少。对LC表型的研究也表明，银屑病患者表皮LC的表型表现出其被活化的特点，如Ohki等发现寻常型银屑病表皮LC表达CD86明显增强，而在正常人表皮LC中未检测到该分子的表达。Ross等在实验中发现银屑病患者LC上选择素配体的表达增强，并伴随E-选择素在皮肤内皮上的表达也增强。而E-选择素与配体之间的相互作用在LC迁移进出皮肤中起着重要作用。唐玲等认为银屑病角质形成细胞趋化了更多数量单核细胞至皮损局部，但银屑病角质形成细胞表达的其他一些因子也促使了单核细胞衍生的LC的活化，活化的LC会迁移至淋巴结或活化后凋亡，又导致其数量减少。因此，银屑病皮损处LC的数量处于一个动态变化的状态中，仅通过免疫组化等手段很难观察到这一动态变化。此外，由于银屑病皮损局部角质形成细胞能趋化较多的中性粒细胞及T细胞，这就解释了银屑病又是一种炎症性皮肤疾病的原因。同时，银屑病皮损局部角质形成细胞高表达IL-8受体CXCRZ（一种促使角质形成细胞高度增殖的受体），这从另一角度解释了银屑病角质形成细胞高度增殖的原因。

（二）树突状细胞（DC）

1. DC的概述

树突状细胞（DC）是由美国学者Steinman和Cohn等于1973年从小鼠脾组织中分离发现的，因其形状具有树突样或伪足样突起而得名。DC是现在已知功能最强的抗原提呈细胞，它来源于骨髓造血干细胞，以未成熟的形式存在于循环中并广泛分布在外周组织。未成熟的DC主要具有抗原识别、摄取及处理的功能，而成熟DC则主要具有抗原提呈及细胞因子分泌功能。DC细胞与多种慢性炎症疾病如类风湿性关节炎、多发性硬化病、系统性红斑狼疮及银屑病等有关。

（1）DC的来源及各亚型的特征

DC来源于骨髓造血干细胞，发育为DC前体细胞后，随血液分布于非淋巴组织及器官中，然后发育为非成熟DC。在炎症介质或抗原的刺激下，非成熟DC发育为成熟DC并随淋巴管迁移到淋巴结中，随之分泌多种细胞因子和趋化因子，激活T细胞产生免疫应答。

在外周组织中则存在如下几种DC细胞：朗格汉斯细胞（LC），主要分布于表皮及阴道和口腔黏膜，CD11c+/CD11b+黏膜下层DC分布于黏膜上皮下，CD11b+ 和CD11c+ 真皮DC分布在皮肤基底层下，其中LC有特征性Birbeck颗粒并表达多种细胞表面分子如CD1a、CD205 等。传统观点认为LC是识别并摄取抗原，刺激T细胞活化的主要细胞，现在有人认为最主要的抗原提呈细胞可能是CD11c+/CD11b+黏膜下DC，而不是LC。CD11b+真皮DC与CD11c+/CD11b+黏膜下层DC的功能相似，CD11c+真皮DC在真皮中起了抗原监视的作用，当它成熟后可以刺激T细胞的活化。

外周血和组织中的非成熟DC受到刺激并迁移至二级淋巴组织中成为成熟DC，在这个过程中DC经历了一系列复杂的改变：共同刺激分子（CD40、CD80、CD86）及黏附分子（VLA-4和ICAM-1）的表达增强，开始表达DC成熟标志物CD83及树突细胞-溶酶体联合膜蛋白（DC-LAMP），表面MHC分子的表达上调，而胞吞相关受体和促炎症反应趋化因子受体的表达则下调。

DC的成熟受多种因素影响，如NK细胞、TLR配体、热休克蛋白（HSP）、细胞因子及趋化因子的分泌等。在银屑病受损皮肤中特殊的抗原启动了DC成熟的瀑布样级联反应并随即影响T细胞的活化及向炎症组织的聚集。Toll样受体作为联结固有免疫和获得性免疫之间重要的成分在许多细胞中都有表达，不同亚型的DC表达不同的Toll样受体，在DC的成熟过程及T细胞的活化过程中发挥了关键作用。在自身免疫性疾病中，Toll样受体相关通路激活了NF-kB的表达及最终生成促炎症细胞因子导致炎症的发生。

研究发现，在银屑病皮损的表皮和真皮中一种特殊类型的CD11c+真皮DC显著增多，这种细胞表达DC成熟标志CD83、诱生型一氧化氮合酶（iNOS）及高浓度的TNF-α。还有一种类型的DC被称作“产生干扰素的杀伤性树突状细胞（IK-DC）”，它兼有NK细胞和活化DC的特征，具有提呈处理抗原、刺激T细胞活化和细胞因子分泌及抗肿瘤等作用。

（2）DC的免疫学作用

现代研究发现，银屑病的发病机制与树突状细胞（DC）、T细胞及多种细胞因子有密切的关系。DC能产生多种细胞因子并提呈抗原给T细胞，从而使T细胞发生活化并分泌肿瘤坏死因子-α（TNF-α）、干扰素（IFN）等多种细胞因子。TNF-α、IFN-β共同作用，造成角质形成细胞（KC）的生长和分化异常，并使之产生一系列细胞因子，反过来促进DC细胞的成熟。此外，TNF-α、IFN-β还导致皮肤组织黏附分子高表达，进而诱导白细胞往皮肤炎症区域趋化、聚集。DC、T细胞、KC三者之间相互作用的恶性循环导致皮肤慢性炎症环境的产生，而树突状细胞的异常则是这个循环的起始和关键因素之一。

未成熟DC在外周组织中识别抗原并通过受体介导的细胞内吞作用或吞噬作用摄取入细胞内，然后抗原被分解为多肽并与MHC-Ⅱ结合。当DC开始成熟时，MHC多肽复合物就被转运到膜表面以利于将抗原提呈给T细胞。MHC-Ⅱ只在DC、吞噬细胞及活化的T和B细胞中表达，被认为是参与外源性抗原提呈的重要分子。相对而言，MHC-Ⅰ存在于所有有核细胞中，主要参与内源性抗原的提呈。MHC-Ⅱ分子将抗原提呈给CD4+T细胞，而MHC-Ⅰ则提呈给CD8+T细胞。

在抗原摄取和处理后，DC将迁移到二级淋巴组织中把抗原提呈给T细胞。DC的迁移是通过一系列复杂的因素相互协作完成的，这些因素包括促炎症因子、细胞因子受体、趋化因子受体、白三烯、细胞黏附分子等。当DC到达T细胞区域时，DC与T细胞通过多种途径相互作用：T细胞受体与DC表面MHC多肽复合物相互作用，成熟DC表达共同刺激分子CD80、CD86，DC通过CD1介导的通路将非多肽的脂质抗原提呈给T细胞。HSP及其相应受体影响DC对T细胞的活化，某些种类的HSP能够上调DC共同刺激分子的表达并刺激DC产生IL-12以促进辅助T细胞的增生。DC还具有生成细胞毒性T淋巴细胞（CTL）及提呈交叉抗原给CD8+CTL的功能，通过这个机制，DC提呈外源性抗原并活化CTL，而内源性抗原则可能导致CTL反应的减弱。因此，如果未成熟DC缺乏外源性抗原足够的刺激，就不能够刺激CTL使之活化并介导慢性炎症反应的发生，这可能就是链球菌的感染会导致银屑病发病的原因。

2. DC在银屑病中的作用机制

（1）外周血及表皮DC在银屑病中的数量增多、功能增强

目前研究与银屑病有关的DC主要分布在外周血及皮肤处。寻常型银屑病患者外周血DC的抗原提呈能力和激活T淋巴细胞的功能增强，而且促进Th0向Th1分化的能力增强。在表皮的树突状细胞主要是朗格汉斯细胞（LC），银屑病患者皮损区LC的数量较非皮损区明显增多，且吞噬能力显著高于正常对照组，皮损区LC的CD1a及HLA-DR表达明显多于健康皮肤，治疗后随着临床症状的改善，组织病理的好转，CD1a、HLA-DR表达亦减少。

（2）DC与T细胞之间的关系在银屑病中的作用

DC可以激活初始T细胞（Tn），使其进一步分化成Th1细胞、Th2细胞、Th17细胞或调节性T细胞（Treg）等。其中，Th1、Th2之间的平衡在免疫应答中起重要作用。正常机体的Th1、Th2型细胞因子处于动态平衡，当这个平衡失调并向Th1或Th2转化时，称为Th1、Th2的偏移，与银屑病等许多疾病的发生、发展、治疗和转归有密切的关系。研究表明，DC是维持这一平衡的关键因素。

DCs和T细胞之间的相互作用及相应的下游反应在银屑病皮损形成中起到非常关键的作用。银屑病患者的皮损处存在大量的pDCs、成熟DC及CD11C+DCs。pDCs的数量在银屑病患者的正常皮肤中也有所增加，并与皮损发展密切相关。大量成熟的DC直接激活T细胞，产生TNF-γ，使角质形成细胞产生IL-8和中性粒细胞趋化因子，中性粒细胞和CD8+Tc1细胞运动到表皮，促使活化的T细胞和DC产生IFN-γ，导致角质形成细胞的增生反应，释放额外的促炎性因子。这一系列的结果增加了角质形成细胞的分化和不正常成熟，显示为表皮突的延伸、颗粒层的受损和角化不全，是银屑病的标志。总之，一旦T细胞和DC被激活，将产生许多细胞因子、化学增活素及生长因子，构成“细胞因子风暴”，一场恶性循环在附近的角质形成细胞、内皮细胞、中性粒细胞和免疫细胞中发生，他们共同导致银屑病的红斑，巨噬细胞也在局部出现，可扩大局部的炎性反应或局部的免疫反应，使银屑病加重。

（3）DC分泌的细胞因子在银屑病中的作用

目前明确由DCs所分泌的，与银屑病相关的细胞因子包括TNF-α、IFN-γ、IL-12、IL-23和IL-15。其中研究较多的是IL-12及IL-23，它们是T辅助细胞的始动者，能引发炎性反应。

银屑病患者血清中IL-12水平与正常人相比明显高，提示IL-12在寻常银屑病发病中也发挥重要的作用。IL-12是Th0向Th1分化的重要细胞因子，它可增强细胞免疫应答，如促进细胞毒性淋巴细胞的细胞毒性作用和增强自然杀伤细胞的杀伤作用，并诱导其分泌IFN-γ。

银屑病患者皮损区角质形成细胞和真皮中有IL-23 mRNA的表达，其表达高于患者非皮损区皮肤及正常人皮肤，银屑病皮损区中的P19 mRNA是非皮损区的22.3倍，P40 mRNA是非皮损区的11.6倍，表达P19 mRNA的细胞也表达单核细胞和成熟树突状细胞的表型，体外培养见刺激单核细胞和单核细胞来源的DC可上调其P19mRNA和P40mRNA的表达。

IL-23还能活化T辅助细胞，从而释放IL-17和IL-22。这些细胞因子导致表皮的炎性反应和真皮银屑病样皮损的形成。Th17细胞被异常活化，并释放大量细胞因子，作用于角质形成细胞及其他亚型Th细胞，使其增生，分泌炎性因子，同时表达某些趋化因子。这些细胞因子相互作用形成持久性炎性反应，最终演变为皮肤的慢性炎性损害。

此外，IFN-α存在于银屑病皮损中，能促进T细胞增殖并激活T细胞，且与皮损形成相关，IL-15作为一个促炎因子可以促使T细胞增殖以及皮肤增生。

二、T淋巴细胞

多年来一直认为特征性的表皮过度增殖是银屑病的最初改变，所以从Kc的内在异常进行了广泛研究，近年的研究倾向为以表皮过度增殖及表皮通过时间缩短为特征的表皮动力学紊乱是银屑病的一个继发改变，居于次要地位。日益增多的证据表明，免疫学异常在银屑病发病中居于主导地位，目前认为银屑病是在一定遗传背景下免疫细胞介导的免疫紊乱性的炎症性皮肤病，免疫细胞虽然可能涉及多种细胞，但其核心则是T细胞。

（一）T细胞介导的免疫紊乱是银屑病发病的核心

1.临床治疗中抑制或阻断T细胞活性的药物疗效显著

银屑病早期病理表现之一是皮损中T细胞的浸润，研究表明治疗效应的发挥与皮肤中活性T细胞的凋亡及衰竭密切相关，并且，活性T细胞的清除总是先于临床症状的改善。临床应用IL-2白喉毒素融合蛋白、环孢素A等特异性地阻断或非特异性抑制T细胞的活化，可有效治疗银屑病。一系列免疫靶向药物的临床应用，以及皮肤活检在免疫细胞亚群及信号传导通路研究中的应用，上述假说得以部分证实。例如，应用CTLA-4-Ig封闭B7，活化T细胞所需第2信号因而被阻断，这同样能改善银屑病的症状，同时病灶局部的DC细胞和T细胞减少。因此，除T细胞清除外，特异性T细胞拮抗剂在原发阶段同样能限制病变。类似的，LFA-3-Ig封闭CD2介导的T细胞活化，通过诱导T细胞和DC细胞减少，显著减少银屑病的皮损。该制剂还能够清除外周循环中的TEM，这为寻常型银屑病是由活化T细胞浸润皮肤引起的提供了补充证据。

2. 应用T细胞可从动物体内不同程度模拟银屑病的改变

T淋巴细胞是银屑病免疫发病机制的核心，其最直接的证据来自于动物模型。应用人皮肤-SCID鼠嵌合体模型，将皮损或外周血来源的T细胞进行移植物皮下注射，移植于SCID鼠的银屑病未受累皮肤或正常人皮肤甚至周边的小鼠皮肤均可成功地诱导出银屑病的改变。Cihar等将银屑病皮损移植于SCID鼠，若干天后，皮内注射了自身皮损来源T细胞，银屑病特征（表皮增厚及HLA-DR、ICAM-1表达等）得以维持，而未经注射者却向正常转化。表明T细胞在银屑病皮损的启动及维持过程中发挥着极其重要的作用。

3. T细胞可介导表皮细胞过度增殖

体外研究表明，银屑病T细胞可以通过多种途径诱导表皮细胞多种活性改变，如银屑病T细胞或其培养上清液可促进表皮细胞增殖。据此有学者认为，银屑病患者T细胞是表皮过度增殖的介体。

（二）T细胞亚群及功能

T细胞，介导细胞免疫，T细胞抗原识别受体（TCR）是其表面标志。按照TCR的构成，将T细胞分为αβ和γδ两大类，前者TCR可重排，多态性高，介导适应性免疫应答；后者TCR多态性低，可具有抗原提呈功能，参与固有免疫，数量很少，主要在肠腔和黏膜。T细胞是适应性免疫的主要免疫活性细胞，但在黏膜存在着类似于辅助性T细胞的固有淋巴细胞，主要发挥固有免疫作用。

T细胞的亚群或者分化状态由其表面标志和/或者效应分子来划分。通过分泌细胞因子或细胞接触依赖的机制，T细胞在免疫应答中扮演重要角色。尽管已经确定了很多亚群，但实际上，分化成熟的效应性T细胞的表型仍然不见得固定，还可具有一定的细胞可塑性。T细胞的可塑性非常重要，为了适应不同微环境下的免疫应答，也为了防御定植在不同组织中的病原。T细胞还可以具有混合表型，尽管活化可使其表型长期固定，但仍然能够在混合的表型间转换，因此就可联系于不止一个亚群。

1. 辅助性T细胞（Th、CD4+）

在免疫应答中，Th细胞辅助其他白细胞，包括B细胞成熟为浆细胞和记忆性B细胞，活化Tc和巨噬细胞。它们表达CD4分子，属于CD4+T细胞。APC细胞通过MHC-II类分子提呈抗原，从而激活Th细胞；激活后分泌特征性细胞因子，从而可分为Th1、Th2、Th3、Th17、Th9、Th22和TFH等亚群。

（1）Th1表面标志：αβTCR、CD3、CD4、IL-12R、IFN-γR、CXCR3。主要效应分子：IFN-γ、IL-2等。功能：促进抗胞内病原的保护性免疫。通过分泌IFN-γ诱导巨噬细胞的活化和上调，以杀伤利什曼原虫、李斯特菌和分枝杆菌等胞内病原。它们的发育由IL-12调节。

（2）Th2表面标志：αβTCR、CD3、CD4、IL-4R、IL-33R、CCR4、IL-17RB等。效应分子：IL-4、IL-5、IL-13、IL-10。功能：促进体液免疫和抗胞外寄生物免疫。但同时它们也有介导哮喘等过敏反应的潜能。它们的发育和维持由IL-4、IL-25和IL-33调节。

（3）Th9表面标志：αβTCR、CD3、CD4。效应分子：IL-9、IL-10。功能：抗胞外寄生物，尤其是线虫。尽管能产生IL-10这样的抗炎因子，它却也可以促进过敏性炎症。这个亚群最近才被确认，在其他炎症性疾病中的作用尚待阐明。

（4）Th17表面标志：αβTCR、CD3、CD4、IL-23R、CCR6、IL-1R、CD161（仅见于人）。效应分子：IL-17A、IL-17F、IL-21、IL-22、CCL20。功能：主要在黏膜促进抗胞外菌及真菌的保护性免疫，也促进自身免疫性和炎症性疾病。在TGF-β和IL-6和/或IL-21存在时产生，由IL-23和IL-1维持。Th17细胞还分泌IL-26。

（5）Th22表面标志：αβTCR、CD3、CD4、CCR10。效应分子：IL-22。功能：是在炎症性皮肤病中鉴定出来的，因为最近才被鉴定，功能尚待研究，是否是独立的亚群，也还有争议。

2.细胞毒性T细胞（Tc、CD8+）

Tc（杀伤性/细胞毒性T细胞）介导抗病毒、肿瘤及移植物排斥反应，属于CD8+亚群。Tc细胞识别MHC-Ⅰ类分子提呈的靶抗原，而MHC-Ⅰ类分子表达在所有有核细胞表面。根据分泌的主要细胞因子，Tc又被分为Tc1（IFN-γ）、Tc2（IL-4）和Tc17（IL-17）。

表面标志：αβTCR、CD3、CD8。

效应分子：穿孔素、颗粒酶、IFN-γ、IL-4及IL-17。

功能：细胞毒性，杀伤感染和转化细胞，从而发挥抗病毒及抗肿瘤作用。穿孔素和颗粒酶具有直接杀伤作用，诱导靶细胞的凋亡。

其他特征：在人主要是CD45RO+；一些终极分化的Tc还可以表达CD45RA。

3.调节性T细胞

Treg细胞通过IL-10、前列腺素及其他效应分子抑制Tc细胞的活化，使之处于“无能”状态，避免引起自身免疫性疾病。Treg是维持免疫自稳的关键因子。它的主要作用是避免细胞免疫走进“死胡同”以及抑制逃脱胸腺阴性选择的自身反应性T细胞。因其具有调节功能，抑制性T细胞和Th细胞一起被称作调节性T细胞。Treg细胞有两个主要的亚群：FOXP3+、FOXP3－。Treg既可在胸腺中成熟而来（胸腺Treg或nTreg），也可在外周诱导出，称为外周源性的Treg（适应性或诱导性iTreg）。这两个亚群都需要转录因子FOXP3的表达，FOXP3因而成为Treg的标志分子。

FOXP3调节细胞包括Tr1和Th3，它们是诱导性调节T细胞，具有抑制活性；Tr1可分泌IL-10，而Th3可分泌TGF-b。Treg17也归入此类。

nTreg表面标志：αβTCR、CD3、CD4、CD25、CTLA4、GITR。效应分子：IL-10、TGF-β、IL-35。功能：通过接触依赖或非依赖机制介导免疫抑制和耐受。

iTreg表面标志：αβTCR、CD3、CD4、CD25、CTLA4、GITR。效应分子：IL-10、TGF-β。功能：通过接触依赖或非依赖机制促进免疫抑制和耐受。

Tr1 cell表面标志：αβTCR、CD3、CD4。效应分子：IL-10。功能：由IL-10介导的免疫抑制。由新生T细胞在维生素D3和地塞米松这样的免疫抑制剂存在时产生。

4. 记忆性T细胞

Tm（记忆性T细胞）是在免疫应答后长期存在的抗原特异性长寿T细胞，当同源抗原再次提呈后，它们迅速扩增成效应性T细胞，凭此“记忆”对再感染进行免疫，应答强度高。既有CD8+的，也有CD4+的Tm细胞，它们的表面标志是CD45RO。Tm可分为循环性和定居性（TRM）两类，前者包括中枢性（TCM）和效应性（TEM和TEMRA），来自于干细胞记忆性T细胞（TSCM）。Tm具有抗菌、抗病毒及抗肿瘤的记忆能力。

5. NKT（Natural killer Tcell）

NKT是连接适应免疫和固有免疫的桥梁。跟传统T细胞不同，它并不识别MHC分子提呈的多肽抗原，而是识别由CD1d提呈的糖脂抗原，即活化具CD1限制性。当激活后，通过分泌细胞因子和细胞毒素，它发挥Th样和Tc样的作用，还能识别和清除某些肿瘤细胞和被疱疹病毒感染的细胞。

表面标志：NK1.1、SLAMF1、SLAMF6、TGF-βR、Vα14、Jα18（人）。

效应分子：IL-4、IFN-γ、IL-17A。

功能：既是前炎症细胞，又具有抗炎功能。在肿瘤、自身免疫、过敏、感染及移植物抗宿主反应时，调节免疫应答。

6. γδT

γδT细胞很少（约占总数的2%），它们主要分布在肠黏膜，组织学上属于上皮间淋巴细胞。不像其他T细胞，它们的TCR不是由α和β而是由γ和δ这两条链构成。哪些抗原能够激活这种细胞，迄今对此仍然所知甚少，但已知其识别抗原不具MHC限制性；在不具MHC限制性的抗原识别中，γδT细胞识别全蛋白，而αβT细胞仍然识别Sag的多肽表位。γδ9/γδ2 T细胞是人外周血中γδT细胞的主体，能特异和迅速地识别非肽类的磷酸化类异戊二烯前体，实际上所有活细胞都产生该类抗原。

表面标志：γδTCR、CD3。

效应分子：IFN-γ、IL-17A、IL-17F、IL-22。

功能：上皮表面存在较丰富，具有前炎症和抗炎功能，这依赖于γδ TCR和所处环境及状态。同时具有固有和适应性免疫特征。

其他特征：产生IFNγ和IL-17A的γδT细胞有明显区别，它们分别表达CD27和CCR6。通过表达TLRs进行固有免疫识别。

（三）T细胞活化与炎症反应

T细胞参与银屑病的发病，大致经历以下几个阶段：T细胞的活化、活化T细胞向皮肤迁移、活化后T细胞促进炎症反应。

1. T细胞的活化

T细胞活化方式主要有抗原依赖和非依赖两种类型。

抗原依赖型主要机制为特定抗原经抗原递呈细胞（APC）处理转化成抗原多肽，结合到主要组织相容性复合物（MHC）分子上，随树突状细胞迁入邻近的淋巴结，并递呈至初始T细胞，在辅助刺激信号存在的条件下，T细胞经抗原刺激而活化。

非抗原依赖方式的活化同样是银屑病发病过程中T细胞活化方式之一。有研究显示，有适当的细胞因子环境存在时，原本处于静止的记忆细胞可进行非抗原特异的活化及增殖，并完成其生物学效应。

因此，在特定的情形之下，角质形成细胞同肥大细胞、真皮树突状细胞、朗格汉斯细胞等通过旁分泌与自分泌的方式产生细胞因子和黏附因子等，从而影响T细胞的活化进程。在一定的条件下，角质形成细胞还能作为APC，表达MHC-Ⅱ类抗原与B7，提供T细胞活化所需的共刺激信号，同样是T细胞局部活化的重要内在机制。

2. T细胞活化信号

T细胞的活化需要有两个信号刺激，初始T细胞表面的T细胞受体TCR与APC表面的抗原-MHC分子复合物特异性结合，称之为抗原识别，此为T细胞活化的第一步。T细胞活化的第二信号是T细胞表面分子CD28或细胞毒性T淋巴细胞相关抗原4（CTLA-4）与APC表面B7分子相互作用产生的协同刺激信号，为抗原非特异性的。

近年来的各项研究提示T细胞在进入皮损前已经活化。银屑病患者外周血T细胞生物活性已存在异常，表现为对IL-8的趋化性降低，血清中肿瘤坏死因子-α、可溶性肿瘤坏死因子受体、IL-6、IL-8、可溶性细胞间黏附分子-1的高水平表达，细胞毒性T细胞的效应穿孔素产生增强，血清腺苷脱氨酶浓度增高，外周血单个核细胞中已发现Th1优势的细胞因子模式（以IFN-γ高水平为特征）等。另外受皮损处局部微环境的调节作用，归巢后的T细胞会进一步活化。

3. 活化T细胞向皮肤迁移

循环中的记忆T淋巴细胞向皮肤迁移的过程被称作为T细胞的皮肤归巢。介导淋巴细胞特异性归巢的表面黏附分子称为淋巴细胞归巢受体，其配体为内皮细胞表面黏附分子，归巢受体与配体间的特异性结合构成了淋巴细胞归巢的分子基础。皮肤淋巴细胞相关抗原细胞归巢的分子基础（CLA）是一种由记忆T细胞表达的特异性皮肤归巢受体，同时也是T在细胞向皮肤归巢过程中发挥重要作用的黏附分子之一。而E-选择素是血管内皮细胞表达的一种黏附分子，E-选择素和CLA之间的互相结合即是介导CLA+T细胞穿过血管内皮完成皮肤归巢的始发步骤。随后在内皮表面缓慢滚动着的T细胞与内皮细胞相接触，细胞表面的CCR4、CCR10等受体分别与内皮细胞表面的CCL17、CCL27等相结合，趋化因子受体的结合使其结构发生改变并激活白细胞功能相关抗原-1（LAF-1）和极迟抗原-4（VLA-4）。活化后的LAF-1与VLA-4分别与内皮细胞上的ICAM-1及VCAM-1结合，促进T细胞的黏附固着，最后穿出血管。在这个过程中，多种的黏附分子、趋化分子、细胞因子及相应配体进行了复杂的相互作用。T淋巴细胞一旦穿出血管内皮进入组织，则沿着递增性的趋化因子的浓度向炎症部位游走。

4. 活化后T细胞促进炎症反应

角质形成细胞异常增生及炎性浸润作为银屑病的临床基本特征可能是由活化的皮肤归巢T细胞所分泌的不同因子及趋化因子引起的。激活的T细胞分泌的细胞因子对邻近的细胞（如DC、KC、巨噬细胞等）产生相应的刺激，此类细胞又进一步分泌其他细胞因子，通过正反馈，达到维持慢性炎症状态的作用。在银屑病发病过程中T细胞、KC、树突状细胞、中性粒细胞、单核细胞等分泌大量细胞因子，如IFN-γ、IL-2、IL-6、IL-8、IL-12、IL-15、IL-18及TNF-α等。IFN-γ、TNF-α可诱导KC产生多种细胞因子，如IL-6、IL-12、IL-18、TNF-α等。IL-12与IL-18共同作用于树突状细胞时，又可大幅度增加IFN-γ的分泌。由此可见在这个细胞因子网络中，不同的细胞因子作用于不同的细胞，通过其相互作用形成并保持了可自我维持的一种炎性进程。

（四）T细胞与银屑病的关系

银屑病的病理特征是角质形成细胞异常的增生和分化，以T细胞为主的炎症细胞的浸润等。近年来，遗传因素、自身免疫紊乱、角质形成细胞生物学行为异常等研究在银屑病发病机制方面取得了显著的进展，但其具体的致病机理仍未完全明确。除了公认的遗传因素的影响，T细胞在银屑病发病机制中也发挥着重要的作用。

参与银屑病发病的适应性免疫细胞主要包括 CD4+辅助性T细胞（Th）亚群的Th1、Th2、Th17、Th22和调节性T细胞（Treg）以及CD8+ T细胞等。大量的研究证明辅助性T细胞的异常活化在银屑病发病中发挥重要作用，是银屑病皮损局部免疫微环境紊乱的主要因素。这些辅助性T细胞通过分泌大量的效应细胞因子（例如IFN-γ、TNF、IL-17及IL-22等），与角质形成细胞相互影响从而介导炎症环路激活，导致银屑病皮损局部细胞因子紊乱，最终介导银屑病的发生及发展。

1. Treg细胞与寻常型银屑病的关系

体外实验表明，Treg主要通过细胞与细胞接触依赖的方式来发挥特异作用。Jonuleit等研究发现，当用半透膜将Treg与效应T细胞（Teff）隔开后，Treg的抑制效应将消失。其他相关性研究亦表明，Treg在体外主要通过细胞与细胞接触依赖的方式来抑制Teff的增殖和IL-2的转录与表达。其机制可能是与Teff竞争性结合抗原提呈细胞（APC）上的MHC-肽复合物等相关刺激配体，也可竞争性地消耗，从而限制扩增。

由于免疫反应中Treg功能与效应性细胞功能之间的平衡对免疫反应的维持非常重要，而银屑病的病理特点就是自身反应性T细胞的持续激活，提示寻常型银屑病可能有Treg功能的障碍。研究显示，寻常型银屑病患者皮损中和外周血中Treg不仅数目明显低于正常人，而且还存在增殖缺陷。Sugiyama等研究发现，在银屑病患者外周血中，CD25+T细胞在CD4+T细胞中的比例与正常对照组相比差异无统计学意义，但是对于效应T细胞的抑制能力却较对照组明显下降。同时，银屑病皮损的Treg无论是数量还是功能均有明显异常，不足以抑制效应T细胞的增殖，导致慢性炎症的迁延。陈凌等采用流式细胞术检测不同病程寻常型银屑病患者外周血CD4+CE25^{high}Treg的水平，发现在不同病程寻常型银屑病患者外周血中，CD4+CE25^{high}Treg水平存在显著差异，提示CD4+CE25^{high}Treg与寻常型银屑病发生和病程发展关系密切。

2. Th17细胞与寻常型银屑病的关系

银屑病是以表皮增生、真皮血管生成和单核细胞、树突状细胞浸润为特征的皮肤慢性炎症性疾病。许多证据显示，Th1和Th17细胞通过分泌大量特异性细胞因子在银屑病的发病机制中起作用。最近研究表明，在银屑病皮损中可检测到Th17 mRNA，而非皮损处未检测到。IL-17是Th17的标志性细胞因子，其中IL-17A具有强大的致炎性。IL-17可以诱导上皮细胞、内皮细胞、纤维原细胞和巨噬细胞产生炎症细胞因子IL-6、急性反应蛋白、粒巨细胞刺激因子（G-CSF）和前列腺素E2等；还可以协同IFN-γ通过人类角质形成细胞增加前炎症细胞因子的产生。因为其强大的致炎性，有可能与中性粒细胞在银屑病皮损中的浸润有关。研究证实，IL-23可刺激Th17的扩增和维持，因此，IL-23R是Th17细胞亚群一个关键作用因子。目前的生物学数据显示，IL-23/IL-23R干预通路可能是治疗银屑病的一个重要的靶向。研究发现，银屑病患者的皮损处IL-23p19和p40 mRNA的水平显著增高，另外在高表达IL-23的转基因小鼠模型中观察到由基底的角质化细胞构成的表达，被认为在银屑病的病理学中发挥着重要的中轴作用。Li Jiawen等实验证明，银屑病患者皮损中IL-17 mRNA及Th17细胞相关因子IL-23p19、IL-23p40、IL-6 mRNA含量显著高于患者非皮损处。IL-23是IL-17大量产生的重要细胞因子；IL-6不仅是Th17细胞分泌的炎性介质，同时IL-6又能剂量依赖性促进IL-17的分泌，这种正反馈作用可能参与银屑病等慢性炎症性疾病的恶化。

第三节　角质形成细胞

一、角质形成细胞解剖学基础

角质形成细胞（keratinocyte）由外胚层分化而来，是表皮的主要构成细胞，数量占表皮细胞的80%以上，在分化过程中可产生角蛋白（keratin）。根据分化阶段和特点可将其分为五层，由深至浅分别为基底层、棘层、颗粒层、透明层和角质层。

（一）基底层

基底层位于表皮底层，由一层立方形或圆柱状细胞构成，细胞长轴与真皮、表皮交界线垂直。胞质呈嗜碱性，胞核卵圆形，核仁明显，核分裂象较常见，胞核上方可见黑素颗粒聚集或呈帽状排列。电镜下可见胞质内有许多走向规则的张力细丝，直径约5nm，常与表皮垂直。基底层细胞底部借半桥粒与基底膜带相附着。

（二）棘层

棘层位于基底层上方，由4～8层多角形细胞构成，细胞轮廓渐趋扁平。细胞表面有许多细小突起，相邻细胞的突起互相连接，形成桥粒。电镜下可见胞质内有许多张力细丝聚集成束，并附着于桥粒上，棘层上部细胞胞质中散在分布直径为100～300nm的包膜颗粒，称角质小体。

（三）颗粒层

颗粒层位于棘层上方，在角质层薄的部位由1～3层梭形或扁平细胞构成，而在掌跖等部位细胞可厚达10层，细胞长轴与皮面平行。细胞核和细胞器溶解，胞质中可见大量形态不规则的透明角质颗粒沉积于张力细丝束之间。

（四）透明层

透明层位于颗粒层与角质层之间，仅见于掌跖等部位的较厚表皮中，由2～3层较扁平的细胞构成。细胞界限不清，易被伊红染色，光镜下胞质呈均质状并有强折光性。

（五）角质层

角质层位于表皮最上层，由5～20层已经死亡的扁平细胞构成，在掌跖部位可厚达40～50层。细胞正常结构消失，胞质中充满由张力细丝与均质状物质结合而形成的角蛋白。角质层上部细胞间桥粒消失或形成残体，故易于脱落。

二、角蛋白与银屑病

角蛋白（keratin）是一组相对分子量在40 000～70 000的蛋白质家族，目前已知至少有30种，是表皮组织的主要蛋白成分，是中间丝家族的成员之一。角蛋白的特性和功能与皮肤的增生分化、生理功能乃至与多种皮肤病的病理生理都有着密切的关系。早在1960年，Rothberg就发现银屑病患者和正常人相比表皮角蛋白有些差异，银屑病患者表皮内角蛋白的变化已经形成了一些较为一致的观点。

（一）K5和K14

在正常表皮内，该角蛋白对基因的转录主要在基底层，而基底上层基本没有，其角蛋白的表达主要位于基底层并随后呈现明显的下降趋势，但可以持续到少数基底上层细胞。Holland和Thewes发现银屑病皮损内K5和K14的水平同正常表皮相比较发生意外的变化，K5明显降低而K14却显著升高。Thewes还发现银屑病患者未受累的皮肤和正常人表皮相比K5和K14没有明显差异，因此认为K5和K14的合成和降解仅仅在皮损处有改变。Stoler根据免疫组化的研究认为，正常表皮上层内K14的降解机制在银屑病表皮内受阻是K14增高的原因。Bemerd发现组织学上基本正常的皮损周围，角蛋白K5 mRNAA在基底层以上数层仍有表达，并且皮损中心更加明显，K14的蛋白表达也明显较正常表皮向基底上层扩展。有人认为银屑病表皮内K5和K14 mRNA以及蛋白的表达下调机制较正常表皮明显延缓，是K5和K14向基底上层扩展的原因。

（二）K1和K10

正常表皮内有一部分基底细胞（占20%～30%）进入分化过程，它们在离开基底层之前就开始转录K1和K10 mRNA并少量表达其蛋白，这代表着正常表皮分化的开始。进入基底上层后，K1和K10则大量地表达，因此该角蛋白对主要存在于基底上层，并常被作为正常分化的标志。所以，对于银屑病表皮内该角蛋白对变化的研究也较多，看法亦基本一致。银屑病皮损处K1和K10较正常表皮相比明显减少，而皮损未累及的部位变化不明显。Thewes认为这是细胞终末分化不良的结果。从组织学和免疫组织学的角度看，银屑病基底层是正常的，也就是说，银屑病表皮分化过程一开始还是正常的，只是后来的过程被“截断”（truncated）从而出现异常。但是，Bemerd最新研究表明，银屑病皮损内表皮分化状态从一开始就不正常了。有人发现银屑病皮损内基底层尚无表达K1和K10这些早期分化的标志，即使是基底上层也有数行细胞的K10 mRNA转录和蛋白表达仍为阴性，明显表现出分化延迟。该角蛋白对合成表达上的延迟或许是K1和K10减少的主要原因。因此认为，银屑病角质形成细胞本身可能存在缺陷，其分化能力较正常Kc明显低下，为探讨银屑病的发病机制提供了一条新线索。

（三）K6和K16

该角蛋白经常被作为表皮过度增生的标志，因为正常表皮并不表达K6和K16（除了手掌和足底等正常过度增生的部位），它们仅出现在愈合的伤口、银屑病皮损等过度增生的基底层以上的细胞。Stoler等报道正常表皮内有低水平K6和K16 mRNA，但编码的蛋白并不表达，其调控可能是转录及转录后双水平的。但是，在过度增生的表皮K6和K16 mRNA及蛋白在基底上层均明显增高。K16是过度增生的表皮基底层以上细胞的特征，它在银屑病活动性皮损边缘处表达，被认为是基底以上细胞的一种早期变化，Thewes等进一步证实临床上尚未受损的皮肤也有K6和K16的表达，提示尚未受累皮损在生物化学和分子生物学上已处于过度增生状态即“临床前期银屑病”。该发现可以很好地解释Koebner现象，同时K6和K16还可以作为检测银屑病的有效标志。Weiss和Stoler认为K1和K10同K6和K16的表达之间互相排斥，因为K6和K16也是在基底层以上表达，它们有可能是角质形成细胞分化的一条替代途径。另外，在体外培养的Kc中，可以观察到K6和K16的出现。可调节Kc繁殖与分化平衡的物质，如激素与维生素，均可在体内与体外调节K6和K16的表达。K6和K16被认为是激活的KC的标志。

（四）K17

Leigh等用琼脂糖凝胶电泳和免疫细胞化学技术对Kc的角蛋白的表达进行研究发现：K17在体外所有培养系统中均可以在基底上层测到，但在体内只能在银屑病表皮测到，而正常皮肤中未测到（附属器除外），因此K17被称为银屑病相关性细胞角蛋白。另外，还发现当K17在皮损中高表达时，机体同时还伴有一部分细胞因子的高表达，包括IFN—γ、IL—1、IL—6、IL—8及TNF等，这些细胞因子与Kc表面相应受体结合后，可能引起或维持Kc内角蛋白表达模式的改变。其中IFN—γ与K17表达的关系已基本明确，IFN—γ可激活信号传导及转录激活因子STAT1，多个STAT1结合到K17基因增强子，诱导表皮基底层以上部分KC表达K17。近年来人们对K17的研究逐渐升温。有研究表明，K17是在表皮过度增殖中被诱导产生的，在银屑病表皮中K17与K16的表达相平行，针对K17或K16的反义核酸可以显著降低Kc的增殖。这表明K17可为研究银屑病发病机制和治疗方案提供一个新的靶点。

三、角质形成细胞在银屑病发病机制中的作用

银屑病是一种具有遗传倾向的炎症性增殖性皮肤病，特点是KC出现过度增

殖，角化不全并有多种炎性细胞浸润等特征。30多年前角质形成细胞（KC）的过度增殖被认为是此病原发缺陷，而目前普遍认为患者皮损内浸润的T细胞是KC增殖的始动因素。T淋巴细胞在银屑病的发病过程中起关键性作用，但银屑病是一种以表皮过度增殖为特征的疾病，KC不仅可作为局部免疫反应的终末靶细胞，也可能是抗原递呈细胞，主动参与皮损中T细胞的再活化，在银屑病的发病过程中起着放大皮损区免疫紊乱状态的作用。

（一）KC是银屑病免疫紊乱的效应部位

KC是表皮的主要组成细胞，由表皮基底层细胞分化而来，在向角质层移行的过程中逐渐分化成熟，并最终从皮肤表面脱落，此过程受到精密且复杂的调控。在银屑病皮损区KC生长动力学呈现出一种特殊紊乱状态，具体表现为表皮基底细胞增殖加速，有丝分裂周期缩短，表皮通过时间由28天缩短为3～4天，同时KC分化过程推迟，凋亡过程延缓，最终表现出角化过度、角化不全、颗粒层消失及棘层肥厚的病理改变。炎细胞浸润、血管改变及角质形成细胞的过度增殖是银屑病病理改变的三个特征，尤其是角质形成细胞的过度增殖是其最突出的病理学特点。应用^{3}H-TdR标记及放射自显影技术研究表明，正常人表皮细胞增殖周期为311h，平均标记指数为2.7%，而银屑病皮损部位则分别为36h和4.2%，表明在银屑病皮损处表皮细胞不仅有更快的增殖速度，而且同时有更多的细胞进入增殖周期。表皮通过时间随表皮增殖状态而改变，以使细胞的生成与脱落处于平衡状态，二者相互协调共同维持着表皮结构的自身稳定，细胞生成增加时，表皮通过时间必然要减少。因此，表皮通过时间主要由Kc的增殖状态所决定，Kc的增殖及凋亡在皮肤的发育及生理平衡中起关键作用。而银屑病皮损中，涉及调节表皮增殖周期的c-myc、bcl-2及p53基因表达失调，导致细胞增殖、分化及凋亡失去平衡，这可能是导致银屑病患者表皮动力学紊乱的重要内在调控机制。所以，表皮通过时间明显缩短是银屑病患者表皮动力学紊乱的核心特征，其形成与表皮增殖调控基因表达的失衡密切相关。

（二）角质形成细胞分泌的细胞因子与银屑病

1. 白介素1（IL-1）：KC可产生IL-1，IL-1的许多生物效应与银屑病有关。Debets等采用半定量方法分析了目前所有IL-1同形物和其受体在银屑病表皮的表达。免疫染色显示IL-1α在银屑病皮损的基底KC表达高于正常和非皮损区。同样的IL-1α的同系物IL -1rα和IL-1R Ⅱ在银屑病皮损中过量表达，它们对银屑病KC的终末分化起加速作用。IL -1R mRNA 的原位杂交证实了染色结果，但IL-1rαmRNA 的水平并不升高。可能IL -1rα蛋白的过量表达在翻译前水平。

2. 白介素8（IL-8）：

（1）白介素8（IL-8）和gro-α：两者是新近发现的白细胞选择性化学趋化因

子，以生物活性的形式存在于银屑病皮损中。Kojima 等研究表明 gro-αmRNA 在银屑病皮损中过量表达，并以此促进KC对T细胞的活化。Gro-α在银屑病鳞屑中含量最丰富，是具有诱导中性粒细胞活性的细胞因子。KC人体外培养时，在IL-1 、TNF-α和IFN -γ刺激下可诱导IL-8 基因表达。IL-8 是继血管内皮细胞粘连，白细胞渗出后诱导白细胞移行至表皮的主要介质，其对T细胞趋化性最强，对嗜碱粒细胞的趋化性低于PMN 。IL-8 的升高可能直接引起早期银屑病皮损中淋巴细胞的浸润及角质层Munro 微脓疡的形成。

（2）IL-8 和血栓海绵蛋白-1（TSP -1）：银屑病患者除了表皮KC过度增殖外，另一种病理改变是真皮血管生成，这与KC产生IL-8和TSP-1异常有关。TSP-1大量存在于KC中，它是一种细胞外基质分子，可以负向调节血管生成。Nickoloff等为了证实银屑病患者KC在血管生成中的作用，采用多代培养正常人和银屑病的KC株在鼠角膜上诱导血管生成及体外内皮细胞趋化活性的测定。结果表明在有银屑病的KC培养条件下诱导了鼠角膜的90%的新生血管的生成，同时直接诱导了毛细血管内皮细胞的迁移。相反，正常人KC培养只有10%的阳性率，未见内皮细胞的趋化。另一结果显示银屑病的KC比正常人的KC产生高10～20倍的IL-8含量，而TSP-1正相反，含量低于7倍。KC促成的血管生成可以通过添加纯化的TSP-1（125 ng）或正常人的KC培养基所抑制，或者用IL-8抗体所中和。由此可以得知银屑病的KC与正常人的KC表型是不同的。正是由于KC过量产生IL-8而血管生成抑制因子TSP-1产生减少导致了银屑病患者的血管生成异常。

3. 肿瘤坏死因子-α（TNF-α）：TNF-α具有免疫调节作用，培养的KC释放的TNF-α可诱导KC和血管内皮细胞表达细胞间黏附分子-I（ICAM-I），从而提供中性粒细胞与淋巴细胞的黏附位点。另外，它还与中性粒细胞趋化性增强有关，在协助炎性细胞穿透血管壁，活化中性粒细胞及血管内皮细胞方面具有重要作用。Ettehadi 等研究发现银屑病患者皮损处的TNF-α的免疫反应性和生物活性均高于非皮损处，其受体（P55和P75）含量的水平在皮损区同样高于非皮损区，尤其是P55占优势。

4. 角质形成细胞生长因子（KGF）：由基底细胞产生的KGF是KC的有丝分裂原，其促有丝分裂活性表现出对上皮细胞的特异性，通过作用于表皮KC引起特异受体（KGFR）的表达促进KC的增殖。KGF信号途径的改变可能与银屑病患者表皮过度增殖有关。为了验证这个假设，Finch 等研究了KGF和其受体（KGFR）在银屑病表皮组织中的表达。发现银屑病患者表皮组织中KGF 和KGFR mRNA 水平高于正常对照组。UVB可下调KGFR 表达，这也正是利用UVB 的抗增生作用治疗银屑病的可能机制。

5. 转化生长因子-α（TGF-α）：是表皮生长因子（EGF）家族中的一员，由KC

合成、分泌，并与KC表面的表皮生长因子受体（EGF -R）结合，产生相当于EGF的生物学效应，促进表皮增生。因此，TGF-α可以看作是KC的一种强有力的自分泌有丝分裂调节物。Higashiyama等采用免疫组化法对银屑病斑块状皮损及非皮损研究发现：TGF-α在非皮损处不升高，而EGF-R即使在非皮损处仍然高于正常表皮，作者认为EGF-R的升高加速了银屑病皮损处TGF -α的产生。

6. ICAM-1：是免疫球蛋白超家族众多成员之一，是淋巴细胞功能抗原-1（LFA-1）的配体，为76kD～114kD的单链糖蛋白，在正常情况下KC不表达或很少表达ICAM -1 。在银屑病患者中，当受到炎性细胞因子（如IL-1、TNFα和IFN-γ）及内毒素的刺激后，KC可表达ICAM-1 。ICAM-1阳性的KC通过与LFA-1配体的相互作用，进而与T淋巴细胞产生联系。在银屑病中，ICAM-1对T细胞移行，皮肤炎症的持续存在起着较为重要的作用。Savoia等研究表明银屑病患者皮损的基底层和基底层上部ICAM-1表达阳性，卡泊三醇可抑制其表达。

7. 整合素家族是黏附分子的一种，是一组细胞表面糖蛋白的受体，其配体为细胞外基质成分，如纤维粘连蛋白（FN）等，整合素的主要功能为参与免疫细胞黏附，调节形态发生过程等。银屑病可能与整合素异常有关。为了证实银屑病患者未累及皮损在发展成皮损之前是否有FN或其受体的表达，Beta等采用免疫荧光技术检查银屑病患者，结果银屑病患者未累及皮损的表皮基底细胞层有FN的异常存在。而且，过量的FN与T细胞淋巴因子共同诱导银屑病KC的增殖，FN单独也可以加速银屑病KC的循环通道，正常KC未见其改变。与此相一致的是α5整合素FN受体在银屑病未受累皮损也过量表达，KC体外培养表明早期有α5β1表达，可以通过抗α5 FN单抗抑制KC生长。因此，在银屑病患者中，FN受体和皮损内T细胞淋巴因子对调节KC的增殖与分化起重要作用。

（三）角质形成细胞与银屑病免疫-炎症网络

银屑病免疫学研究结果提示其遗传缺陷的位点可能发生于三个部位，即KC、T淋巴细胞及抗原提呈细胞，或者是三者的联合，因为银屑病是个多基因遗传性疾病。经刺激的银屑病KC能产生与正常皮肤KC不同类型的细胞因子；表达ICAM-1；表达MHC DR抗原，这均为KC与T细胞相互接触、相互作用提供了结构基础。多年研究表明KC可以向T细胞递呈抗原；或通过黏附分子向T细胞提供活化信号。而皮损内活化的T细胞可以促进KC的增殖。Prinz等从银屑病患者皮损内克隆出T细胞，体外观察其对KC的增殖作用。结果显示银屑病患者皮损内T细胞通过分泌的细胞因子可以加速KC的增殖；分泌的IFN-γ具有促有丝分裂活性，由此可能说明皮损内的T细胞在银屑病的KC增殖及皮损的维持中起很重要的作用。

1. KC可进一步活化皮损内浸润的T细胞

银屑病作为一个多基因遗传性疾病，其遗传缺陷可能发生于三个部位，即

KC、T细胞、抗原递呈细胞，或三者联合，其中KC不仅可作为免疫反应的靶细胞，而且可以通过表面分子及分泌的细胞因子等作用于皮损中浸润的炎细胞，尤其是T细胞，对其活性、功能及增殖能力等产生影响。Gilhar等采用皮肤移植试验发现，皮损移植到SCID鼠后，只有通过局部静脉注射从患者皮损处分离的T细胞才能维持其病理改变，而同一患者外周血T细胞却不能维持皮损特征，说明皮损处T细胞与外周血T细胞相比，其已发生了功能上的改变。实验研究显示，将链球菌超抗原加入KC和T细胞混合培养体系中，KC可表达MHC-Ⅱ类抗原，加入IFN-γ可上调其MHC-Ⅱ分子的表达，后者与TCR的相互作用是抗原递呈细胞活化T细胞的主要信号，SAg斑贴试验6 h后，免疫组化显示HLA- DR在银屑病患者的KC高表达，且T细胞受体Vβs显示选择性扩增。KC通过暴露于IFN-γ被诱导表达HLA-DR、HLA-DQ和ICAM- 1，这些KC表型的改变伴随局部T细胞的增殖能力改变。除MHC外，皮损中KC尚可表达一些共刺激分子为T细胞活化提供协同刺激信号，LFA-1/ICAM-1是T细胞活化所需的一对重要的第二信号分子，MHC-Ⅱ类分子和LFA-1/ICAM-1所诱导的T细胞增殖能力改变可被LFA-1或ICAM-1的抗体所抑制，提示KC可作为抗原递呈细胞参与T细胞活化。另有学者研究显示表皮中专职抗原递呈细胞（树突状细胞）和非专职抗原递呈细胞（KC）均表达共刺激分子B7，前者表达B7-1、B7-2，后者表达B7-3，其配体为T细胞表达的CD28和CT-LA-4，显示皮损中存在$CD28^+$的T细胞和B7-3+的KC，提示皮损中的KC对T细胞活化具有重要作用。在T细胞和KC相互作用时，不同的MHC分子和相应的TCR相连接，可递呈不同的抗原。MHC-Ⅰ- $CD8^+$ TCR相互作用，可能递呈内源性抗原，如角质素，角质素可由链球菌感染后超抗原活化的T细胞刺激KC产生或表达，角质素反过来可刺激自身反应性T细胞表达TCR-Vβ；MHC-Ⅱ- CD4+TCR相互作用中，KC可能递呈外源性抗原。超抗原也可促成MHC- T细胞之间的相互作用，超抗原可连接APC（抗原递呈细胞）和T细胞，造成T细胞的非抗原依赖性激活。皮损内超抗原介导的T细胞激活，也可以是由于交叉自身抗原（如角质素变体）的识别、抗原特异性记忆性细胞的持续存在。由IFN-γ和TNF-α等细胞因子诱导KC产生的IL-6、IL-7、IL-8、IL-12、TNF-α等细胞因子增强皮损中细胞的活化状态，这些都充分显示KC在银屑病的发病机制中主动参与了免疫紊乱过程。

2. KC与其他免疫细胞在皮损局部形成循环刺激网络

大量研究证实，银屑病患者的皮损有大量T细胞浸润和炎症性因子。在趋化因子作用下，外周血T细胞发生定向趋化，局部组织浸润。浸润的T细胞可产生IFN-γ、IL-1、IL-2、IL-6、IL-8及TNF等细胞因子，与KC表面相应受体结合，引起KC内角蛋白表达模式改变及MHC-II、ICAM表达上调，IFN-γ和TNF可诱导KC产生IL-6、IL-7、IL-8、IL-12、IL-15、IL-18、TNF-α等细胞因子。KC在浸润T细胞分泌的IFN-γ诱导下高表达ICAM-1，同时活化的KC大量合成及分泌CXCL（N端两个半胱氨酸有其他氨基酸分隔开的一类趋化因子）等多种趋化因子。ICAM-1及趋化因子对白细胞尤其中性粒细胞和淋巴细胞的渗出、迁移并进入表皮具有重要的作用。而中性粒细胞在浸润过程中释放组织蛋白酶G、白细胞弹性蛋白酶及IL-8等细胞因子增加，白细胞弹性蛋白酶可引起KC过度增殖、细胞间隙增宽及细胞分离，IL-8等细胞因子可作为有丝分裂原刺激KC增殖分化。患者体内单核细胞和巨噬细胞分泌IL-6和IL-8等细胞因子明显升高，直接影响其他免疫细胞和KC。在银屑病发病过程中T细胞、KC、树突状细胞、中性粒细胞和单核细胞等协同发挥作用，分泌大量细胞因子，如IFN-γ、TNF-α、IL-2、IL-6、IL-7、IL-8、IL-12、IL-15、IL-18等，共同构成一个Th1型细胞因子网络。这个网络内各种细胞因子可作用于不同的细胞或相同的细胞，相互诱生促进，形成一个具有自我维持性的恶性循环的炎性进程。T细胞作为银屑病免疫紊乱的触发和维持中心，结合其他免疫细胞通过细胞因子活化KC，改变其生物活性和分泌功能，而KC在网络性相互作用中反向作为具有免疫活性的细胞，主动参与皮损内的T细胞的再活化及调控其他免疫细胞，影响银屑病的免疫紊乱性发病及病理过程。

第四节 细胞因子

细胞因子是低分子质量，可溶性蛋白质分子，在宿主细胞对异物入侵做出反应时产生，作为一类化学信号，调节天然免疫系统和适应性免疫系统。它们差不多由所有参与天然免疫和适应性免疫的细胞产生，如巨噬细胞和树突状细胞，它们也由T淋巴细胞、NK细胞、内皮细胞和黏膜上皮细胞，特别是T辅助（Th）细胞。首先，产生细胞因子的细胞被活化，活化启动了这些细胞对细胞因子的合成和分泌。然后，细胞因子能够结合到免疫系统其他细胞的特异细胞因子受体上，由此影响着它们的活性。有些细胞因子是拮抗的。因为一个细胞因子刺激某一防御功能，而另一细胞因子则抑制这种功能。有些细胞因子是协同的，这里，两种细胞因子联合比其中任何一种细胞因子单独存在具有更强的作用。细胞因子根据其主要功能不同分为白细胞介素、干扰素、肿瘤坏死因子、集落刺激因子、生长因子和趋化性细胞因子等六类。

一、白介素

白介素（IL）主要由T淋巴细胞、B淋巴细胞、单核-巨噬细胞、NK细胞、内皮细胞以及纤维母细胞等产生。大多数IL对各种免疫细胞有激活、趋化、诱生及加强免疫效应的作用。但是，IL-10却能够抑制活化的Th细胞产生IL-2、干扰素和淋巴毒素等细胞因子，从而发挥免疫抑制作用。

（一）白介素-1（IL-1）

IL-1主要由单核细胞、巨噬细胞、树突状细胞、内皮细胞和一些上皮细胞产生，功能类似于TNF，介导急性炎症，也与TNF协同作用，增强炎症。IL-1的功能有：促进炎症、活化凝血、刺激肝脏产生急性期蛋白；刺激脂肪分解代谢产生能量，诱导发热和睡眠刺激胶原和胶原酶的合成；有利于瘢痕组织形成；刺激内皮细胞和白细胞黏附分子合成，利于血细胞渗出，活化巨噬细胞。

（二）白介素-12（IL-12）

IL-12主要由巨噬细胞和树突状细胞产生，是针对细胞内微生物发生早期天然免疫反应的主要介质，也是细胞介导免疫的一个诱导剂。刺激T淋巴细胞和NK细胞合成干扰素γ，增加细胞毒性T细胞和NK细胞的杀伤活性，刺激原初T4淋巴细胞分化成产生干扰素-γ的Th1细胞。

（三）白介素-6（IL-6）

IL-6刺激肝脏产生急性期蛋白，刺激B淋巴细胞增殖，增加嗜中性粒细胞产生。IL-6由很多细胞产生，包括T淋巴细胞、巨噬细胞、单核细胞、内皮细胞和成纤维细胞。

（四）白介素-10（IL-10）

IL-10是活化巨噬细胞和树突状细胞的抑制剂，由此，调节着天然免疫和细胞介导的免疫。IL-10抑制IL-12，辅助刺激分子和MHC-Ⅱ类分子的产生，这些全都是细胞介导免疫所需的。IL-10主要由巨噬细胞和Th2细胞产生。

（五）IL-17

IL-17通过影响纤维母细胞、内皮细胞和上皮细胞，诱导IL-1、IL-6、IL-8、肿瘤坏死因子、粒细胞集落刺激因子等促炎因子产生，促使中性粒细胞向炎症部位聚集；IL-17也可诱导角质形成细胞表达趋化因子受体CCR6的配体CCL20，直接聚集CCR6阳性细胞于银屑病皮损处，如髓样树突状细胞（mDC）和Th17细胞，在银屑病炎症进展过程中起重要作用。

（六）IL-22

IL-22可促使角质形成细胞分泌多种抗微生物肽，如防御素-2、防御素-3、S100A7、S100A8、S100A99以及多种与皮肤修复重建有关的蛋白酶，包括基质金属蛋白酶MMP1、MMP3等，从而促进角质形成细胞的固有免疫应答水平。同时，IL-22也可抑制角质形成细胞的分化并增强其迁移能力。研究表明，生物制剂依那西普可以通过下调IL-22的量来治疗银屑病，为其治疗带来了希望。

（七）IL-23

IL-23主要作用于记忆性T细胞，维持Th17细胞的增殖，并在其之后介导的免疫反应中起重要作用。IL-23的这条刺激Th17的扩增和维持Th17细胞的生成通路，称为IL-23/ Th17炎性反应轴。此外，IL-23还能和IL-12共同诱导IFN-γ的分泌。

（八）IL-27

IL-27当抗原提呈细胞受到抗原刺激后，其产生IL-27的时间要早于IL-12和IL-23的产生时间。IL-27对Th1具有双重作用，一方面IL-27可迅速诱导初始$CD4^+$ T细胞增殖，并向Th1分化，促进Th1型细胞因子IL-2、IFN-γ和TNF-α的分泌，其中与IFN-γ可维持一种炎症循环模式，促进炎症发展；另一方面Th1细胞高度活化时，IL-27又可以限制Th1型应答的强度，从而对Th1型免疫发挥负向调节作用。此外，Hirahara等研究发现，IL-27诱导细胞表达程序性细胞死亡分子（PD-L1），通过PD-L1接触方式选择性抑制Th17细胞分化，调节IL-17介导的自身免疫性疾病。

此外还包括：IL-18能诱导Th1细胞分泌IFN-γ并诱导IL-2、TNF-α等的产生。IL-36能诱导角质形成细胞产生IL-6、IL-8、抗菌肽及基质金属蛋白酶（在银屑病皮损中两者均增多）。IL-20可刺激角质形成细胞的增生和分化，在银屑病的发生发展中也发挥一定作用。

二、干扰素

干扰素（IFN）具有广泛的抗病毒、抗肿瘤和免疫调节的作用。根据来源和理化性质的不同，可将其分为IFN-α、IFN-β和IFN-γ3类。IFN-α主要由淋巴细胞、单核-巨噬细胞产生。IFN-β主要由成纤维细胞产生，IFN-α、IFN-β属于Ⅰ型干扰素，其抗病毒功能强。Ⅱ型干扰素为IFN-γ，主要由活化T淋巴细胞和NK细胞产生。其免疫调节功能强。现已证实，IFN具有十分广泛的生物学活性，在免疫应答和免疫调节中发挥重要作用，也是主要的促炎细胞因子之一。

IFN-γ的分泌是Th1细胞的标志，IFN-γ能抑制Th2细胞增殖，使平衡向Th1方向移动。角质形成细胞受IFN-γ作用后发生增殖、活化，产生血管细胞间黏附分子，并表达巨噬细胞趋化因子、MHC-Ⅱ类分子、IL-1、IL-6、IL-8等。IFN-γ与TNF-α结合可增加角质细胞的抗凋亡能力；在银屑病患者中，IFN-γ还可下调皮损中角质形成细胞表达的蛋白组织酶D和锌-α2-糖蛋白，进而抑制其凋亡。

三、肿瘤坏死因子

肿瘤坏死因子（TNF）由于其可直接杀伤肿瘤细胞而得名，家族成员约有30

个。主要成员为：①TNF-α，主要由活化的单核-巨噬细胞及其他多种细胞产生，具有广泛的生物学活性，如参与免疫应答、抗肿瘤、炎症介质反应、引起恶液质等。②TNF-β，又称为淋巴毒素，主要由淋巴细胞、NK细胞、T淋巴细胞等产生。其生物学活性与TNF-α类似。

肿瘤坏死因子α（TNF-α）是介导急性炎症的主要细胞因子。功能有：作用在内皮细胞上，刺激炎症和凝血途径；在血细胞渗出过程中，刺激内皮细胞产生选择素和白细胞整合素的配体；刺激内皮细胞和巨噬细胞产生趋化因子，参与血细胞渗出、趋化和白细胞征募，刺激巨噬细胞大量分泌IL-1；活化嗜中性粒细胞，促进嗜中性粒细胞的细胞外杀灭作用；刺激肝脏产生急性期蛋白，作用在肌肉和脂肪上，刺激分解代谢，产生能量。TNF-α可激活单核巨噬细胞，使其产生IL-1、IL-6、IL-8、PGE2等。同时，TNF-α通过损伤血管内皮细胞使血管通透性增加，刺激血管内皮细胞产生IL-1、IL-8、内皮素（ET）等。另外，TNF-α可促进血管内皮细胞黏附白细胞，促进淋巴细胞浸润，加速朗格汉斯细胞成熟，增强其活化T细胞的能力，并能促进角质形成细胞增殖。依那西普是一种抑制TNF-α的生物制剂，对于中重度银屑病有较好的疗效。

四、集落刺激因子

集落刺激因子（CSF）是一类在体内外能够选择性刺激造血干细胞增生分化成特定谱系细胞的细胞因子。主要由T淋巴细胞、单核细胞、内皮细胞、纤维母细胞等产生。目前发现的CSF主要有粒细胞-巨噬细胞集落刺激因子（CM-CSF）、单核-巨噬细胞集落刺激因子（M-CSF）、粒细胞集落刺激因子（G-CSF）、红细胞生成素（EPO）、干细胞生长因子（SCF）等。

GM-CSF是一种内源性调节因子和造血生长因子。Metcalf等报道GM-CSF在含有细菌的酪蛋白注入小鼠腹腔中诱导中性粒细胞的腹腔内浓度大量增加，实验表明，GM-CSF可产生并作用于感染的部位。GM-CSF在体外能趋化中性粒细胞迁移，并能促进血管内皮细胞形成血管。谢欣等报道，脓疱型银屑病和寻常型银屑病患者不仅外周血中GM-CSF水平明显增高，皮损组织中GM-CSF表达亦显著增加并可能与银屑病活动性和病情严重程度相关。但邓起等研究发现，银屑病患者骨髓基质细胞分泌GM-CSF的量与对照组比较差异无统计学意义，表明GM-CSF对患者造血微环境改变的影响可能不大。

五、生长因子

生长因子（GF）是一类具有刺激细胞生长作用的细胞因子，包括转化生长因子-β（TGF-β）、表皮细胞生长因子（EGF）、血管内皮细胞生长因子（VEGF）、成纤维细胞生长因子（FGF）、神经生长因子（NGF）、血小板衍生生长因子（PDGF）等。

（一）血管内皮细胞生长因子（VEGF）

银屑病皮损处最先发生的病理改变是血管分布和形成的异常，VEGF是唯一能特异性作用于内皮细胞的作用力最强的有丝分裂原，VEGF能促进来源于动脉、静脉和淋巴管的内皮细胞分裂增生，增加血管通透性，并对炎症细胞和内皮细胞有化学趋化作用，加重银屑病皮损处的炎症反应，促进银屑病的病理进程。此外，VEGF还可引起KC增殖。研究发现，VEGF在皮损组织中的水平远远高于正常皮肤，其中VEGF-1与银屑病发病的联系更为紧密。

（二）转化生长因子

TGF-α是上皮细胞和实质细胞的生长因子，且具有转化细胞的特性。银屑病皮损TGF-α和EGF受体高表达，同时伴TGF-α产生增多，TGF-α尚可诱导KC分泌更多的TGF-α和IL-1αE；GF可激活有丝分裂原活化的蛋白激酶（MAPK）途径，引起KC的增殖；且可通过与其受体结合产生进行性正反馈调节，引起连续性上升性超增殖。MAPK也可被基层上部整联蛋白和IL-1α激活，引起KC生长率增加及终末分化延迟；激活的角质形成细胞生长因子（KGF）是由间质细胞表达的KC的有丝分裂原，KGF与KGF受体在银屑病皮损中高表达且与增殖的KC分布一致，其尚可通过上调Has2和Has3推迟KC的终末分化。

转化生长因子-β（TGF-β）和IL-6共同作用可促使初始T细胞分化为Th17细胞，Th17细胞通过产生一系列促炎因子，加重银屑病皮损处的炎症反应。此外，TGF-β1是一个多效性细胞因子，在骨的形成中发挥着重要作用，可抑制骨吸收，促进成骨细胞的合成、分泌、增殖和分化，增加骨的钙化。

（三）其他

碱性成纤维细胞生长因子（bFGF）可促进内皮细胞分裂和趋化，刺激内皮细胞产生胶原酶和纤维蛋白酶，降解基底膜，并诱导毛细血管内皮细胞向三维胶原基质中迁移，形成毛细血管样腔状结构。还有学者发现，表皮细胞生长因子（EGF）在寻常型银屑病进行期皮损表皮中的分布显著高于正常人及恢复期表皮和未受累表皮，提示EGF可能在银屑病再次复发的起始过程和皮损的维持中起一定作用。

六、趋化性细胞因子

对免疫细胞具有趋化作用的细胞因子统称趋化性细胞因子。趋化性细胞因子主要由白细胞和造血微环境中的基质细胞分泌，可结合在内皮细胞的表面，具有对中性粒细胞、单核细胞、淋巴细胞、嗜酸性细胞和嗜碱性细胞的趋化和激活作用。趋化因子家族依据其氨基末端保守序列的不同可分为CXC型、CC型、C型、

CX3C型。

（一）CXC型趋化因子也称α趋化因子，主要趋化中性粒细胞

1. IL-8由角质形成细胞、成纤维细胞、内皮细胞、单核细胞等多种细胞产生。在体外IL-8具有趋化中性粒细胞、T细胞的活性。IL-18可诱导T细胞、B细胞、DC及自然杀伤细胞释放IFN-γ，且这种诱导作用在IL-12参与时显著增强。

2. γ-干扰素诱导蛋白-10（IP-10）对T细胞、单核细胞和NK细胞有较强趋化作用，但与大多数CXC族趋化因子不一样，IP-10不能趋化中性粒细胞。IP-10主要选择性趋化表达CXC3受体的Th1细胞，只招募活化的T细胞，可加强Th1反应的进程，抑制Th2反应。IP-10还可促使角质细胞异常增生。

3. 其他如CXCL1在中性粒细胞从血管渗出的过程中起关键作用。银屑病皮损表皮角质形成细胞CXCL9-11的共同受体CXCR3主要由T细胞表达，提示在银屑病中能激活CXCR3的趋化因子在募集T细胞及维持T细胞浸润的过程中起重要作用。

（二）CC型趋化因子又称β趋化因子

1. 正常T细胞表达和分泌的活化调节蛋白（RANTES，CCL5）CCL5通过与其受体CCR1、CCR3-5结合，增强T细胞表面细胞间黏附分子-1（ICAM-1）、CD43、CD44、CD50等表达，对单核巨噬细胞、静息及活化后的T细胞等发挥趋化作用，并能增加T细胞与内皮细胞的黏附，刺激肥大细胞游走和脱颗粒等。

2. 单核细胞趋化蛋白（MCP）在体外，成纤维细胞、内皮细胞、平滑肌细胞、角质形成细胞皆可产生MCP-1，MCP-1具有趋化单核细胞、T细胞、嗜碱粒细胞的活性；在体内，MCP-1对巨噬细胞有选择性趋化作用，而对T细胞及中性粒细胞无趋化活性，在一定程度上参与了银屑病的发病，银屑病皮损部位表皮基底层KC表达MCP-1增强，与真表皮交界处浸润的单核细胞及巨噬细胞增多可能有一定关系。MCP-3/4主要通过趋化因子受体CCR2、CCR3作用于单核巨噬细胞，从而在一定程度参与了银屑病的发病。

3. 巨噬细胞炎性蛋白-3 a /β（MIP-3 a /β，CCL20）由活化的角质形成细胞分泌，CCL20与其唯一受体CCR6结合后，诱导T细胞定向迁移。银屑病患者皮损中CCL20及其受体CCR6 mRNA的表达较正常人皮肤组织明显增高，进一步证实了CCR20及其受体CCR6与银屑病的发病相关。

4. 其他CCL17与受体CCR4结合参与了T细胞在真皮的募集，并显著增强角质形成细胞的迁移。CCL17/CCR4可刺激角质细胞产生IL-12p40、GM-CSF和神经生长因子（NGF），这些细胞因子都与银屑病的发病密切相关。角质形成细胞分泌和表达的CCL27与其唯一受体CCR10结合后，通过吸引更多的CCR10+/CLA+记忆性T细胞聚集于皮肤，在角质形成细胞和T细胞之间起到一定的桥梁作用，使银屑病皮肤的炎性反应加重和持续。

（三）Fractalkine（CX3CL1）

fractalkine（CX3CL1）是目前发现的唯一CX3C（δ型趋化因子），有趋化因子、黏附分子的双重特征，可趋化单核细胞及淋巴细胞，不能趋化中性粒细胞。其特异性受体是CX3CR1，主要表达在活化的T细胞、NK细胞表面。据研究，fractalkine在银屑病患者的角质形成细胞和血管内皮细胞中表达显著增强。

综上所述，银屑病是以T细胞为主的多种细胞因子共同参与的疾病。细胞因子以调控网络的形式相互作用，表现为诱导、调节、拮抗、相加或协同，调节炎症反应的发生、发展及转归，从而调节银屑病免疫应答。皮肤中的T细胞和抗原提呈细胞受到刺激后激活，分泌TNF-α、IL-23等多种细胞因子。$CD4^+$初始T细胞在不同细胞因子作用下分化为5种不同亚型：Th1、Th2、Th17、Th22和Treg。Th1主要分泌IL-2、IL-6、IL-22、IFN-γ和TNF-α等细胞因子；Th2主要分泌IL-4、IL-10、IL-5、IL-9及IL-11等细胞因子，同时两者均可产生GM-CSF、IL-2、IL-13等细胞因子，Th1、Th2两型细胞又互为抑制。在银屑病中Th1型细胞及其细胞因子占优势，即Th1/Th2异常偏向Th1漂移称之为Th1模式。Th17活化后分泌IL-17A、IL-17F和IL-22等细胞因子，它的扩增及分泌主要受TGF-β、IL-6和IL-23等的调控。IL-22拮抗剂可使Th17数目减少，导致Th1和Th17在外周淋巴结失衡。Th22分泌IL-22、IL-26、IL-13等多种细胞因子，IL-6和TNF-α可诱导$CD4^+$初始T细胞向Th22型细胞进行分化，IL-9、IL-23、IL-6及IL-1均可刺激Th22产生IL-22，TGF-β则显著抑制IL-22的产生。Th17分泌的IL-6、IL-21能诱导Th17细胞分化，对Treg细胞分化确有抑制作用，Treg分泌的TGF-β1能下调T细胞介导的免疫反应；IL-10和TGF-β均能使效应T细胞转换为Treg细胞。Zhang等发现尽管Treg细胞能显著抑制$CD4^+$T细胞增殖和IFN-γ的分泌，但不能抑制$CD4^+$T细胞分泌IL-17。总之，这些细胞因子通过改变角质形成细胞的生长、分化以及血管的生成，最终引起银屑病的发生。

第五节　黏附分子

黏附分子是指由细胞产生、存在于细胞表面、介导细胞与细胞间或细胞与基质间相互接触和结合的一类分子，黏附分子大多为糖蛋白，少数为糖脂，分布于细胞表面或细胞外基质（ECM）中。黏附分子以配体—受体相对应的形式发挥作用，从而使致细胞与细胞间、细胞与基质间或细胞—基质—细胞之间的黏附，主要功能包括；①参与免疫细胞的发育、分化、免疫应答和免疫调节；②炎症过程中介导白细胞与血管内皮细胞黏附；③促使淋巴细胞归巢；④在肿瘤进展及转移过程中起重要作用；⑤参与伤口愈合和血栓形成。

一、黏附分子的分类及作用

黏附分子是参与细胞与细胞及细胞与细胞外基质之间相互作用的跨膜糖蛋白分子，分子结构由三部分组成：胞外区、跨膜区、胞质区。按黏附分子的结构特点可大致分为四类：选择素家族、免疫球蛋白超家族、整合素家族、钙粘蛋白家族。

（一）选择素家族

选择素属亲异性CAM，表达于内皮细胞、白细胞和血小板表面。主要参与白细胞与血管内皮细胞之间的识别与黏合。已知选择素有三种：L-选择素、E-选择素及P-选择素。

1. P-选择素贮存于血小板的α颗粒及内皮细胞的Weibel-Palade小体。炎症时活化的内皮细胞表面首先出现P-选择素，几小时后才出现E-选择素。它们对于召集白细胞和血小板到达炎症部位具有重要作用。

2. E-选择素存在于活化的血管内皮细胞表面。细菌内毒素（LPS），白细胞介素-1及肿瘤坏死因子等细胞因子可活化血管内皮细胞，合成E-选择素，介导白细胞和内皮细胞的黏附，并吸引记忆T细胞向皮肤迁移。在免疫—炎症反应中选择素的表达是短暂的。

3. L-选择素常规表达于各种白细胞的表面，参与炎症部位白细胞的出脉管过程。白细胞表面L-选择素分子上的SLe^A与活化的内皮细胞表面的P-选择素及E-选择素之间的识别与结合，可召集血液中快速流动的白细胞在炎症部位的血管内皮上减速滚动（即通过黏附、分离、再黏附……如此循环往复，最后穿过血管进入炎症部位）。

（二）免疫球蛋白超家族（IgSF）

免疫球蛋白超家族包括分子结构中含有免疫球蛋白样结构域的所有分子，即免疫球蛋白样结构域系指借二硫键维系的两组反向平行β折叠结构。如ICAMs、VCAM-1、PECAM-1。IgSF主要介导细胞对抗原的识别以及免疫系统、神经系统及其他生物学系统中不同细胞间的相互作用。

1. ICAMs包括三类分子ICAM-1、ICAM-2、ICAM-3。ICAM-1表达在细胞因子激活的细胞上，如内皮细胞、白细胞、真皮成纤维细胞、黑素细胞及某些癌细胞。它与LFA-1和Mac-1结合后表达在嗜中性白细胞，T细胞和巨噬细胞的胞膜上。ICAM-2主要表达在内皮细胞表面；ICAM-3只表达在血细胞上。

2. VCAM-1表达在活化的血管内皮细胞，包括6或者7个免疫球蛋白域与VLA-4结合。受TNF或IL-1激活后介导单核细胞，淋巴细胞、嗜碱性粒细胞、嗜酸性粒细胞与内皮细胞的黏附。

3. PECAM-1是分子量为130kD的糖蛋白，大部分表达在内皮细胞的细胞间连接处，少部分在血小板和白细胞上，常用来作为内皮细胞的特异性标记，在成年人中持续表达。抗PECAM-1的抗体可以减低血管新生，内皮细胞爬行和白细胞跨膜迁移。PECAM-1的功能是介导相邻内皮细胞，内皮细胞和循环血细胞之间的黏附和信号转导。总之，包括毛细血管和大血管在内的所有的内皮细胞均强烈表达PECAM-1，而在肝脏和脾脏血管窦内表达微弱。在结构上它与ICAM-1和VCAM-1相关联，主要存在于相邻内皮细胞交界面，参与介导体内CCD18非依赖性的白细胞跨膜迁移。

（三）整合素家族

整合素大多为亲异性细胞黏附分子，介导细胞与细胞间及细胞与细胞外基质间的相互作用，在介导白细胞向炎症部位迁移的过程中起重要作用。整合素家族是一组糖蛋白受体，均为由α、β亚单位经非共价键连接组成的异二聚体。迄今已发现16种α亚单位和8种β亚单位，以β亚单位为标准把整合素分为8个亚单位：β1、β2、β3、β4、β5、β6、β7、β8，在白细胞与内皮细胞黏附并向炎症组织迁移这一过程中，研究较多的是β1、β2。

1. 含β1亚单位（VLA）的整合素主要介导细胞与细胞外基质成分之间的黏附，包括6个成员：VLA-1、VLA-2、VLA-3、VLA-4、VLA-5、VLA-6。其中VLA-4是VCAM-1的配体，表达在单核细胞、T和B淋巴细胞、嗜碱性粒细胞、嗜酸性粒细胞上，在嗜中性粒细胞表面无表达。

2. 含β2亚单位的整合素只存在于各种白细胞表面，介导细胞间的相互作用。包括3种不同的分子，它们由统一的β亚单位和不同的α亚单位组成：LFA-1、Mac-1、gp150/95、ICAM-1，是LFA-1和Mac-1的配体。

（四）钙粘蛋白家族

钙粘蛋白家族指一类依赖钙离子（Ca^{2+}）抵抗蛋白酶的水解作用来介导细胞间相互聚集的黏附分子，对生长发育过程中细胞的选择性聚集重排、实体组织的形成具有至关重要的作用。其配体是与自身相同的钙粘蛋白分子，主要介导相同分子间黏附和同型细胞间的相互聚集，故称同型黏附作用。Cadherin分子均为单链糖蛋白，约含723～748个氨基酸残基，不同的Cadherin分子在氨基酸水平上有43%～58%的同源性。Cadherin分子由胞浆区、穿膜区和胞膜外区三部分组成，其胞膜区有数个重复功能区，并含有由3～5个氨基酸残基组成的重复序列。近膜部位含有4个保守的半胱氨酸残基，分子外侧N端的113个氨基酸残基构成Cadherin分子的配体结合部位。此外胞膜外部分具有结合钙离子的作用。Cadherin分子的胞膜内部分高度保守，并与细胞内骨架相连。目前已知Cadherin家族共有3个成员：E-Cadherin、N-Cadherin和P-Cadherin。不同的Cadherin分子在体内有其独特的组织分布，它们的表达随细胞生长发育状态的不同而改变。Cadherin分子以其独特的方式相互作用，其配体是自身相同的Cadherin分子。E-Cadherin分布在上皮组织，N-Cadherin分布在神经组织、横纹肌、心肌，P-Cadherin分布在胎盘、间皮组织、上皮组织。

二、细胞黏附分子与银屑病发病的关系

银屑病是由T淋巴细胞介导的免疫性皮肤病，银屑病的组织切片中可发现大量T淋巴细胞聚集在真皮，在表皮角质形成细胞间呈散在分布。银屑病的免疫发病机制为：①朗罕氏细胞和真皮树突状细胞为抗原呈递细胞，它们捕获外来抗原后被激活并向淋巴结迁移；淋巴结中的自然T细胞（CD45RA+）识别抗原与抗原呈递细胞上的MHCⅠ或MHCⅡ结合，T细胞激活、分化成熟，成熟的T细胞（CD45RO+）与皮肤归巢受体CLA结合。②成熟T细胞进入血液循环，T细胞表面的CLA与血管内皮细胞表面的E-选择素和P-选择素结合；随后激发T细胞表达LFA-1和VLA-4与血管内皮细胞表达的细胞间和血管间黏附分子（ICAM和VCAM）结合；T细胞通过黏附分子与血管内皮细胞间发生作用，经过滚动、黏附、跨膜迁移，向皮肤炎症部位趋化游走。③在真皮或者表皮中T细胞暴露于抗原被再次激活，释放细胞因子如IFN-γ、TNF-α，吸引更多的抗原，从而进一步引起炎症因子和黏附分子的过度表达，表皮内的T细胞诱导角质形成细胞增生，释放细胞因子，化学因子和各种生长因子吸引嗜中性白细胞游走，血管新生，角质形成细胞进一步增生，这一过程循环往复，病情持续加重。由此可见，T细胞激活后与血管内皮细胞相互作用，通过滚动、黏附和变形、迁移等步骤向病灶皮肤趋化转移的一系列过程中，白细胞—内皮细胞黏附分子扮演了重要角色。

（高　军）

第四章　银屑病与感染

银屑病的发病与遗传及环境因素有关，在环境因素中，流行病学研究与临床观察都证实感染是银屑病发病的主要危险因素之一，主要包括咽炎、扁桃体炎及感冒等主要上呼吸道的细菌和病毒性感染及皮肤表面的真菌性感染等。大量的临床和实验室研究证实，各种感染因素包括细菌、病毒及真菌在银屑病的发病、复发及加重过程中起着一定的作用，这对银屑病的预防和治疗具有重要作用。

第一节　细菌感染

一、链球菌感染

（一）链球菌生物学特征与致病性

链球菌种类多，广泛分布于自然界，是一类以链状排列为特征的革兰阳性球菌，可引起人类多种化脓性感染如扁桃体炎、咽炎等。链球菌呈球形或椭圆形，呈链状排列，长短不一。链球菌无鞭毛，不形成芽孢。培养早期（2～4小时），其可形成透明质酸荚膜，随着培养时间的延长，透明质酸被酶溶解，荚膜消失。

致病性主要取决于其产生的多种外毒素、胞外酶和细胞壁成分。外毒素包括链球菌溶血素和致热外毒素；胞外酶有透明质酸酶和链激酶；细胞壁成分主要有M蛋白、细胞壁脂磷壁酸和F蛋白。M蛋白是A群链球菌的主要致病物质。M蛋白除有抵抗吞噬细胞的吞噬作用和吞噬细胞内杀菌作用外，还具有良好的抗原性，与心肌组织、肾小球基膜有共同的抗原；M蛋白可刺激机体产生特异性抗体，形成的复合物沉积于血管和肾小球基膜等组织，激活补体并释放组胺等活性物质，导致毛细血管通远性加大、渗出增加，故与某些超敏反应性疾病有关。

（二）链球菌感染与银屑病的关系

银屑病是原因未明的皮肤病，银屑病的发生与链球菌感染有关已被人们所知。

特别是发生在儿童和青少年的急性点滴状银屑病（AGP），在皮疹发生前1～2周通常有急性链球菌感染的存在。慢性斑块型银屑病（CCP）的患者，在患扁桃体炎之后，病情加重。研究表明，链球菌感染不仅是急性银屑病的诱发因子，也是银屑病慢性持续存在的刺激因素，同时也是加重和诱发脓疱型银屑病的重要因素。

1.病史证据

病史证据的获得主要通过直接问诊和病人的回忆。由于各家收集的病历数量不同以及病史采集中的差异，各家报道结果有差异。Nyfors等调查了245例银屑病患者，发现16%的患者为上呼吸道感染后发病，54%的斑块型银屑病患者扁桃体炎后病情加重。Wilson等人所调查的26例AGP患者中，73%有反复咽痛史（>6年）或发病前有咽痛史。Nicholas等人所调查的64例AGP患者中，39%发病前3周内有上呼吸道感染史。

2.血清学证据

抗链球菌溶血素O的抗体（ASO）已广泛用于链球菌感染的确诊证据。链球菌溶血素O（streptolysinO）主要由A族链球菌产生，链球菌感染人体后尤其上呼吸道后，体内可产生抗体。一般认为ASO超过200Todd单位说明体内有链球菌活动。Whyte所调查的20个AGP患者中80%（17例）ASO滴度超过200Todd单位。Nyfors等人所调查的245例银屑病患者60%ASO抗体滴度大于200Todd单位。Wilson等人发现54%的AGP患者ASO滴度大于200Todd单位。Nicholas发现43%的银屑病患者ASO滴度大于200Todd单位。从上面的调查可以看出，大部分AGP患者的ASO滴度均超过200Todd单位，说明存在链球菌感染。

3.咽拭子培养链球菌

咽拭子培养链球菌可以作为链球菌上呼吸道感染的证据。Nicholas对64例AGP患者做了咽拭子培养，结果有13例（20%）咽部链球菌分离培养阳性，而对照组只有6%的阳性率。Wilson对26例AGP患者做了咽拭子培养，结果发现8例（24%）患者的β溶血性链球菌培养阳性。

4.治疗证据

通过控制链球菌感染来治疗银屑病是否有效也能反应链球菌感染与银屑病发生的关系。既往一些临床研究发现银屑病患者在链球菌性扁桃体炎后病情恶化，扁桃体切除后皮疹明显改善，甚至消失。有人联合应用抗生素（青霉素和利福平或青霉素和红霉素）治疗慢性银屑病患者，结果发现所有患者皮损均有改善。这些结果从治疗角度反映了链球菌感染与银屑病的关系。

（三）链球菌诱发银屑病的可能机制

咽喉部链球菌感染是诱发急性点滴型银屑病的重要因素之一，对于链球菌所诱发的点滴型银屑病的发病机制，Valdimarsson等认为M蛋白、致热外毒素等超抗原成分可通过与T细胞受体（TCR）Vβ区结合，直接活化T细胞，有类似致分裂原的作用，导致皮肤点滴型损害。

M蛋白作为细胞膜的一部分，源于细胞膜，穿透细胞壁，呈螺旋状二聚体结构突出于细菌表面。利用一定的渗透压将M蛋白与细胞壁上其他蛋白分离，分别检测并比较它们对银屑病患者T细胞分泌γ-IFN作用的强弱差别发现：与阴性对照组及空白对照组比较，链球菌全蛋白、细胞壁成分以及细胞膜成分均可以显著刺激正常人和银屑病患者T细胞的增殖（$P<0.01$）。其中，细胞膜成分（含M蛋白）对点滴状银屑病T细胞组的促进增殖作用明显强于细胞壁成分。然而，对于斑块状银屑病组，这种情况正好相反，和细胞膜成分（含M蛋白）比较，细胞壁成分可以显著促进T细胞的增殖（$P<0.05$）。另外，研究表明，特征表达于银屑病皮损的角蛋白17（k17）可能是引发银屑病的重要自身抗原之一，认为链球菌M蛋白与k17之间存在一定的同源性（14%～20%，依不同血清型M蛋白而变化），M蛋白特异性T细胞被k17重新激活后所释放的细胞因子（γ-IFN）在皮损的发生和维持方面起重要作用。

Tokyura等体外测定外周血单核细胞对链球菌超抗原的反应，发现局部链球菌感染可释放超抗原，引起相关T细胞暂时性活化。Valdimarsson等也认为银屑病是一种由于T细胞对链球菌M蛋白和角蛋白的反应而引起的自身免疫性疾病。Villeda等通过免疫印迹法寻找银屑病患者和正常对照血清中抗链球菌致热源M-5抗体，发现所有点滴型银屑病患者血清中均存在IgG抗体，该抗体强烈识别3种蛋白，其分子量分别是70、60和14 kDa，而正常对照及其他类型银屑病不与这些蛋白结合。间接免疫荧光技术发现银屑病患者皮损处存在自身抗体，此抗体不能识别来自正常皮肤或非银屑病患者的皮肤。通过免疫印迹识别的点滴型银屑病患者血清中链球菌抗原，证实链球菌感染参与点滴型银屑病的发病过程。

用胰酶消化的方法去除链球菌表面的M蛋白，发现斑块型银屑病患者外周血单核细胞（PBMC）对胰酶消化后的链球菌反应较消化前明显下降，而正常对照组无明显变化，证实M蛋白特异性T细胞的存在。活化增殖的PBMC，尤其T细胞可产生大量细胞因子，成为银屑病角质形成细胞活化、过度增生的桥梁。受链球菌作用的PBMC中存在大量细胞因子，对角质形成细胞DNA合成有显著促进作用，并能诱导角质形成细胞表达HLA-DR和ICAM-1，参与银屑病的炎症过程。

二、金黄色葡萄球菌感染

（一）生物学特征及致病性

葡萄球菌革兰染色呈阳性，菌体呈球形或略椭圆形，直径约为1μm，排列常成葡萄串状，在脓液或液体培养基中生长时，可出现散在、成双或短链状的排列，无鞭毛、无芽孢，某些菌株可形成荚膜。在化学物质（如青霉素）作用下，葡萄球菌可裂解或形成细菌L型。葡萄球菌需氧或兼性厌氧，对营养要求不高，最适生长温度为35℃～37℃，最适pH值为7.4～7.6。葡萄球菌在普通固体培养基板上培养24小时～48小时可形成直径为2mm～3mm的圆形隆起、表面光滑、湿润、不透明的菌落，菌落因菌种不同而出现金黄色、白色、棕色等脂溶性色素；其在血琼脂平板上生长时，在菌落周围形成明显的透明溶血环（P溶血）。抗原结构：葡萄球菌抗原结构复杂，现已发现的有30多种，其化学成分有多糖抗原、蛋白质抗原和细胞壁成分抗原，其中较重要的抗原结构有葡萄球菌A蛋白（SPA）和多相抗原。

1.葡萄球菌A蛋白：是葡萄球菌细胞壁表面的一种蛋白质，90%以上的金黄色葡菊球菌有此抗原。葡萄球菌A蛋白可与人IgG的Fc段非特异性结合，IgG的Fab仍能同相应抗原发生特异性结合。葡萄球菌A蛋白可以与吞噬细胞竞争Fc段，从而降低抗体介导的调理作用，具有抗吞噬作用。此外，葡萄球菌A蛋白还有促细胞分裂、引起超敏反应、损伤血板等多种生物学活性。

2.多糖抗原，存在于细胞壁磷壁酸中，具有群的特异性。例如，金黄色葡萄球菌（金葡菌）的A群多糖抗原为N-乙酰葡糖胺核糖醇残基；表皮葡萄球菌的B群多糖抗原为N-乙酰葡糖甘油型残基。

金葡菌的主要致病物质包括侵袭性酶和毒素（溶细胞毒素、表皮剥脱毒素和毒性休克综合征毒素1等）。金葡菌产生的凝固酶能使含有肝素或枸橼酸钠抗凝剂的人或兔血浆凝固，凝固酶试验是鉴定金葡菌的重要标志。金葡菌产生的凝固酶可分为游离凝固酶和结合凝固酶。①游离凝固酶：是金葡菌分泌到菌体外的蛋白质，能被血浆中的协同因子激活为凝血酶样物质，即使纤维蛋白原变为纤维蛋白，导致血浆凝固。②结合凝固酶：又称凝聚因子，位于菌体表面并不释放，能与纤维蛋白原结合，使纤维蛋白原变为纤维蛋白而引起细菌凝聚。

（二）金葡菌与银屑病的关系

在银屑病患者，金葡菌感染可使皮损加重。研究表明，银屑病患者皮损中分离出的金葡菌可以产生超抗原，金葡菌外毒素B超抗原与正常皮肤接触时可诱发皮炎。金葡菌超抗原可能更容易穿过受损的皮肤屏障，在部分银屑病患者咽喉部和皮损上可以分离出相应的致病菌。抗生素治疗可以使这类患者痊愈或病情好转。有报道认为银屑病斑块皮损50%以上有葡萄球菌的感染，且大多数葡萄球菌可以产生SAG。但有学者对斑块型银屑病皮损、非皮损皮肤以及咽喉部产生SAG的金黄色葡萄球菌进行鉴定，发现分别有5/100、4/100和9/100的患者可以分离到阳性菌，认为SAG并不是维持银屑病的关键因素，而可能是其发病或加重的诱发因素。

张峻岭等选用经金葡菌肠毒素B（CDB）活化的银屑病患者外周血淋巴细胞（PBLC）培养上清液作用于人类角质形成细胞株Color-16，观察其对角质形成细胞增殖、凋亡及抗原表达的影响。结果显示：SEB活化的淋巴细胞上清液作用于Col-

or-16细胞后，细胞的刺激指数（SI）明显升高，即SEB活化的淋巴细胞上清液可明显促进角质形成细胞增殖。这表明金葡菌也是银屑病发生的诱因之一。

（三）金葡菌诱发银屑病的机制

近年来，由T细胞的活化而激发和加重银屑病的观点得到认同，在探索可微活特异T细胞的各种因素的实践中，SAG在银屑病发病机制中的地位的逐步确立，超抗原（SAG）主要是一类微生物或内源性反转病毒基因编码的产物，能直接与抗原提呈细胞（APC）上MHC-Ⅱ类分子和T细胞TCR某种特定v编码区域结合，具有丝裂原作用。葡萄球菌A蛋白（SPA）作为外源性超抗原，参与了银屑病的发生与发展过程。

葡萄球菌外毒素A（SEA）等超抗原在寻常型银屑病的发病机制中已被阐明，主要组织相容性复合体Ⅱ类抗原（MHC-Ⅱ），对于SEA具有较高亲和性。银屑病皮损中T细胞高度表达MHC-Ⅱ类抗原，而在健康状态下，表皮角质形成细胞不表达该抗原。MHC-Ⅱ类抗原β连接位点突变的SEA，诱导蛋白质酪氨酸磷酸化，但不能产生γ-IFN或者不能共同促进细胞因子介导的增生，而在MHC-Ⅱ类抗原α连接位点突变的SEA产生γ-IFN和改变酪氨酸的构形。β突变消除对细胞因子介导的角质形成细胞增生的兴奋作用，说明MHC-Ⅱ类抗原的两个连接位点与SEA自体传递有关，为SEA通过兴奋信号转导直接活化表皮T细胞，产生γ-IFN及细胞因子，从而为导致银屑病的发生提供了有力证据。

三、幽门螺杆菌感染

（一）幽门螺杆菌生物学特征及致病性

幽门螺杆菌（Hp）是一类定植于胃黏膜，并可对胃黏膜造成损害的革兰阴性螺旋形致病菌。研究发现，Hp是许多胃肠外疾病的重要致病因素，其中包括多种常见皮肤疾病。幽门螺杆菌菌体细长、弯曲，呈螺形、S形或海鸥状，长2.0μm～5.0μm，宽0.3μm～1.0μm，在胃黏膜黏液层中常呈鱼群样排列，菌体一端或两端可有多根带鞘鞭毛，运动活泼。幽门螺杆菌为微需氧菌，对营养要求高，其培养基需外加动物血液或血清，生长时还需一定湿度和二氧化碳。培养3天可见细小、针尖状、半透明的菌落。

幽门螺杆菌感染在人群中非常普遍，感染率约为50%，经消化道感染是其主要的感染方式。Hp主要通过自身产生的细胞毒素（空泡毒素A、细胞毒素相关蛋白A等），毒性酶（磷脂酶A1、磷脂酶A2等）及代谢产物（尿素酶、过氧化氢酶、黏液酶、蛋白酶、脂多糖、生物胺等）的直接破坏作用介导炎性反应，诱发宿主的局部和全身免疫反应，从而导致机体损伤。现已明确，Hp与慢性胃炎、消化性溃疡、MALT淋巴瘤、胃癌等胃肠道疾病密切相关。随着研究的深入，越来越多的证据表明，感染除能引起胃肠道病变外，还与许多胃肠外疾病，包括呼吸系统、肝胆疾病、心血管疾病、皮肤和免疫系统等疾病亦相关，并且在这些疾病的发生、发展中起着一定的作用。

（二）幽门螺杆菌感染与银屑病的相关性

汪明华等对62例寻常型银屑病患者进行了Hp检测，Hp阳性率达51.6%，显著高于健康体检组。这初步表明寻常型银屑病与Hp感染之间存在联系，可能与Hp特别是高毒力菌株感染，通过诱导炎症反应释放IL-1、IL-6、IL-8、TNF-α等物质，刺激自身免疫反应从而破坏机体的免疫、自稳状态等有关。同时，一些研究发现银屑病患者经常伴有胃肠道黏膜的损害，而Hp通常是导致这种损害的一个重要因素。近年来，有学者进行了相关研究，部分认为两者存在相关性，并对合并Hp感染的银屑病患者进行抗Hp治疗，发现在治疗Hp的同时银屑病皮损也得到缓解，这从另一方面支持了上述观点。邵笑红等发现经抗Hp三联治疗结果显示，治疗组患者的治疗总有效率高于对照组，PASI评分、瘙痒VAS评分均显著低于对照组。

王忠永等对85例银屑病患者进行血清Hp-IgG检测，阳性率45.64%，显著高于健康对照组6.31%，同时对伴Hp感染的银屑病患者进行了抗Hp治疗，发现根除Hp后银屑病的皮损得到明显缓解。谢亚宁等检测了72例银屑病患者和72例健康对照组的幽门螺杆菌粪便抗原和尿素^{13}C呼气试验，结果银屑病患者的幽门螺杆菌感染率（51.39%）显著高于对照组（19.44%，$P<0.01$）。对于银屑病的病因，国外学者Rosenberg等提出可能与感染有关，并对患者进行了抗Hp治疗发现幽门螺杆菌根除后银屑病症状改善。国内林氏用广视野内窥镜检查胃部发现在银屑病活动期有2/3以上病人有异常，最常见的是糜烂性胃炎。陈桂芝等对27例并有消化道症状的银屑病患者进行胃镜观察，结果显示黏膜病变范围广，糜烂多见，呈多发性、黏膜水肿渗血。以上证据表明，银屑病患者经常伴有胃肠道黏膜的损害，而导致这种损害的通常是幽门螺杆菌这一重要致病因素。

（三）幽门螺杆菌诱发银屑病的机制

幽门螺杆菌可能通过自身产生的细胞毒素（空泡毒素A、细胞毒素相关蛋白A等）、毒性酶（磷脂酶A1、磷脂酶A2等）、移行、黏附因子及代谢产物（尿素酶、过氧化氢酶、黏液酶、蛋白酶、脂多糖、生物胺等）等一系列毒力引起全身的免疫反应和慢性炎症反应。Hp特别是高毒力菌株感染，通过诱导炎症反应释放IL-1、IL-6、IL-8、TNF-α等物质，刺激自身免疫反应从而破坏机体的免疫，导致自稳状态等方面致病，我们就此推测这些很有可能是它引起银屑病的病理生理基础，这种联系可能是以炎性介质的激活或诱导自身免疫反应为特征的。同时，这种推测还有待于进一步的研究工作加以证实。

第二节　病毒感染

一、人乳头瘤病毒（HPV）感染

（一）生物学特征及致病性

HPV属乳头瘤病毒科，呈球形，无包膜，直径约45 nm～55 nm，具有72个病毒壳微粒组成的对称性20面立体衣壳。基因组为7200 bp～8000 bp的双链环状DNA，分为早期区、晚期区和非编码区，早期区编码的蛋白与病毒持续感染和致癌作用有关。HPV有100余种，其中近80种与人类疾病相关。HPV对皮肤和黏膜上皮细胞有高度的亲嗜性，可在易感细胞的细胞核内增殖并形成嗜酸性包涵体。HPV体外培养十分困难。增殖的病毒只能在受感染皮肤上层的细胞核中检测到，这与上皮细胞分化阶段相关，可能是HPV在复制周期某阶段需要依赖上皮细胞特殊阶段的细胞因子。

本病传染源为患者和健康带病毒者，主要经直接或间接接触传播。HPV通过皮肤黏膜微小破损进入细胞内并复制、增殖，致上皮细胞异常分化和增生，引起上皮良性赘生物。人群普遍易感，发病高峰为16～30岁，免疫功能低下及外伤者易患此病。

（二）乳头瘤病毒与银屑病的关系

Weissenborn等使用PCR方法发现83%银屑病患者皮损中存在人乳头瘤病毒，而正常对照组中只有19%，说明人乳头瘤病毒与银屑病发病密切相关。Favre等通过酶联免疫吸附试验检测银屑病及其他皮肤病患者血清中HPV-5抗体，此抗体对HPV-5病毒反应在银屑病患者（24.5%）比其他皮肤病患者（2%～5%）表现较高。同时使用PCR方法，发现HPV-DNA出现在91.7%的银屑病患者皮损中和35.5%的异位性皮炎患者皮损中。Favre等还证实银屑病患者的皮肤是HPV-5重要的储藏库，而HPV-5是HPV的一种高危类型，这些患者是一般人群的1%～3%。使用PCR方法，在90%的银屑病患者皮损中可检测到HPV-DNA和其他疣状表皮发育不良相关的人乳头瘤病毒（EV-HPV）基因型。90%的银屑病患者头皮皮损中可出现HPV5-DNA，而异位性皮炎患者中没有。用酶联免疫吸附法，发现155例银屑病患者中25%检出HPV5抗体，而正常对照组只有2%～5%检出此种抗体。此外，在5%的银屑病患者中还发现针对HPV5的L2壳蛋白的抗体。假设由T细胞自身活化识别的抗原可能由EV-HPV5s编码的壳体蛋白和非结构蛋白得来，壳体和非结构蛋白能够被以前活化的CD4+T细胞识别，为CD8+T细胞活化和抗HPV抗体形成提供帮助。

（三）乳头瘤病毒诱发银屑病的机制

目前认为，T细胞所介导的炎症反应是引起银屑病患者表皮增生和血管内皮细胞活化的主要机理。有人提出细菌和病毒的某些成分可作为超抗原激活T细胞。在银屑病皮损的表皮中，T细胞多表达Vβ3和Vβ13.1，而真皮内的T细胞多表达Vβ2和Vβ6两基因。T细胞对Vβ基因的选择性表达很可能与某种抗原或超抗原有关。

Majewski等人认为，EV HPV在银屑病患者表皮中表达的L1衣壳蛋白和/或某些非结构蛋白可能是激活T细胞的超抗原，同时，这些蛋白还可作为自体抗原被活化的T细胞识别。首先，在携带MHC-Ⅱ类分子的朗格汉斯细胞的递呈下，衣壳蛋白和非结构蛋白识别表皮中CD4+T细胞的TCR Vβ片段，激活T细胞。同时，循环中Vβ特异性的T细胞，不断向表皮聚集。活化的T细胞释放大量的细胞因子，可以使基底层内更多的细胞进入增殖期。同时，T细胞还释放大量的生长因子，包括肝素结合性表皮生长因子样生长因子（HB-EGF）和碱性成纤维细胞生长因子（bF-GF），引起表皮过度增殖。Th细胞除辅助CD8+的T细胞活化，促进创伤修复和进行免疫调节外，还辅助B细胞合成抗HPV的抗体。当抗体识别表皮上层内的衣壳蛋白和HPV的其他非结构蛋白时，补体被激活，释放出大量的具有化学趋化作用的因子，使得多形核白细胞向角质层聚集，形成银屑病特有的病理改变——Munro微脓肿。此外，多形核白细胞所释放的具有化学趋化作用的细胞因子，如IL-8和花生四烯酸的各种产物，可以引起白细胞向皮损处不断聚集，引起炎症反应。除超抗原学说外，HPV还有可能通过经典途径激活T细胞。当即HPV进入角质形成细胞后，可能会刺激角质形成细胞表达某种平时不表达的，和HPV相关的抗原，进而激活CD4+和/或CD8+细胞。同时，HPV可能与链球菌等其他微生物，在一定的遗传背景下，这些微生物可单独或协同诱发和/或加重银屑病。

二、巨细胞病毒（CMV）感染

（一）生物学性状及致病性

巨细胞病毒（CMV）为疱疹病毒科β属的线性双链DNA病毒，基因组长度约235～240Kb，相对分子质量为150×10^3～160×10^3。CMV从内到外共有4层结构，最外层为富含病毒糖蛋白的脂双层外膜，外膜内层是由蛋白质组成的内膜，内膜包裹着一个外形为20面体的核衣壳，最内层是一段双链线性DNA核。成熟的病毒颗粒直径范围为200 nm～300 nm。CMV编码大约330种基因，其基因表达呈一定的时序性。HCMV生长慢，复制周期长，通常需7～12天才能出现具有特异性的细胞病变，特点是细胞变圆、膨胀、细胞核变大，形成巨大细胞（病毒因此而得名），细胞核内出现周围绕有一轮“晕”的大型嗜酸性包含体，宛如“猫头鹰眼”状。在

HCMV感染患者的尿液标本中也能发现带包涵体的巨大细胞。HCMV对高温、酸、脂溶剂等敏感。HCMV在4 ℃条件下能存活数天，在低温冷冻条件下可长期保存。

CMV可在自然界中广泛存在，具有高度的宿主特异性，即感染人类的巨细胞病毒只能是人类巨细胞病毒（HCMV）。HCMV在人群中感染相当普遍，中国成人HCMV感染率超过95%。一项对上海市育龄孕妇的TORCH结果调查也显示，HCMV IgG阳性率为94.75%，HCMV IgM阳性率为2.49%，其感染率很高。HCMV具有潜伏—激活的生物学特性，一旦侵入人体，将长期或终身存在于体内。原发HCMV感染通常发生在幼年时期且无症状，表现为隐性感染；原发感染后，病毒可长期持续性存在于机体，呈潜伏感染状态，在多数病例中无症状；HCMV在淋巴细胞、内皮血管组织、肾上皮细胞和唾液腺中潜伏，在机体患病或使用药物后被激活。HCMV通过胎盘、产道、输血、器官移植等途径进行传播。在一定条件下，HCMV感染可以从潜伏状态转变为激活状态，HCMV大量增殖，引起严重的疾病。

（二）巨细胞病毒与银屑病的关系

银屑病是以T细胞介导的免疫紊乱性皮肤病，正常个体感染CMV后，多无症状，病毒潜伏于机体各部位，在机体免疫功能低下时活化，活化后可抑制机体细胞免疫系统，主要表现为外周血辅助性T细胞（Th）数量减少，抑制性T细胞（Ts）数量增多，Th/Ts比例倒置，进一步加重机体免疫功能紊乱。Bonifati等采用3种单克隆抗体和免疫细胞染色（碱性磷酸酶—抗碱性磷酸酶技术）法检测30例银屑病患者与65例正常者对照，发现银屑病患者CMV抗原比正常对照组明显增多，通过抗银屑病治疗后CMV抗原血症能够被消除。已经证实TNF-α能诱导CMV活化，确定银屑病患者血浆中TNF-α的浓度及其PBMC中mRNA的表达与CMV抗原表达频率相关，表明TNF-α在CMV活化中起关键作用。

CMV活化可能不仅是活动性银屑病的结果，而且也是银屑病加重的刺激因素。CMV感染导致炎性反应至少通过3种不同机制：（1）CMV引起抗病毒的免疫反应；（2）被CMV感染的细胞诱导非特异性的免疫活化。CMV感染的内皮细胞上皮细胞和成纤维细胞引起白细胞活化和细胞因子的分泌增加通过黏附分子上调；（3）CMV直接诱导感染细胞（包括单核细胞）中细胞因子如IL-1、TNF-α和IFN-α产生。在银屑病中这种免疫活化被认为是CMV致病的关键作用。CMV超抗原近来已被证实，超抗原趋化过程可能是急性银屑病发生的重要因素之一。

在银屑病的发生、发展过程中，巨细胞病毒主要通过机体的免疫功能参与了银屑病的发病。在病毒与宿主共同漫长进化过程中，HCMV产生了许多逃避宿主免疫系统识别的机制，NK细胞是执行免疫监视作用的重要效应细胞，无须抗原预先致敏即可直接或通过抗体依赖细胞介导的细胞毒作用（ADCC）杀伤某些肿瘤细胞和病毒感染细胞，在抵御早期病毒感染中发挥重要作用。HCMV基因组中存在多个基因位点（UL16、UL18、UL40、UL83、UL141和UL142），编码特定的免疫调节分子，能抑制NK细胞识别和杀伤病毒感染细胞。树突细胞（DC）是目前发现的最强抗原呈递细胞，在协调免疫应答过程中起重要作用，其功能受损对许多免疫细胞产生级联影响。人白细胞介素10（hIL-10）是天然免疫过程中重要的负调节性细胞因子。hIL-10作用于DC可减弱其激活和维持免疫应答的功能，如抑制促炎症细胞因子产生，抑制MHCⅡ类分子和共刺激分子表达，抑制DC成熟及抑制其诱导T细胞应答。近年来，Avdic等研究发现，HCMV编码2种hIL-10同系物：cmv IL-10和LAcmv IL-10。cmv IL-10抑制单核细胞来源的DC表面共刺激分子的表达，包括CD80、CD83、CD86和CD40，这些共刺激分子是T细胞有效活化所必需的。cmv IL-10还可抑制DC表面MHCⅠ类和Ⅱ类分子及共刺激分子B7-H1、B7-DC的表达。此外，被HCMV感染的成熟DC可抑制T细胞增殖，并通过CD95配体和肿瘤坏死因子相关凋亡诱导配体诱导T细胞凋亡，达到免疫逃逸。HCMV干扰细胞免疫MHCⅠ类和Ⅱ类分子是免疫系统将病毒抗原呈递给CD8+和CD4+ T细胞识别并杀伤病毒感染细胞的关键分子，通过调节多种趋化因子和细胞因子的作用，从而控制宿主天然免疫应答和适应性免疫应答的核心功能。银屑病患者CMV抗原血症发生率的增加可能与TNF-α过度表达有关。使用ELISA法和竞争性RT-PCR法，证实银屑病患者在蛋白和mRNA水平TNF-α过度表达，结果发现TNF-α的血浆浓度与CMV抗原血症的严重程度之间存在密切关系，因此，CMV活化、TNF-α表达增强可能是银屑病加重的一种结果。

三、人免疫缺陷病毒（HIV）感染

（一）生物学特征及致病性

HIV是直径为100nm～120 nm的球形颗粒，其核心呈圆锥状，两条相同单正链RNA在5’端通过氢键连接构成二聚体，外面包裹核衣壳蛋白（P7）和衣壳蛋白（P24）。并携带有反转录酶、整合酶和蛋白酶。其核衣壳外侧包有两层膜结构，内层是内膜蛋白（P17），外层是脂质双层包膜，嵌有gp120和gp41两种特异性包膜糖蛋白。

包膜糖蛋白gp120和gp41形成棒样三聚体，镶嵌在病毒体表面。gp120可与易感细胞表面的CD4受体结合，决定病毒的亲嗜性；同时也携带中和抗原决定簇，可被体内中和抗体识别。在慢性感染中，gp120易发生变异、有利于病毒逃避免疫清除。gp41为跨膜包膜糖蛋白，介导病毒包膜与宿主细胞膜的融合。

HIV主要感染$CD4^{+}$T淋巴细胞和单核吞噬细胞，引起机体免疫系统的进行性损伤。HIV感染者的主要表现是与$CD4^{+}$T淋巴细胞（Th细胞）减少、免疫力低下、免疫调节功能紊乱等相对应的症状和体征。

（二）艾滋病与银屑病的关系

艾滋病（AIDS）是由HIV感染所引起的严重免疫障碍性疾病。HIV感染者和AIDS病人银屑病的患病率高于普通人群，约为1.3%～5%左右。其皮肤病变程度也明显重于一般患者。AIDS病人伴发银屑病通常意味着病情加重和预后不良，因此，两者并发的现象越来越受到临床医师的重视。艾滋病伴发的银屑病皮损亦为境界清楚的鳞屑性红色斑丘疹，在形态上与其他银屑病无本质区别，但皮损常爆发、泛发，临床表现严重，更多发生于肢端，更广泛、更具破坏性和更顽固，或者几种皮肤病混合存在，使皮损不典型。病理学表现与一般银屑病相比，HIV伴发银屑病的特征性组织学改变有：真皮内浸润的炎症细胞，主要为CD8阳性T细胞和巨噬细胞，同时伴有淋巴细胞总数的相对下降和皮损中浆细胞数增加。因此，在银屑病患者皮损中发现大量浆细胞应警惕HIV感染的可能。Weitzul等认为HIV感染与银屑病的发展有很大的关系，而且伴发于HIV感染的疾病通常治疗困难，不仅增加疾病的严重性，而且一般有效的免疫抑制剂可在患者中产生抵触作用。关于HIV感染和AIDS诱发或加重银屑病的确切机制尚未明确。

（三）人免疫缺陷病毒诱发银屑病的机制

1. 免疫紊乱

目前多认为银屑病属自身免疫性疾病，HIV感染被认为是免疫失常的触发因素，角质细胞高度增生与朗格汉斯细胞、单核细胞和淋巴细胞释放的细胞因子有关。在HIV感染过程中，银屑病患者皮损中T细胞亚群分化失衡，即CD4 /CD8比例下降，表皮朗格汉斯细胞数大量增加。HIV感染者经叠氮胸苷（AZA）治疗后，皮损中树突状细胞的减少表明HIV本身是导致银屑病炎症反应的直接因素。在银屑病皮损中INF-γ诱导的蛋白10（IP-10）大量存在并与病变程度成正相关，HIV阳性患者银屑病症状加重时其皮损中IFN-γ含量增加，显示了IFN-γ的重要作用。此外，IL-2、IL-6、IL-8、TNF（肿瘤坏死因子）、GM-CSF（粒细胞—巨噬细胞集落刺激因子）与艾滋病相关银屑病之间也存在密切关系。

2. 人类免疫缺陷病毒的存在

人类免疫缺陷病毒在银屑病病因学中起直接作用。Mahoney等应用原位杂交技术在HIV感染的银屑病皮损中检测到HIV RNA的转录，而在正常人皮肤、HIV感染者的正常皮肤和非HIV感染者的银屑病皮损中均没有相同的阳性发现。AZA是HIV逆转录酶抑制剂，应用AZA治疗艾滋病时，能使部分银屑病患者的皮损消退，也支持HIV可能直接导致银屑病的看法。皮肤中人类免疫缺陷病毒的出现诱发生长因子分泌，从而导致内皮或表皮细胞高度增生。同时HIV阳性患者皮损中的朗格汉斯细胞数明显多于HIV阴性的银屑病患者，表皮树突状细胞在CD4分子和HIV的共同受体上表达，表明病毒蛋白可能用为一种超抗原，促使银屑病皮损不断发展。

3. 感染因素

众所周知，感染会促使银屑病皮损爆发，如皮肤的金葡菌和念珠菌的反复感染，上呼吸道的链球菌感染等。HIV感染者免疫力低下致使其发生感染的机会远远高于正常人，而体内的病原体作为外源性抗原，被皮肤中的抗原提呈细胞（APC）识别后，将其呈递给T淋巴细胞，使其活化增殖并分泌细胞因子，继而引起一系列的皮肤炎症反应。

4. 其他

一些药物可诱发和加重银屑病损害。以上几种发病因素的协同作用可以解释HIV阳性的银屑病患者其皮损通常比HIV阴性的银屑病患者严重，多为泛发，且预后不良。

第三节　真菌感染

银屑病是一种由T细胞介导的皮肤病，T细胞与角质形成细胞间的相互作用在银屑病的发生发展过程中起了十分关键的作用。激活T细胞的抗原刺激尚不明确，但是越来越多的临床观察和实验研究证实微生物超抗原可以激活T细胞，并诱发银屑病的发生。糠秕孢子菌是人类皮肤上常见的共生酵母菌，在银屑病的发病过程中起了十分重要的作用。

一、糠秕孢子菌生物学特征和致病性

糠秕孢子菌主要分布在人的头皮、面颊、胸背等部位，与皮肤表面存在的三酰甘油酯和游离脂肪酸有关。糠秕孢子菌在正常人皮肤上以孢子相生长，仅在某些特殊情况下由孢子相转为菌丝相并致病。糠秕孢子菌属于条件性致病菌，引起的皮肤疾病是有多种因素综合作用的结果，疾病的发生与该菌的密度、菌种及代谢产物均有密切关系。

（一）糠秕孢子菌具有蛋白酶等酯酶活性

众所周知，糠秕孢子菌能利用脂质的特性提示菌体含有能分解脂质的酯酶，同时糠秕孢子菌生长速度与酯酶活性相关，随菌落生长速度减慢酯酶活性逐渐降低。Plotkin等研究发现，酯酶活性主要有3个峰，提示糠秕孢子菌至少有3种可以分解脂质底物的酯酶存在，酯酶将三酰甘油分解为游离脂肪酸，为菌体生长提供能量，与其致病性相关。也有报道，糠秕孢子菌具有磷脂酶活性，而磷脂酶具有干扰细胞膜信号传递功能，可调节宿主免疫反应，是重要的毒力因子。

（二）糠秕孢子菌对角质形成细胞的影响

糠秕孢子菌与角质形成细胞共同培养可引起角质形成细胞多种形态学改变和细胞凋亡，这也是它致病的因素之一。罗东辉等用透射电镜观察到糠秕孢子菌与角质形成细胞共同培养24 h～48 h后，部分角质形成细胞膜缺损，细胞核消失，质内细胞器破坏、消失。这些都说明糠秕孢子菌可引起角质形成细胞破坏、死亡，进而导致皮肤病的发生。

二、糠秕孢子菌与银屑病的关系

早在19世纪就有人提出糠秕孢子菌可能是银屑病的致病因子。Bunse等用糠秕孢子菌作为一种化学诱导剂观察其对多形核白细胞（PMNs）的趋化作用。结果糠秕孢子菌对银屑病患者PMNs的化学趋化作用显著高于对照组。显然这是糠秕孢子菌对银屑病患者特有的作用。进一步证实了糠秕孢子菌在银屑病同形反应中所起的作用。

Squiquera采用免疫印迹技术对银屑病患者是否有抗糠秕孢子菌特异性抗体进行探讨，结果发现73%（11/15）的银屑病患者的血清中有与糠秕孢子菌120kD抗原结合的IgG抗体，46%（7/15）患者有与100 kD抗原结合IgG抗体，说明糠秕孢子菌可能引起银屑病患者的体液免疫异常。Mathov等进一步对银屑病患者血清中出现的上述抗体与100 kD和120 kD抗原结合位点进行研究，证实抗体直接与糖蛋白的N-乙酰-β-D葡萄糖胺（Gle-Nac）末端结合。Gle-Nac是不同生物分子多糖部分普遍存在的成分，细菌的细胞壁是由Gle-Nac的聚合物和胞壁酸组成，真菌的细胞壁是由几丁质组成，即Glc-Nac的聚合物。最近Shikhman等报告人类单克隆抗体抗Gle-Nac与抗人类细胞角蛋白14的产物之间有交叉反应，如果这种抗Gle-Nac与抗细胞角蛋白间存在交叉反应的假设被确定，可为银屑病患者的抗细胞角蛋白抗体的研究提供理论基础。

有研究表明热灭活的卵圆糠秕孢子菌悬液可使兔子背部皮肤出现红斑及白色鳞屑，镜下病理改变出现角化不全、真皮乳头层毛细血管扩张和多形核白细胞浸润等银屑病典型的改变。Lober等利用糠秕孢子菌的细胞碎片在银屑病患者前臂无皮损部位进行斑贴实验，结果显示所有患者在受试部位出现了新的银屑病皮损。Narang等曾报道糠秕孢子菌毛囊炎和花斑糠疹皮损转变为点滴状银屑病皮损的病例，并由此推测糠秕孢子菌在银屑病同形反应中起了关键作用，这进一步证实了糠秕孢子菌与银屑病的发展存在相关性。

三、糠秕孢子菌诱发银屑病的可能机制

糠秕孢子菌既能作为寄生菌长期共存于皮肤之上，又能引起银屑病等炎症性疾

病，这种双重生物学行为背后存在复杂的免疫学机制。在正常皮肤上，糠秕孢子菌通过诱导产生转化生长因子-β1和白细胞介素-10来下调宿主炎症反应，同时通过抑制促炎细胞因子IL-1、IL-6和肿瘤坏死因子-α（TNF-α）的产生从而下调单核细胞的吞噬作用，达到长期共生于宿主皮肤之上的目的。而糠秕孢子菌与存在缺陷的皮肤屏障相互作用，通过促进炎症反应及加速上皮细胞过度增殖促发或加重银屑病。

糠秕孢子菌能通过影响银屑病患者体内Th细胞亚群的分化诱发银屑病的发生和恶化。糠秕孢子菌自身的疏水性成分可激发人类表皮角质形成细胞中促炎因子，是核糖核酸的表达，使外周血中的辅助性T细胞亚群出现Th1细胞分化偏态性。糠秕孢子菌定植阳性的点状银屑病患者血清中IL-4、IL-10、IL-13等Th2细胞因子水平明显低于糠秕孢子菌定植阴性的点状银屑病患者，由此推测糠秕孢子菌下调Th2细胞因子的表达与点状银屑病的发生有关。

寻常型银屑病皮损部位淋巴细胞和单核细胞浸润明显，T细胞释放的IL-1、IL-6、干扰素-γ（IFN-γ）等细胞因子可刺激角质形成细胞增生，进而使角质形成细胞增殖加速缩短表皮更替时间。此外，IFN-γ还可通过诱导信号转导和转录激活因子3磷酸化，激活其下游基因，刺激角质形成细胞增殖，从而促发并参与银屑病的病程进展。糠秕孢子菌与角质形成细胞间复杂的相互作用对于银屑病的发生存在重要作用。糠秕孢子菌派生的可溶性成分对银屑病患者多形核白细胞具有趋化作用，同时可通过细胞内的Toll样受体或Nod样受体信号通路刺激角质形成细胞增殖。宿主免疫系统通过巨噬细胞诱导性C型凝集素样受体和树突细胞相关凝集素2分别识别糠秕孢子菌中的亲脂性成分和亲水性成分，诱导IL-8的释放，同时激活补体系统，诱导宿主免疫细胞向真皮层迁移。

糠秕孢子菌细胞壁中含有丰富的脂质成分，这些脂质成分是糠秕孢子菌影响宿主免疫应答的关键成分。将去除细胞壁的糠秕孢子菌与角质形成细胞共同培养，发现角质形成细胞产生的IL-6、IL-8和IL-1α明显增加而IL-10明显减少，故推测糠秕孢子菌的脂质成分通过角质形成细胞调节细胞因子的产生。

（高　军）

第五章　代谢异常与银屑病

第一节　脂肪代谢

在银屑病的皮肤损害及鳞屑中，胆固醇和胆固醇脂的比率增加。最近刘承煌等对100例寻常型银屑病患者进行了血脂检测，发现所有患者的甘油三酯（TG）和β-脂蛋白（β-LP）的均值在各年龄组均显著增高，总胆固醇（TC）的均值在男性组显著增高，而女性组则无显著差异。TC、TG和β-LP含量与病情活动性、皮损广泛度和病程长短无显著差异。高脂血症可引起血管壁弹性减小，加上血管的反射性痉挛，使微循环障碍加重。血清TG增高可同时损伤心肌的结构和功能，因为TG中含有顺芥子酸，因此银屑病患者有发生心血管疾病的高度危险性。

银屑病患者血浆血栓素B_2（TXB_2）和6-酮-$PGF_{1\alpha}$均明显增高，前者为正常值的2.5倍，后者为正常值的1.8倍。冠心病、急性心肌梗死和动脉粥样硬化患者血浆的TXB_2和6-酮-$PGF_{1\alpha}$显著增高，可见银屑病和心血管疾病患者的TXB_2和6-酮-$PGF_{1\alpha}$变化相似。

银屑病患者的TC、TG增高或两者均增高促使血小板反应性增强。血脂由脂蛋白转运到血小板膜上，引起成分改变，后者可由众多途径影响血小板活性。已证实富含TC的血小板使血黏度增加，抑制腺肝酸环化酶（cAMP），减少cAMP，增加花生四烯酸（AA）代谢和增加TXA_2的产生。血小板对磷脂的摄入为TXA_2的合成提供原料，这样高脂血症、AA及其代谢产物的增加和血小板聚集性增加，这是银屑病发生微循环障碍、血流变学改变以及常伴发心血管疾病的发病机理。

也有学者发现银屑病严重时肝脂肪代谢加速，致使血清游离脂肪酸组分发生了大变动。银屑病患者的豆蔻酸和豆蔻油酸的百分比含量极其显著地低于正常人，进行期皮损的亚油酸极显著高于正常人，而油酸显著低下；泛发型亚油酸极显著高于正常人，而硬脂酸明显低下；其他游离脂肪酸组无明显改变。皮肤中必须脂肪酸亚油酸是角质形成细胞间隙中脂质层的主要成分，由颗粒层细胞中的被膜颗粒（Odland小体）分泌，与角质形成细胞形成表皮屏障。动物实验和必须脂肪酸缺乏综合征中发现，表皮的亚油酸被油酸取代，皮肤的通透性增加，屏障功能减弱，出现干燥脱屑性红斑，促使亚油酸屏障功能恢复。银屑病皮损中的颗粒层消失，水分通透性增高，皮损鳞屑中油酸增多，亚油酸减少。以上资料提示，银屑病皮损屏障功能减退与颗粒层细胞消失、亚油酸减少有关。

过去有人曾提出患者血清内类脂质、胆固醇及磷脂均增高，因而主张银屑病的发病是因为脂类代谢紊乱。但文献中也有胆固醇比正常值还低的报告，例如Lobitz及Bruneting研究过100例患者，血浆内类脂质增高和降低者各占6%，其余均正常。在临床上应用低脂肪饮食及服用降低血脂的药物，并不能使病情明显好转，且有使病情加剧的报道。而服用一些使血清胆固醇增高的药物，亦没有发现病情恶化的现象。对银屑病的发病是否由于脂类代谢障碍所导致，目前尚有争议。

第二节　糖代谢

银屑病患者外观正常皮肤的糖代谢无异常，皮损处可见己糖激酶、ATP、尿核苷二磷酸葡萄糖脱氢酶和酸性粘多糖明显增加。曾有人指出银屑病皮肤糖原含量是正常皮肤的4～5倍，并认为在银屑病皮肤损害中糖原积聚是本病的特征。

由于细胞转换率增加，由葡萄糖-6-磷酸产生葡萄糖-6-磷酸盐（如葡萄糖-6-磷酸脱氢酶和6-磷酸葡萄糖醛酸脱氢酶）增加，在银屑病损害中为正常皮肤的4～5倍，葡萄糖-6-磷酸盐转变为核糖-5-磷酸，为合成核蛋白用。柠檬酸循环中的酶和戊糖磷酸盐途径都增加，这些糖代谢异常与表皮增殖加强有关。

过去曾有人提出本病与糖尿病有关，约有25%的患者发现患有糖尿病，但在临床上应用胰岛素治疗本病并不见效。

第三节　蛋白质代谢

银屑病的发病是否与蛋白质代谢障碍有关，各家意见亦不一致。20世纪初即有人强调饮食过度是本病的致病原因，文献报道在战时日本集中营中的银屑病患者，有的未经治疗病情即好转，但释放后反又恶化。在第一次及第二次世界大战期间，都曾发现在饥饿及营养不良状态下，银屑病发病率降低或病情好转的事实。因此，有人提出使用饥饿疗法或低蛋白饮食治疗本病，但临床观察结果无明显疗效。反之，也有相反的报告，即饥饿时反而发病率增高。

有人认为患者血清总蛋白及白蛋白量减少，而α-球蛋白及β-球蛋白增加。国内刘承煌等曾对100例银屑病患者进行了血清蛋白的检查，发现血清蛋白值降低者为58%，其中白蛋白/球蛋白比值倒置者为30%，γ-球蛋白升高者为78.6%，在检查的病例中肝功能不良者占61.3%。所以他们认为蛋白质代谢异常是由于肝脏机能不全影响白蛋白在肝脏内的合成，否认银屑病是由于蛋白质代谢障碍所引起。

有文献报道，寻常型银屑病患者皮肤损害活动期尿中白蛋白和IgG显著高于正常人，皮肤损害处于进行期明显高于静止期，皮疹退行期尿白蛋白和IgG含量显著低于进行期，而皮疹复发时又显著增高，提示尿白蛋白和IgG检测可早期发现银屑病的肾脏改变。尿白蛋白和血清白蛋白之间的显著负相关关系（$r=0.8762$，$P<0.01$），可以解释银屑病患者血清白蛋白低下的原因。

银屑病皮损部位有大量增生或生长的细胞，Weinstein等观察的活动性银屑病损害中含硫低下的透明角质颗粒消失，而当病情缓解时它们又迅速出现，故认为银屑病损害部位的生化特征是表皮中DNA合成增加。细胞生长加速，实质为核酸合成、蛋白质合成等控制障碍，从而导致蛋白质合成异常。Farber证实，在银屑病的不完全角化过程中核蛋白代谢异常，角质层内游离氨基酸减低，有粘多糖、游离胆碱和脂化胆碱蓄积。脱氧核糖核酸和核糖核酸蓄积，戊糖、膘呤、尿嘧啶和有机磷酸盐类也增加。Van Scott证实，银屑病表皮的每个单位皮肤表面的有丝分裂数为未受累皮肤的27倍。

曾有报道显示15%～47%的银屑病患者血清中尿酸增高，关节病型患者尤其如此。还有人发现银屑病皮损处对细胞增殖起重要作用的聚胺（腐胺、精脒和精胺）含量比非皮损处高，后者又比正常表皮中高。在银屑病患者的血及尿中的聚胺含量也比正常人高，但聚胺的异常不会是银屑病皮肤的原发性缺陷，因为聚胺的改变也见于某些其他的表皮增生性疾病。然而，聚胺作为银屑病中的细胞控制因子可能具有重要性。

丝聚合蛋白作为上皮细胞的一种结构蛋白，参与角质形成细胞终末分化时细胞间交叉联结膜的形成，因而被认为是角质形成细胞分化标志物之一。有学者利用免疫组化技术原位探测正常人和银屑病皮损处丝聚合蛋白的分布，结果为正常人的丝聚合蛋白分布于颗粒层细胞间，银屑病皮损处丝聚合蛋白的范围和程度均明显强于正常人。丝聚合蛋白的功能虽然还不十分明确，但是，该蛋白在角质形成细胞终末分化时，参与在转谷酰胺酶作用下细胞间交叉联结包膜形成，在上皮细胞间微丝蛋白网的聚集过程中起重要作用。针对银屑病皮损的丝聚合蛋白表达明确增强，并过早地被启动，提示它与银屑病的角质形成细胞异常增殖有关。

据文献报道银屑病患者血清中本周蛋白（BJP）含量明显高于正常人，进行期较静止期更显著，并且其升降与病情轻重密切相关。BJP是一种物理性质不平常的尿蛋白，它具有随温度的变化而发生凝溶现象的特性，在60℃以下沉淀。BJP存在于正常的骨髓内，一般认为它的产生与白细胞有关，正常人尿中无此种物质，在某些癌肿患者尿中可见到。银屑病患者的血清中BJP值升高与表皮细胞分裂过快的确切关系，尚待进一步深入探讨。

最近有学者研究了热休克蛋白的HSP_{27}和HSP_{70}与银屑病发生的关系。热休克蛋白广泛存在于自然界原核、真核细胞中，是一族进化上高度保守的蛋白质，在正常细胞中即呈基础表达，执行一系列基本的生理功能，在不利的应激条件下表达增高，参与细胞的损伤和修复，发挥应激保护作用。HSP_s还具有协同免疫的功能，在感染免疫、肿瘤免疫及自身免疫中均有重要的作用。该学者研究的结果为HSP_{27}在正常人皮肤呈基础表达，从基底层到颗粒层表达逐渐增强，角质层和真皮无表达；银屑病非皮损区表达情况与正常皮肤相同；在银屑病皮损区表达为阴性。HSP_{70}在正常人皮肤呈均匀的表皮全层表达，角质层和真皮无表达；在银屑病非皮损区与正常皮肤表达一致；银屑病皮损中表皮细胞和真皮细胞均无表达。说明在银屑病皮损中，表皮抗应激能力低下，HSP_{27}和HSP_{70}表达消失，失去其应激保护能力而出现银屑病皮损。

第四节　维生素代谢

国内外曾报道银屑病患者血清中维生素A含量明显降低，而且活动期患者较非活动期患者血清维生素A含量减低更为明显，且与皮损面积间无相关性。曾有人指出本病患者血清中维生素B_1、维生素C和维生素E等含量降低，但临床中应用这些维生素治疗，疗效尚难肯定。

银屑病患者的皮损和血清中的叶酸含量均较正常者为低。由于叶酸为合成DNA所必须，患银屑病时，表皮细胞分裂代谢加快，在患者皮损内DNA合成均较正常人增加，所以叶酸的用量会显著增多，以致患者血清和皮肤内的叶酸含量都会降低。实验证实，叶酸缺乏机制不是吸收不良或丢失过多，而是由于用量增多。所以本病患者的血清及皮肤中叶酸含量减少不是本病的发病病因，而仅是患病后所引起的一种现象。

皮肤与维生素D的代谢有密切关系，紫外线对人类皮肤的照射是维持其有效浓度的一个重要因素。维生素D_3约占维生素D类代谢产物的一半以上，其前体物为7-脱氢胆固醇。皮肤经紫外线照射后，形成前维生素D再进一步转变为有立体结构变化的维生素D，再经肝脏及肾脏中羟化，最后生成骨化三醇（$1.25-[OH]_2D_3$）。近年来在人类角质形成细胞的培养中发现1α-羟化酶，它是合成活性维生素D_3的关键酶。骨化三醇是维生素D_3的一种最重要的活性代谢产物，是钙调节激素，也调节着表皮细胞向终末期分化，抑制角质形成细胞的增殖。自从有人报道银屑病的特征是表皮角质形成细胞异常增殖以来，所有依据均提示活性维生素D_3直接参与银屑病损害的发生。在活性维生素D_3治疗寻常型银屑病的研究中，治疗前后的血清骨化三醇水平和健康人对照无明显差异，而在弥漫性损害的病例中，血清骨化三醇浓度明显低于正常人。因此，确认了在银屑病的皮损中活性维生素D_3的代谢异常。

第五节　无机盐与微量元素

银屑病的发生与微量元素缺乏有关。最近南通医学院附属医院皮肤科符梅、张振楷对60例银屑病患者进行血清硒（Se）、血浆谷胱甘肽过氧化物酶（GSH-PX）、过氧化脂质（LPO）进行了检测，结果为银屑病患者的血清硒（Se）明显低于对照组，血浆GSH-PX活力低于对照组，LPO值明显高于对照组。硒是硒依赖谷胱甘肽过氧化物酶的有效部分，含硒的GSH-PX具有强的抗氧化能力，可促进体内过氧化物的还原和分解，稳定细胞膜，清除氧自由基。LPO是氧自由基引起的脂质过氧化反应的产物，其水平也可反映体内氧自由基的含量。山东德州市人民医院皮肤科管雪峰认为：硒作为GSH-PX的活性中心，可增强GSH-PX和超氧化物歧化酶（SOD）的活性，并通过该酶抑制脂质过氧化反应对质膜的破坏，清除氧自由墓，利于银屑病皮损恢复。他们在给70例患者进行常规治疗的同时，给予补硒治疗，大大提高了治疗效果。

有学者利用原子吸收光谱法对110例健康者及55例银屑病患者头发中钙、镁、铜、锌、铁、铬、镍、锶、锰、铅10种元素进行了对比测定，结果为银屑病患者发内镁、镍、钙、锶4种元素均值显著高于正常对照组，而锌则显著低于正常对照组。银屑病患者发内钙、镁、锌的含量与正常人有显著差异，说明患者体内钙、镁、锌的代谢有紊乱现象。镍及其化合物对机体致癌、致突变作用亦有报道，国内报道癌肿病人发中镍偏高，而银屑病患者组发中镍也偏高，且癌肿病人癌细胞增生甚快，与银屑病患者皮肤表皮细胞高速增生很相似。总之，银屑病患者发中镁、镍、钙含量高于正常对照组，而锌显著低于正常对照组，与以往有关恶性肿瘤患者体内这些元素变化的结果相似。

在核酸代谢中的许多酶如DNA聚合酶、RNA聚合酶和逆转录酶以及基因表达的调节蛋白的生理活性都依赖锌，细胞内的锌含量对核酸的生物合成、DNA结构以及基因的表达有着直接的影响。锌促进了细胞的分裂增殖，而银屑病患者表皮细胞的过度增殖消耗了一定的含锌酶，使得患者体内锌含量低于正常人，锌的降低又影响了表皮的正常角化，引起角化不全，因此，认为银屑病的病理改变与体内锌代谢异常有关。

在正常角化过程中，包括硫氢基经氧化转变为二硫键的过程。有人认为银屑病病人的角质层中硫氢基含量增多，很可能因银屑病的角质层形成过速，硫氢基来不及氧化或因在其氧化过程中发生障碍所致。

在无机盐代谢方面，有学者报道银屑病患者的血清铜值于本病进行期，锌值于进行期和静止期均减低，钙值亦较低，而硒及铁值均明显升高。各型银屑病都表现出钙代谢紊乱，据报道，Von-Zunbush型脓疱型银屑病常伴有低钙血症，也有因甲状旁腺功能低下而并发银屑病的报告。而纠正血清钙后，银屑病损害有明显改善。因此，在探讨银屑病的病因时，有必要对患者内环境做深入研究。

第六节　酶的异常

有人曾报告过正常人的表皮内有4种与辅酶Ⅱ相结合的枸橼酸脱氢酶，而在银屑病患者的皮损内则缺少其中的两种，待皮损治愈后，则又重新出现。至于这4种酶的功能尚不清楚，它主要存在于线粒体与细胞浆内，在三羧酸循环中参与细胞形成三磷酸腺苷（ATP），以供给能量，或对表皮的成熟及角化形成有一定关系。有人发现在银屑病患者表皮内蛋白酶水平有显著的改变，其蛋白水解酶有可能使该病的表皮周转加快和多形核白细胞积聚。有人研究了银屑病患者血液内某些氧化还原酶的变化，其结果为乳酸脱氢酶和细胞色素氧化酶活性增高，琥珀酸脱氢酶活性降低。国内报道在寻常型银屑病患者的血清中单胺氧化酶明显降低，而5-核苷酸酶、核糖核酸酶及尿N-乙酰β胺基葡萄糖苷酶均明显升高。有人指出，银屑病患者表皮细胞内的磷酸化酶活性降低，从而影响糖原的代谢。银屑病患者表皮细胞的胞质原（Plasminogen）激活剂水平升高，它能把胞质原转变成具有活性的蛋白分解酶即胞质素（P1asmin）。这些蛋白酶在细胞的激活、分化、逃避接触抑制方面起作用。银屑病表皮内也含有另一种丝氨酸（Serine）蛋白酶，通过依赖C_3补体成分，这种酶能够导致动物的颗粒细胞聚集，因而这种酶可以在表皮中产生嗜中性白细胞趋化因子补体成分C_{3a}，反过来诱导嗜中性白细胞浸润。蛋白酶活性可以被蛋白酶抑制剂所控制，在血液中，主要的此种抑制剂是α1-抑胰蛋白酶（α1-antitrypsin）活性，它是一种急性期的类反应蛋白，重型银屑病患者有升高的α1-抑胰蛋白酶表型变体。这些发现表明，这种抑蛋白酶，通过控制角蛋白（Proteolytic）活性，可以调节增殖反应的强度。

有人发现银屑病患者表皮内蛋白酶水平有明显改变，其蛋白水解酶可能使该病的表皮周转加快和多形核白细胞聚集。

蛋白激酶C（PKC）是一种钙离子活化磷脂依赖性蛋白激酶，广泛参与细胞信息传递、分泌、离子通道调节、细胞增殖及分化等一系列与生命现象密切相关的过程。因此，有关PKC的研究也成为有关银屑病研究的热点之一。有学者发现银屑病的皮损和非皮损区的皮肤PKC的活性均明显高于正常人，认为PKC信号转导的调节异常在本病的发病中有一定作用。

银屑病外观正常皮肤及皮损处可见酸件磷酸酶增多、芳基硫酸脂酶活性较高，提示表皮中酸性水解酶增加，或溶酶体膜的变化引起其所含酶的释放。皮损的表皮细胞内磷酸化酶活性降低，影响糖原的代谢。另外，有人在银屑病皮损处检测到补体分解产物C_{5a}和阴离子中性粒细胞活化多肽（ANAP），并发现这两种物质可导致β-葡萄糖醛酸酶释放，可能参与了本病某个发病环节。

有学者研究了银屑病患者血液内某些氧化还原酶的变化，其结果为乳酸脱氢酶和细胞色素氧化酶活性增高。有文献报道银屑病患者全血和皮肤中谷胱甘肽过氧化物酶（GSH—PX）活力均低于正常人，尤其是皮肤中的GSH-PX活力降低更明显，可能与银屑病发病有关。

还有学者发现银屑病皮损中Ⅰ型转谷氨酰胺酶过早、过度表达，参与了本病的角质形成细胞的异常增殖。也有学者研究了寻常型银屑病和红皮病型银屑病患者血清的超氧化物歧化酶（SOD）水平，发现患者的血清SOD水平明显低于正常人，并且，红皮病型较寻常型表现突出。因此，认为银屑病存在着超氧自由基参与的损伤。

磷脂酶A_2（PLA_2）的活性与本病皮损部表皮花生四烯酸的异常蓄积有关，据测定，皮损部和非皮损部的PLA_2活性都比正常表皮增加约2倍，但也有人报告，非皮损部还要高些。据报道，磷脂酰肌醇特异的磷脂酶（PLC）活性在本病皮损部和非皮损部分别比正常表皮增加19%和47%，因此，花生四烯酸通过PLC的作用而导致异常蓄积的可能性是存在的。

（杨笑玲）

第六章　临床表现

第一节　寻常型银屑病

一、皮损特征和自觉症状

银屑病的发病率在世界各地差异很大，与种族、地理位置、环境等因素有关。自然人群发病率为0.1%～3%，我国为0.123%，患者多为青壮年，男女差别不大。本病病程慢性，可以是几个月到终身，可自愈，但易复发。多数患者冬季复发或加重，夏季缓解。银屑病的自觉症状可以有不同程度的瘙痒，但是全身情况不受影响。

寻常型银屑病为临床最多见的一型，大多急性发病。典型寻常性银屑病的特征性皮肤损害为：初起一般为炎性的红色丘疹或斑丘疹，常为“橙红色”，约粟粒到绿豆大小，以后则逐渐扩展或融合成为棕红色或暗红色斑块，边缘清楚，容易触及，常发生在上肢和躯干部。斑块的大小不等，直径从1厘米到几个厘米，形状可以是圆形或不规则形，数量不等，当多发的时候，常常表现为对称性，在小腿和骶部的皮肤损害常融合形成大的皮损。银屑病斑块性损害的周围可伴有清楚的炎性带或淡色晕等围绕，此晕约0.2 cm～0.5 cm宽，称woronoff环，该处皮肤外观正常，但皮肤毛细血管已弯曲，对紫外线和红斑反应均明显减弱。皮损处出汗减少，皮损消退后仍持续一个时期而不能立即恢复。

皮肤损害表面脱屑的量是不等的，它可以是蜡样黄色或橙黄褐色。相似的色泽也可以出现在指甲部位，但是大多数银屑病都有非常明显的特征：表面覆盖多层干燥的鳞屑，该鳞屑疏松易剥脱，呈云母状，可伴有皮损增厚。当轻轻地刮除银屑病皮损表面的鳞屑，而渐露出光滑的、有光泽的、淡红色发亮的半透明的薄膜，这是表皮内的棘细胞层，称薄膜现象。再刮除薄膜，即到达真皮乳头层的顶部，此处的毛细血管若被刮破，则出现散在的小出血点，称点状出血或奥斯匹兹现象（Auspitzsign），即Auspitz征。这种云母状银白色鳞屑、发亮薄膜和点状出血现象是本病特有的3大临床特征。

Koebner现象也称为Koebner反应或同形反应，约38%～76%的银屑病患者在外伤后7～14日发生Koebner现象，尤其是在银屑病进行期或皮肤损害非常广泛的严重银屑病患者较多发生，同时这种现象多见于幼年发病和早期接受各种治疗的患者。外伤导致发生银屑病的多见于青年人和运动员，其皮肤损害首先出现在外伤局部，以后可发展到其他部位。

二、皮损部位和病程

银屑病的皮肤损害可发生于全身各处，以头皮和四肢伸侧多见，其好发部位依次为头皮、肘部、膝部、间擦部位，有研究曾表明头皮和肘、膝的表皮增殖率较高。指（趾）甲和黏膜亦可被侵，少数可见腋窝及腹股沟皮肤皱褶部，间擦部位的银屑病可能是继发于皮肤菌群反诱导的浸渍或炎症性刺激。通常掌跖很少见，常对称分布，亦有少数只局限于某一部位者。由于损害部位不同，其临床表现各有特点。

银屑病的病程不定，经过缓慢，有的自幼发病，持续十余年或数十年，甚至迁延终生，易反复发作，亦有少数治愈后再不复发者。银屑病通常加重和缓解交替进行，但其加重和缓解周期的时间和原因尚不清楚。有几项问卷调查显示36%～55%的银屑病患者可缓解1～54年。银屑病通常开始于头皮和肘伸面并可不定期地局限于这些部位或完全消失、复发或扩展到其他部位。Farber回顾性调查表明29%的患者银屑病可自然消退，64%～75%的患者随着时间推移，疾病减轻或维持稳定，其余25%～36%病情加重。至于未治疗的皮肤损害随着时间的推移而出现的变化，应当考虑到诱发因素如季节感染、紧张和外伤等对自然病程的影响。大部分病人冬季症状加重或复发，至春、夏季减轻或消失，称为冬季型银屑病；少数病人的症状是夏季加重，而冬季减轻或消失，称为夏季型银屑病；更有少数病人因经过多种药物治疗或病程较久，其发病的季节往往不明显。银屑病病程一般分为3期：

1.进行期：新皮疹不断出现，旧皮疹不断扩大，鳞屑厚积。炎症明显，周围有炎性红晕，痒感显著。患者皮肤敏感性高，在此期间，如外伤、摩擦、注射或针刺正常皮肤后，常可在该处发生皮疹，这种现象称“同形反应”（koebner现象）。

2.静止期：病情保持在静止阶段，基本无新疹出现，旧疹也不见消退。

3.退行期：炎症浸润逐渐消退，鳞屑减少，皮疹缩小变平，周围出现浅色晕，最后遗留暂时性色素减退的银屑病白斑，亦有出现色素沉着者，而达临床痊愈。消退部位一般先自躯干及上肢开始，而头部及下肢皮损往往顽固，因而迁延较久迟迟不能消退。

第二节　脓疱型银屑病

脓疱型银屑病多由寻常型银屑病外用刺激性药物、系统使用糖皮质激素、免疫抑制剂过程中突然停药以及感染、精神压力等诱发，临床上较少见，约占银屑病病人的0.77%。临床上以无菌性脓疱，病理显示表皮上部中性白细胞聚集形成大的海绵状脓疱为特征的一组红斑鳞屑脓疱性疾病统称为脓疱型银屑病，一般分为限局型和泛发型脓疱型银屑病。限局型银屑病有4型，即掌跖脓疱型银屑病、肢端脓疱型银屑病、限局性脓疱型银屑病和环状脓疱型银屑病。泛发性脓疱型银屑病有3型，即泛发性脓疱型银屑病、泛发性连续性肢端皮炎和疱疹样脓疱病。

一、限局型脓疱型银屑病

（一）掌跖脓疱病（PPP）

掌跖脓疱型银屑病（PPP）又称掌跖银屑病性脓疱病（Barber型），主要见于40～60岁的成人，女性略多于男性，儿童罕见，无种族、地理和职业上的区别。皮损常对称发生于掌跖，也可以扩展到指（趾）背侧，其中手掌的大鱼际区域是最易发生的部位，指趾端少见。基本损害是限局的边界不清的红色鳞屑性斑块基础上的角层下或表皮内的针头到粟粒大小的无菌性脓疱或水疱，后者常于几小时内迅速变为脓疱，新鲜时呈黄色，以后变为棕黄色或暗褐色，经2～3日至2周，脓疱即干燥结痂、变成褐色鳞屑，刮除鳞屑，而表现出暗红色光滑面。继之新的成簇脓疱又相继出现。往往最常发生在斑块的边缘，亦可发生在正常皮肤上，但常很快被红斑和鳞屑围绕。脓疱反复发生，以致同一斑块上可见脓疱和结痂等不同时期的损害，皮损有疼痛和瘙痒。病情稳定时足跖以潮红脱屑为主，有时干裂疼痛，但常呈周期性急性发作，如此反复不断。日久掌跖皮肤增厚、发红，表面有大量鳞屑脱落，酷似寻常型银屑病。

本病亦可有低热、头痛、食欲不振及全身不适等症状，指（趾）甲可常被侵犯，产生变形、浑浊、肥厚，并有不规则的嵴状隆起，严重者甲下可有脓液积聚。在身体的其他部位可有银屑病皮损，常伴有沟状舌，病人一般情况良好。其病情顽固、反复发作，对一般治疗反应不佳。

（二）肢端脓疱型银屑病

肢端脓疱型银屑病又称连续性肢端皮炎，是一种始发于指趾端的慢性过程的、以无菌性脓疱为特征的并限局于手足的疾病，好发于中年人，女性多见，常见创伤或限局性感染后发病。损害初发于一个指或趾的末节背侧皮肤，尤其是甲周围，可停留在初发部位或缓慢发展，逐渐向近端蔓延或在数日至1～2年后其他指、趾相继受累，并扩展到掌、趾、手足背、腕、肘部甚至泛发全身。原发疹是小水疱和无菌性脓疱，数日后脓疱干涸结痂或鳞屑、剥离鳞屑或痂皮、留有淡红色的表面光滑的皮损。脓疱可反复出现，常伴有甲病变，甲床和甲基质的脓疱形成，导致甲变形、萎缩或分离、脱落。指、趾骨自远端开始的骨溶解、偶尔症状明显的滑膜炎可见于末端甚至近端指、趾间关节。本病可持续数年，老年患者常转变为泛发性脓疱型银屑病，患者常伴有沟状舌或地图舌，大面积皮损且病情活动时可有灼热、灼痛感、并可有寒战、发热、肝脾肿大、白细胞增高等。

（三）限局性脓疱型银屑病

限局性脓疱型银屑病一般是由寻常型银屑病发展而来，患者常由于某些刺激，如局部不合适的外用药物，导致在一个或数个红色斑块基础上出现无菌性脓疱。

（四）环状脓疱型银屑病

环状脓疱型银屑病一般是泛发的，但是有的病例也可为限局型。

二、泛发性脓疱型银屑病

泛发性脓疱型银屑病较少见，被认为是最严重类型的银屑病。临床上分3型，它们的共同特点是：①基本损害是针头至绿豆大小的浅表性无菌性脓疱，脓疱多在红斑基础上发生，可彼此融合成为脓湖；②病程慢性，反复发作，在急性发作时患者有高热、寒战、周身不适等全身症状；③此型常伴有口腔损害，如沟状舌、地图舌，舌症状与皮疹及全身症状一致。

（一）急性泛发性脓疱型银屑病（Von Zumbusch型）

急性泛发性脓疱型银屑病（Von Zumbusch型）较少见，约占银屑病患者的0.18%～0.56%。中年男性多见，约70%在25岁以下发病。发病方式有两种：①先有寻常型银屑病，数年后因妊娠、感染、皮质类固醇外用等因素影响发展而成；②寻常型银屑病起病较迟，常不典型，呈肢端或屈侧型，此型可很快自行发展成全身泛发性脓疱型银屑病。

本病的特点是发病突然，在甲周、掌跖和银屑病斑块内形成脓疱。在出现脓疱前1～2日可有发热、乏力、关节痛和烧灼感等前驱症状，继之进入发疹期。全身性皮疹出现之前，在屈曲处发生红斑。接着出现全身性红斑，或寻常型银屑病的斑块突然发红，继以红斑基础上很快出现2 mm～3 mm大小的黄色浅表性脓疱，或原正常皮肤处亦可发红、有脓疱产生，24小时内寻常型损害的中央部位亦有脓疱，有的脓疱融合成1 cm～2 cm的“脓湖”或“脓池”。脓疱可以局限于普通银屑病基础上，也可以在环状红斑样损害的边缘或红皮病样损害基础上形成脓疱或脓湖，皮肤变得干燥和敏感。皮损可进行性加剧，病人有明显的瘙痒和严重的烧灼感，使患者非常不适，有发热和恶臭。小脓疱干涸后，在淡红棕色、有光泽的表面上结成黄棕色痂，有些损害呈寻常型银屑病的典型斑片。

本病急性期时一般治疗效果不佳，严重者可以影响生命。其并发症有：①患者在发病期间常伴有甲、舌和口腔病变，表现为甲增厚和甲分离等，唇有红色鳞屑，口腔和舌有表浅性溃疡或沟状舌、地图舌等；②出现低蛋白血症，可能是由于急性发病期间，大量的血浆蛋白丢失进入组织中所致，另外，白蛋白的半衰期缩短到4日（正常是11～12日）；③由于大量的血浆蛋白的丢失而导致的低钙血症；④继发的血容量减少可以导致肾小管的急性坏死；⑤可能是由于低血容量、中毒和药物等原因导致肝功能异常和黄疸；⑥小腿的深静脉血栓形成导致肺栓塞；⑦大约有1/3左右的病人伴有炎症性多发性关节炎；⑧极少数病人伴有皮肤淀粉样变。

（二）妊娠期泛发性脓疱型银屑病或疱疹样脓疱病

妊娠期泛发性脓疱型银屑病与疱疹样脓疱病这两个名称是否属于同一个本质，迄今尚有争论。其特点是发生在妊娠中、晚期，有时在产褥期，怀孕6个月以前很少发病，病程可持续至婴儿出生和生后几个星期。也有的患者在两次妊娠之间发生，临床特征与急性或亚急性泛发性脓疱型银屑病相似，皮损常开始于腹股沟等身体的屈侧，数分钟内，在红斑性皮损基础上出现广泛的脓疱，有对称的趋势，甚至可有增殖性损害。而患者先前无银屑病的病史，因此，又称为泛发性脓疱型银屑病的发疹型。有的病例，可因手术后甲状旁腺功能低下所致低钙血症后发生，但亦可无任何原因而发病。皮损可呈环状或地图状，因此临床上酷似角层下脓疱病。皮损消退后留有红褐色色素沉着，患者的舌等口腔黏膜甚至食道黏膜都可被侵犯。

患者在发病前1～2日和发病期间全身症状较严重，可有谵妄、腹泻、呕吐和手足抽搐等症状，可因心力衰竭、体温调节障碍或肾功能衰竭而死亡。如果本病持续而使胎盘功能不全，可导致死产、新生儿死亡或胎儿畸形。

（三）儿童和青少年泛发性脓疱型银屑病

各种脓疱型银屑病在儿童期都是非常罕见的，有学者研究了114例脓疱型银屑病患者，只有5例儿童。本病多发生于2～10岁的儿童，全身症状轻微或缺如，并且有自然缓解的趋势，预后良好。大约1/3的患儿呈脂溢性皮炎样或尿布皮炎样损害。较多见的是Zumbusch型，但是也有环形。Zumbusch型常表现出中毒性红斑或红皮病样损害的背景，并且病情发展迅速。青年的泛发性脓疱型银屑病的病情经过类似成年人。

（四）泛发性连续性肢端皮炎

泛发性连续性肢端皮炎又称肢端型泛发性脓疱型银屑病，为限局性连续性肢端皮炎的泛发形式，皮损除了在指、趾远端外还泛发全身，病程长者指、趾皮肤可发生萎缩，指、趾甲可永久性脱落。

（五）环状泛发性脓疱型银屑病

环状泛发性脓疱型银屑病是一种急性泛发性脓疱型银屑病，但是也有亚急性或慢性的。红斑自中心迅速扩展类似离心性环状红斑，脓疱发生在红斑的活动性损害的边缘。在慢性损害的过程中，陈旧的干涸脱屑性皮损和新的皮损同时可见。有学者认为复发性环状红斑可能是它的一个变异形式，实验室检查可见白细胞增多、血沉快，病程可在数周内缓解，恢复原来寻常型银屑病状态。但大多数呈周期性反复发作，也可发展为红皮病，有些病例可因虚弱和继发性感染而死亡。

第三节　关节病型银屑病

所谓关节病型银屑病，即是指有银屑病的皮肤损害伴脊椎关节炎和血清类风湿因子阴性或伴有指甲病变的一组疾病，称之为关节病型银屑病，又名银屑病样关节炎。据统计，银屑病患者关节炎的发生率的5%～7%，明显高于一般人群的0.1%～2.8%，是正常人的2～3倍，其性别男女比是3：1。关节病变的发病年龄一般在40～60岁，儿童和少年的关节病型银屑病非常少见，以青壮年多见。据Nobol报告，本病发病率约占银屑病患者的1%。

关节病型银屑病除有银屑病损害外，还有类风湿性关节炎的症状，其关节症状往往与皮肤症状同时出现、加重或减轻。约65%的患者常常继发于银屑病或银屑病多次发病之后在症状恶化时而发生关节改变。16%的病例与脓疱型银屑病或红皮病型银屑病并发，约10%～19%的病例银屑病发生在关节炎之后。这种关节炎可同时发生于大小关节，亦可见于脊柱，但以手、腕及足等小关节为多见，尤以指（趾）关节特别是指（趾）末端关节受累更为普遍。受累关节可红肿、疼痛，重者大关节可以积液，附近皮肤也常红肿，关节活动渐受限制，长久以后，关节可以强直。有的患者血沉可增快，并可伴有发热等全身症状。皮疹往往为急性进行期状态，多半为广泛分布的蛎壳状银屑病。病程慢性，往往经年累月而不易治愈。极少数病人急速发展成严重关节畸形，并且银屑病的严重性和关节炎之间也存在着相关性，严重的银屑病患者其关节炎的发生率可高达25%～40%。一项前瞻性研究发现艾滋病患者伴银屑病表现较重，其银屑病伴关节炎或伴有银屑病皮损的Reiter综合征发病率>30%。银屑病伴有的类风湿性关节炎多见于乳胶试验阴性关节炎，其临床表现为：①远端型：以远端指、趾间关节炎为仅有或特殊的临床表现、手足的远端1个或数个不对称的指、趾间关节呈香肠样的肿胀、疼痛，关节的活动受限制，重者大关节可以积液，附近皮肤也常红肿，长久以后关节畸形，常从足趾开始，以后累及其他关节，常伴有甲营养不良；②毁形性关节炎：多侵犯手、足多个小关节以及脊柱和骶髂关节，特征是进行性关节旁侵蚀，以至骨溶解，伴有或不伴有骨质性关节强硬，酷似神经病变性关节病，为无痛性。此型银屑病常严重而广泛，常为脓疱型或红皮病型；③关节炎表现：呈现类风湿性关节炎样常见的临床症状，如晨起僵硬、近端手指关节梭形肿胀、向尺侧倾斜、类风湿性小结节和血清中类风湿因子阴性。与类风湿相比，本病较轻，损害不对称，脊柱损害多见，女性好发；④强直性脊柱炎：累及脊椎和（或）骶髂关节，但有时也可同时伴有周围关节炎，脊椎受累的症状有背痛、骶髂痛、腰活动受限、腰脊椎前凸丧失、胸膨胀减少和颈活动受限。

银屑病脊椎炎与一般强直性脊椎炎不同之处在于：①虽有肯定的放射学改变，但主观症状和客观体征极轻微或缺如；②在没有骶髂关节炎的情况下可发生韧带骨赘；③韧带骨赘为非边缘性和不对称性，而在一般强直性脊椎炎中为对称性和边缘性。

X线的变化与类风湿性关节炎相似，但常累及远端指间关节、骶髂关节。常见的X线表现为：受累关节边缘有轻度肥大性改变，无普遍脱钙，骨破坏位于1个或数个远侧指关节，表现为软骨消失、关节面侵蚀、关节间隙变窄、软组织肿胀、骨质稀疏和囊状改变等。部分病人表现为类风湿性关节炎的X线改变，但类风湿因子阴性，有的患者可有发热和血沉增快等临床表现。

一、关节表现

常呈现风湿病样的多关节炎，但类风湿因子阴性、无皮下结节。受累关节以肢端小关节多见，少数患者大小关节同时受累，并可累及脊柱、骶髂关节。病变关节急性期表现为红、肿、热、痛，慢性期常见明显关节肿胀、皮肤发红，严重者累及大关节时可伴有关节积液。在晚期，病变关节活动渐受限制，日久可发生强直畸形，严重影响关节功能，甚至残废，但一般较类风湿性关节炎为轻，关节疼痛不如类风湿性关节炎显著，晨僵也不多见。本病按关节症状表现差异可分为周围性关节炎和中枢性关节炎：

（一）周围性关节炎

临床上把周围性关节炎分为5型：

1. 典型银屑病性关节炎型：主要累及远端指（趾）关节，临床上不多见。

2. 致残性关节炎型：是较严重畸形的关节炎，侵犯手、足、脊柱和其他部位的多个小关节。伴发的银屑病皮损常严重而广泛，常呈脓疱型和红皮病型，严重病例可发生关节强直和溶骨。

3. 对称性关节炎型：与类风湿性关节炎相似，但病情较轻，类风湿因子阴性，无皮下结节。

4. 少关节炎型：是银屑病关节炎中最常见的一种类型，占70%。表现为非对称性，通常为个别近端关节和远端指（趾）关节、掌指关节受累，末端和近端指（趾）关节炎与个别手指或足趾屈肌腱鞘炎使指（趾）呈腊肠状，因此一般认为非对称性少（单）关节受累是银屑病性关节炎的最常见的特征性表现。

5. 周围关节炎合并强直性脊柱炎或骶髂关节炎。此外，大关节如腕、膝、踝或肩关节受累也并不少见，这些大关节可单独受累，也可合并小关节同时受累、大关节受累常出现关节腔积液。

（二）中枢性

又称强直性脊柱炎型。在病程中大多出现强直性脊柱炎或髂髋关节炎，也称银屑病性脊柱炎。其临床症状较强直性脊柱炎为轻，少数患者不一定出现临床症状。本类患者在银屑病性关节炎中约占10%。

二、腱鞘炎和肌肉与腱在骨起止点处的病变

腱鞘炎、指（趾）炎和肌肉与腱在骨起止点处的病变是银屑病性关节炎和其他脊柱关节病的标记，而在类风湿性关节炎则无此改变。肌肉与腱在骨起止点处的病变的表现难以捉摸，容易被忽略，有时仅表现为非特异性足痛，而非主要用于出现“网球肘”或孤立的胫骨后肌腱炎。肌肉与腱在骨起止点的病变常分布广泛和对称，这一点可与易混淆的外伤后腱损伤相鉴别。

病程和预后：与类风湿性关节炎相比较，银屑病关节炎患者的症状较轻，研究发现，发病8年后仅36%的类风湿性关行炎患者能胜任工作，而银屑病性关节炎患者69%仍有工作能力。尽管银屑病关节炎症状较轻，但仍有1/5的患者严重丧失活动能力。

银屑病性关节炎外周关节炎的特点是非对称性关节受累，同时存在关节强直、骨膜新骨形成、不同关节受侵蚀和骨质溶解以及具诊断意义的远端指（趾）间关节受累，常表现为受累关节边缘有轻度肥大性改变，无普遍脱钙。骨破坏位于一个或数个远侧指关节，近侧指关节受累很少或无改变。关节面受侵蚀，关节腔狭窄，关节内和关节周围积液，少数可见似杯中笔（pencil in cup）状畸形，这是由于近端骨头部呈锥状骨溶解，远端骨头部新骨形成是基底部扩大所致。约5%银屑病性关节炎可以有骨溶解，这也是一种独特的表现，但有时也可在严重类风湿性关节炎和神经病性关节炎中出现，同样指（趾）尖特别是拇趾尖的骨质溶解和侵蚀亦具特征性。纵轴受累常见于颈部和脊柱上部，可见散在的缘下骨赘和骨突或齿样侵蚀，但未见脊椎骨成直角以及韧带钙化。非对称性骶髂关节炎很常见，可以用CT扫描来确诊。Wight归纳本病的X线征象特征有：①末端指（趾）关节损害，有末节指（趾）骨近端侵蚀和膨大变化；②末节指（趾）骨发生骨质疏松；③形如“杯中

笔”的残毁性关节炎；④小关节炎；⑤骶髂关节炎。

关节病型银屑病的X线表现为受累关节边缘有轻度肥大性改变，无普遍脱钙。骨破坏常累及近端小关节，远端大关节很少受累或无改变，常见的X线征象分为萎缩期、破坏期、增生期和关节僵硬期。早期为骨质疏松性萎缩性关节炎，继而受累的骨密度增加、软骨消失、关节面侵蚀、关节间隙变窄、指骨萎缩、软组织肿胀、骨质稀疏和囊状改变。严重者骨端破坏，致使骨萎缩而变尖细，或增生和关节僵硬。关节病型银屑病可以分为很多型，有人分为远端型、类风湿样、毁形性。远端型关节病型银屑病的骨破坏位于一个或数个远端指关节，关节红肿畸形；类风湿样关节病型银屑病可侵犯膝、肘、腕、踝等大关节，和类风湿性关节炎无法区别；毁形性关节病型银屑病的病情一般较重，皮疹分布广泛，往往是脓疱性或渗出性泛发性损害，部分病例X线检查可呈现类风湿性关节炎改变，但是血清类风湿因子阴性。

第四节　红皮病型银屑病

亦称银屑病性红皮病和剥脱性银屑病或银屑病性剥脱性皮炎，是较少见的一种严重的银屑病，约占银屑病病人的1%，多见于成人，极少累及儿童。它有两种发生的可能，一种是由慢性银屑病发展而成，皮肤损害为渐进性的鳞屑脱落，斑块性损害逐渐扩大到身体的大部分皮肤或几乎全部皮肤；另一种情况属于不稳定银屑病转变而成，可由于急性细菌或病毒感染、变态反应、用强烈刺激的外用药（如芥子气、焦油、水杨酸等）或UV照射等等。其他诱因还有如低钙血症、抗疟治疗和突然停用皮质类固醇。关节病性银屑病和脓疱性银屑病较易转为本型，这时银屑病本病的特征全部丢失，全身皮肤呈弥漫性侵犯，伴有严重的瘙痒。病程表现为延长和剧烈，常反复，严重患者可以有发热和衰竭，重者可以危及生命。

红皮病型银屑病常伴发热、畏寒、头痛不适等全身症状，尤以不稳定银屑病患者多见而严重，各处淋巴结可肿大、白细胞计数可增高。

本病临床表现为剥脱性皮炎。初起时，在原有皮损部位出现潮红，迅速扩大，最后全身皮肤呈弥漫性红色或暗红色，炎性浸润明显，表面附有大量麸皮样鳞屑，不断脱落，其间常伴有小片正常皮肤岛。发生在手足者，常呈整片的角质剥脱，指、趾甲混浊、肥厚、变形甚至引起甲剥离而脱落。口腔、咽部、鼻腔黏膜以及眼结膜均充血发红。

全身皮肤弥漫的红皮病性炎症导致一系列的代谢异常，如温度调节、血液动力学、肠的吸收功能、蛋白、水和其他物质的代谢异常。由于红皮病患者体表温度增加，导致机体血流动力学改变和产生热增加而干燥，使组织的分解代谢增加；又由于银屑病或红皮病的汗腺导管上皮受影响，导致皮肤表面血流动力学改变增高来调节体表温度。

由于皮肤血流增加导致血容积和心脏排除量均增加，如果这种情况持续可导致心血管系统病变，如高血压、心血管系统疾病或者贫血，尤其是老年人患者。

银屑病患者的皮肤损害丢失了大量的蛋白（角蛋白），同时也丢失了铁。突然发生的银屑病和蛋白质进一步的丢失导致肠病、心脏衰竭和低蛋白血症引起水肿；由于铁和蛋白质丢失导致贫血，同时维生素B12也减少。银屑病性红皮病的皮肤损害导致皮肤水分代谢异常，以至于尿量减少，如果水的吸收不足量可导致脱水。

第五节　特殊类型银屑病

一、头皮银屑病

头皮部位银屑病可单独发生于头皮，但大多数同时见于躯干及四肢。基本损害为边界清楚的红斑上覆盖着较厚的鳞屑或痂皮，有时融合成片，甚至满布头皮，鳞屑表面由于皮脂及灰尘相互混杂而呈污黄或灰黄色，但剥离后其间仍为银白色。皮损处头发由于厚积的鳞屑紧缩成簇而成束状，犹如毛笔，但毛发正常，无秃发，无折断脱落。皮损开始为点滴状损害上覆盖厚屑，散在分布于头皮，进一步发展成大小不等的斑块状。损害可扩展至前发际外，侵及前额数厘米，偶尔可见整个头皮有弥漫性干性脱屑性红斑。有时银白色鳞屑不明显，覆有黄色厚痂酷似脂溢性皮炎。

二、颜面银屑病

颜面银屑病在急性进行期，面部常可出现银屑病皮损，一般表现为点滴状，或指甲盖大小的浸润性红色丘疹或红斑，或斑丘疹，或呈脂溢性皮炎样，或呈蝶状酷似红斑狼疮。因每日洗面，故鳞屑不厚，薄屑或无屑。

三、掌跖银屑病

掌跖银屑病一般较少见，可与身体其他部位同时发生，亦可单独见于掌跖，与皮损局部物理或化学性损伤有关。临床表现为点滴状角化过度性损害，上覆白色或灰白色鳞屑，或为大小不一、边缘清楚的角化斑片，其中央较厚，边缘较薄，斑上可有点状白色鳞屑或点状凹陷，有时因皮损较厚而伴皲裂，有时可表现为弥漫性掌跖红斑角化症。

四、屈侧型银屑病

屈侧型银屑病又称皱襞部银屑病，约占本病的2.8%～6.0%，少数患者可累及腹股沟、腋窝、乳房下、会阴及其他皱襞部位。由于这些部位潮湿多汗及多摩擦，因此，皮损表现无鳞屑，呈湿润、浸渍和皲裂等湿疹样变化，而边缘清楚的光滑斑片仍是诊断依据之一。

五、黏膜银屑病

黏膜银屑病，临床上比较少见，约10.38%的银屑病患者有黏膜病变，常见于龟头和包皮内板、口唇、颊黏膜和眼结合膜等处，尚有报告见于尿道、膀胱等部位。发生于龟头和包皮内板者为边缘清楚的光滑干燥性红色斑片，刮之有白色鳞屑。口唇可有银白色鳞屑，颊黏膜、上腭、舌、硬腭、齿龈等处有灰黄色或灰白色或乳白色的丘疹或肥厚斑片，周围红晕，基底浸润，表面呈浸渍状，剥离后见有点状出血、露出鲜红色糜烂面。黏膜银屑病可单发，但是，大多数有其他部位的银屑病。

六、银屑病甲病或指（趾）甲银屑病

银屑病甲病或指（趾）甲银屑病具有特征性的表现，其发生率为30.35%～50.0%，手指甲比足趾更易受损，具有关节炎的患者甲病发生率为70%，脓疱型银屑病几乎都有甲侵犯。甲病变数目从1个到数个其至全部指（趾）甲受累，严重度亦轻重不一，最常见的是甲板的点状凹陷，甲板不平，同时失去光泽，有时甲板可出现纵峭、横沟、混浊或色泽改变、肥厚、甲下角化过度、游离端与甲床剥离或整个甲板畸形或缺如，有时呈甲癣样改变等。当皮肤损害被治疗好转后，这些特征有时或暂时消失。

七、毛囊性银屑病

毛囊性银屑病，临床罕见，常发生在典型银屑病损害之后，可有两种不同的临床类型：成人型主要见于妇女，毛囊性损害作为泛发性银屑病的一部分，对称分布于两股部；儿童型则见于非进行期银屑病患儿；毛囊性损害聚合形成非对称性斑块、好发于躯干和腋部。

八、点滴状银屑病

约有1.9%的患者表现为点滴状银屑病，常见于儿童或青年发生急性链球菌感染以后。皮肤损害表现为或多或少的小的红色丘疹或斑丘疹鳞屑性损害，发病初期有少量脱屑，为直径2mm到1cm的圆形或略椭圆形斑丘疹，点滴状散在分布于身体的各个部位，尤其是在躯干和双上肢的近端，足跖部位少见，但有时可在颜面、耳郭和头皮见到。面部的皮肤损害常常不典型，难于诊断或很快消失。早期的点滴型银屑病颜色变化不典型，诊断主要依靠链球菌感染的过程和脱屑性的皮疹等。

九、钱币状银屑病

如皮损较大呈圆形扁平斑片状，形如钱币，称为钱币状银屑病。若皮损继续扩大，临近的损害相互融合形成大片不规则地图状的损害，称地图状银屑病。如皮肤损害逐渐扩大，中央消退成环状或迂回弯曲成脑回状，称环状银屑病或回状银屑病。如损害分布较广，甚至波及全身，称泛发性银屑病。

十、扁平苔藓样银屑病

一些患者的银屑病皮损倾向于苔藓样改变，且许多单个的丘疹和小斑片有扁平苔藓的特征同时又像银屑病。受累部位多是扁平苔藓的好发部位，即股内侧、上肢和小腿。

十一、脂溢性银屑病

脂溢性银屑病患者皮损形态介于银屑病和脂溢性皮炎之间，呈黄红色，边界较不清晰，覆有油腻性鳞屑，常位于皮脂溢出部位（如鼻翼沟、眉部、头皮等处）。躯干部为暗红色毛囊性丘疹，以后可相融成图案性红斑鳞屑性损害或花瓣样斑块，周边覆有鳞屑。在皱褶区域的损害呈大片红色斑片。脂溢性银屑病损害可同时伴有典型的寻常型银屑病损害，也可不伴寻常型银屑病损害而单独存在。有时在头皮部初起酷似脂溢性皮炎，损害境界不甚清晰，但以后可发展为典型的银屑病损害。当脂溢性银屑病损害单独存在，不同时伴有寻常型损害时，此时在临床上不易与脂溢性皮炎鉴别，这就需要施行皮肤病理检查鉴别之，银屑病表皮内一般无海绵形成，而脂溢性皮炎则有海绵形成。

十二、湿疹样银屑病

湿疹样银屑病临床上有两种类型：一种表现为钱币状湿疹或慢性手部皮炎，数年后发展为典型的银屑病；另一种是银屑病患者身上同时有湿疹表现的损害，后者单独检查时不能诊断为银屑病。表现为钱币状湿疹者，用抗湿疹治疗或无效或停药后立即复发，临床疑为接触性皮炎，常对数种斑贴试验阳性者，以后再做斑贴试验则呈阴性反应，认为原先是假阳性，皮肤处于受激状态。这些病人做全身皮肤仔细检查时，若发现典型的头皮银屑病，或耳后耳道内边界清晰的红斑鳞屑性银屑病损害，或肛周银屑病，或指甲营养不良、点状凹陷时可诊断为湿疹样银屑病。湿疹样银屑病有原发性和继发性两种，前者湿疹样表现为银屑病皮肤变化的一部分、均为内源性，而后者则是在银屑病基础上受外界因素刺激所致，此外界因素通常为刺激物，也可能是变应原。

十三、肥厚型银屑病

肥厚型银屑病是因患者反复发作及经过多种治疗，皮损呈肥厚脱屑的暗红色的斑块，并互相融合为大片状、似皮革状或苔藓样改变，皮损常发生在背部、上肢、臀部或其他部位的一种银屑病。

十四、蛎壳状银屑病

蛎壳状银屑病是指病人的皮肤损害有糜烂和渗出，如湿润性湿疹干燥后形成的污褐色鳞屑和痂皮，并重叠堆积，状如蛎壳者，或表现为环状角化过度性损害，伴有表面凹陷类似牡蛎壳。

十五、疣状银屑病

疣状银屑病极为少见，一般在罹患银屑病数年以后发生，也称为斑块状角化过度性银屑病。其原因不明，可能是在外界因素（脓球菌感染、外用药使用不当等）影响下机体反应性发生变化之故。疣状损害一般在下肢，尤其是小腿，在其他部位（躯干、头皮等）有时也可见到，表现为扁平赘疣状、云母样、锥形的损害。除疣状损害之外，还有典型的寻常型损害，并伴有关节和指甲病变。

十六、光敏性银屑病

银屑病患者绝大多数是冬季型，即秋冬季节发病或加重，夏季减轻，照日光或人工紫外线后可使皮损好转或消退，但有少数病人是夏季型，于春夏季节发病或加重，冬季缓解，晒日光后发生光敏性银屑病。光敏性银屑病多发生在成年人，并且随着年龄增长有上升趋势。有的患者在发病时即为光敏性，但是大多数患者是在数年后产生光敏性。从曝晒到皮损发生的间隔时间一般是1～3日，皮损位于面部、小腿等暴露部位。

十七、大疱性银屑病

大疱性银屑病在银屑病急性进行期可见罕见大疱性损害，松弛性大疱也可见于全身性银屑病。

十八、尿布银屑病

尿布银屑病又称银屑病样尿布皮炎或婴儿银屑病，病因不清，可能是由于尿中的尿素分解而产生的氨类刺激皮肤所引起的变态反应，有学者认为与遗传素质有关。多在出生后数日至9个月发病，尤其是在2个月左右发病为多，无性别差异。臀部及股部等接触尿布的隆起部位首先发疹，腹股沟及臀部凹陷部位也可受累。损害大小不等，呈圆形、卵圆形或地图形暗红或红褐色斑块，可互相融合，边界较清楚，上覆有银白色层层堆积的细薄鳞屑，且以斑块的边缘较多，斑块的周围有卫星状粟粒至绿豆大小的银屑病丘疹。这种皮疹可蔓延至躯干及四肢近端，头皮也常受累，面、颈和腋窝也可累及。皮损广泛者可发展为红皮病，少数病人可有地图舌或指、趾甲呈点状凹陷或脊状隆起，一般无明显自觉症状。

十九、不稳定银屑病

不稳定银屑病是对本病发病过程的一种描述，例如，原来该患者的皮肤损害是处于一种稳定状态，由于某些原因的激惹，使皮肤损害急速转变为红皮病型或脓疱型银屑病。

第六节　银屑病合并系统损害

一、肝损害

可由某些药物引起，如甲氨蝶呤、白血宁、维A酸、PUVA等；也可由银屑病本身引起。Zachaie对47例应用甲氨蝶呤之前的银屑病患者和40例健康对照组做肝活检以及Nyfors等将123例银屑病应用甲氨蝶呤治疗前的肝活检与Hilden等的503例死于车祸者的肝活检比较，发现银屑病患者肝脏病理性改变更常见，主要为肝脂肪变性、门静脉周围炎和局灶性坏死。Misanek等也发现肝解毒功能低下与银屑病的病期长短及皮损面积大小有关，肝脏损害与银屑病的严重度有关。

二、眼病变

国外报道10%的银屑病患者有眼病变，其中在非寻常型发病率较高。眼病变与银屑病病程长短无关，与病情严重度有关，主要表现为鳞屑性睑缘炎、非特异性结膜炎，这是银屑病最常见病变。角膜可以有多种表现，如角膜—巩膜缘处上皮细胞聚集成结节状赘生物，绕以小片角膜混浊。结节表面可糜烂，角膜下部可有局灶性上皮下浸润，角膜中央可有角膜基质混浊，深部角膜混浊为永久性，但较浅的混浊随着银屑病缓解可消退。银屑病患者伴有晶状体混浊者约17%～23%，银屑病的虹膜睫状体炎发生率不高，但是与皮肤损害严重度一致。其他有待于进一步探讨的有银屑病与青光眼和视网膜病变的关系等。

三、胃肠道病变

银屑病可累及唇红部、舌、颊黏膜等口腔及上胃肠道，伴有吸收障碍，唇红部损害可由菲薄的银白色鳞屑或近口角部皮损蔓延所致。颊黏膜及上腭有灰黄色或白色环形斑片，上无鳞屑覆盖。口腔损害以红皮病型和泛发性脓疱型多见。1903年，Oppenheim首先报道口腔银屑病，1976年，Buchuer分析了100例寻常银屑病患者中地图舌占5%、裂纹舌占6%、口角炎占11%。袁氏等观察了185例寻常银屑病患者的口腔病变，除了口角炎、地图舌和裂纹舌以外还发现有口腔黏膜白斑和扁平苔藓，并且口腔银屑病的病理学改变与银屑病皮损相似。台北和平医院和台湾大学医院对银屑病患者行胃内窥镜检查，2/3以上患者在活动期有异常发现，以糜烂性胃炎为最常见，少数为肥厚性胃炎，当皮损消退时内镜发现亦好转。小肠功能测定D-木糖排泄和乳糖耐量试验，两者均异常。银屑病患者还可伴有Crohn's病和溃疡性结肠炎。

四、心血管系统损害

心血管系统是银屑病最常受累的系统之一。1985年上海市银屑病流行病学调查中发现，银屑病伴发高血压和冠心病的患者分别为配对的正常人群的15.4倍和11倍。银屑病患者的血小板聚集性增高，19.8%的银屑病患者的血胆固醇和6%患者的甘油三酯增高，有13.17%的银屑病患者伴有高血压，2.68%的银屑病患者伴冠心病和1/3的银屑病患者有心电图异常。因此，高脂血症、血浆血栓素B2和6-酮-前列腺素F1增高以及血小板聚集功能增高，是银屑病伴发心血管疾病的基础。

银屑病患者的微循环、血流变学和血液黏稠度等也会变化，这些变化均是银屑病患者心血管病变的病理生理学基础。

杨雪琴等通过对银屑病患者的心率变异性研究证明：①银屑病患者存在不同程度的副交感神经张力下降的特征，并与病情严重程度有关；②银屑病患者交感神经兴奋性不足，并与皮损面积有相关关系。

五、银屑病肾病

银屑病患者可有肾损害，见于咽部链球菌感染以后的急性点滴状银屑病患者，常伴有肾小球肾炎。有些播散性银屑病患者伴发肾小球膜毛细血管坏死和肾小球肾炎，急性脓疱型银屑病患者大量白蛋白丢失后的血容量减少，亦可导致肾功能衰竭。

国内外文献报道15例银屑病肾病，其中肾小球肾炎10例、肾病综合征5例。肾小球肾炎10例中经肾活检诊断为膜性肾病4例、IgA肾病1例、膜增殖性肾炎2例。各例均先发银屑病，肾损害发生在银屑病发展加重时，银屑病好转或痊愈时，肾病也随之好转或缓解。有学者检查了76例银屑病患者肾脏病变的尿中某些酶的活性，发现所有患者的肾小管上皮细胞浆的乳酸脱氢酶（LDH）和肾小管上皮膜结合的r谷胺酰转酞酶（r-GT）与碱性磷酸酶（ALP）以及溶酶体的N-乙酰葡萄糖胺酶（NAG）均高于正常组。银屑病患者易伴发肾脏损害的发病机制尚不清楚，可能银屑病和肾病两者均有免疫障碍为其共同的发病基础。

六、膀胱炎

个别银屑病患者伴有膀胱黏膜损害。

七、痛风

痛风是银屑病伴发的25种疾病之一。银屑病患者的平均血尿酸水平较高，在银屑病的早期没有影响，但是，当银屑病非常严重时，皮肤表面可有尿酸的沉积。

八、低钙血症

低钙血症最常见的是发生在脓疱型银屑病患者。已有文献报告银屑病患者有血清维生素A浓度下降、甲状旁腺激素水平降低。低钙血症是由于甲状旁腺激素水平低下或者使用皮质类固醇后或者脓疱型银屑病所致。

九、多软骨炎

据文献报道，大约25%的多软骨炎的患者伴有类风湿性关节炎、自身免疫性疾病和银屑病。

十、慢性复发性多发性骨髓炎

已有文献报道，儿童、青年的掌跖脓疱病和寻常型银屑病患者伴有慢性复发性多发性骨髓炎。这是一种少见的、自发性的骨病变，临床表现为局部疼痛和肿胀，X线证实没有炎症改变。有些患者的皮质类固醇治疗是有效的，预后较好。掌跖脓疱病或寻常型银屑病患者伴有慢性复发性多发性骨髓炎，可能是Sapho综合征（滑膜炎、痤疮、脓疱病、骨肥厚、骨炎综合征）的一种特型。

（杨淑芳）

第七章　银屑病实验室检查

第一节　银屑病的组织病理

一、寻常型银屑病

银屑病的组织象因损害发展的阶段不同而有相当大的差异，损害有下列数种：①最早期的发疹性损害，为1 mm大表面光滑的斑疹；②自然的鳞屑性斑疹或轻刮后有鳞屑的斑疹；③银屑病性斑块。

1. 早期表面光滑的斑疹

银屑病初期损害的组织象无诊断意义。常有角化不全、该区无颗粒层，表皮细胞增大并有增大的胞核及核仁。基底层和棘层的角质形成细胞之细胞间隙有灶性扩大，是由于以淋巴细胞和巨噬细胞为主的炎症细胞侵犯表皮所致，真皮上部可见淋巴细胞和巨噬细胞浸润，而以银屑病初发损害的中心区最为显著，有时仅侵犯2或3个乳头，值得注意的是早期没有嗜中性白细胞、真皮乳头水肿、毛细血管扩张。

2. 充分发展的点滴状损害

在充分发展的点滴状损害中表皮和真皮的变化常常很显著，借此可能诊断银屑病。可发生“喷射性乳头（Squirting Papillae）”现象：嗜中性白细胞间断性从乳头扩张的毛细血管排出并游入表皮的角化不全区，此角化不全区和嗜中性白细胞一起移动进入角质层。角化不全区是在不同时间形成的，散在分布于正型角化的角质层内，表现为角化不全小丘（Parakeratotic mounds）。一些角化不全的小丘的顶端可见退行性变的嗜中性白细胞，这些混有嗜中性白细胞的角化不全小丘，即Munro微脓肿的最早期表现。表皮的变化最初是灶性的，但以后互相融合，逐渐形成临床上的银屑病性斑块。

3. 银屑病性斑块的病理变化

充分发展的银屑病损害，在扩展着的斑块的边缘部最明显，其组织学特征有：①表皮突规则地向下延长，其下端增厚；②真皮乳头上延水肿；③乳头上方的基层变薄；④颗粒层消失；⑤角化不全；⑥可见微脓肿。

表皮突延长，下伸到一致的水平，形成规则的棘层肥厚，常呈杵状，即其上部细长，下部粗大。有时相邻的表皮突在其底部互相融合，有丝分裂的细胞数目增多。这不像在正常皮肤内丝状分裂仅限于基底层，而可扩展到基层上方两层细胞。

和表皮突延长及基底增厚一致，真皮乳头也延伸并呈杵状。毛细血管扩张迂曲，血管周围稀疏的炎症细胞浸润，常仅见单一核细胞，但在加重阶段可混杂有嗜中性白细胞。

乳头上方基层变薄，基层上部细胞内因有水肿而淡染。在角化不全的角质层底下的表皮细胞可混有嗜中性白细胞，形成小的Kogoj海绵状脓疱，对银屑病有诊断意义。在变性稀疏的表皮细胞构成的海绵状网架间隙中有嗜中性白细胞聚集，形成脓疱。

角层常见融合性角化不全及小灶性正型角化。透明角质颗粒的消失与角化不全的发生有直接关系，故表皮内呈广泛的颗粒层消失。但是，因为银屑病病程的活动性有起伏，结果可见角化不全层内混有正型角化及其下面发育完好的颗粒层。

Munro微脓肿位于角质层的角化不全区内，可见从真皮乳头扩张的毛细血管游走来的嗜中性白细胞的固缩核聚集。随着银屑病损害的老化，Munro微脓肿更少见，角化不全越来越轻。

乳头部的血管扭曲扩张，管壁轻度增厚，真皮上部有轻度到中度炎症细胞浸润。陈旧的损害，其浸润由淋巴细胞及组织细胞组成。早期损害中，可能还有中性白细胞，偶见有浆细胞及嗜酸性粒细胞。乳头部水肿，并向上伸长，呈杵状，其顶端的棘层变薄，仅留有2～3层细胞，该处常无颗粒细胞。因此，较易刮破乳头顶部的小血管，在临床上即有点状小血现象。

4. 急性进行期点滴状银屑病的病理变化

急性进行期点滴状银屑病皮疹的主要特点是：①真皮乳头毛细血管扩张、充血，达到乳头顶部，乳头轻度水肿，可见血管外红细胞；②真皮浅层血管及乳头毛细血管周围有淋巴细胞及中性粒细胞浸润；③表皮棘层轻度肥厚。由于表皮角质形成细胞生长加速，表皮细胞更新周期缩短，细胞来不及分化成熟，故出现角化不全，颗粒层则减少乃至消失；④中性粒细胞在表皮中浸润，中性粒细胞从真皮浅层血管及乳头毛细血管渗出，向上进入表皮后很快通过棘层而聚集粒层、角层下或角层内。在棘层的多数中性粒细胞散布于角质形成细胞膜所形成的海绵状网架中，称Kogoj海绵状脓疱。但更多的中性粒细胞聚集于角化不全的区域，称为Munro微脓肿。

5. 慢性静止期斑块状银屑病的病理变化

慢性静止期斑块状银屑病皮疹的特点是：①表皮棘层肥厚，表皮突呈规则性的下延，下延大致在同一水平，表皮突上部细、下部宽，呈棒槌状；②颗粒层明显减少乃至消失；③融合性角化不全，在角化不全中有时可见中性粒细胞及其固缩核的聚集，即Munro微脓肿；④真皮乳头中毛细血管扩张、迂曲，且一直向上达到乳头顶部，由于乳头上延，使乳头上方棘层变薄；⑤真皮浅层血管丛周围中度淋巴细胞及组织细胞浸润。

内此可见，银屑病的基本病理变化是真皮乳头毛细血管扩张迂曲，达到顶部；真皮浅层血管周围单一核浸润；表皮棘层肥厚，表皮突下延；真皮乳头上方棘层变薄，角化不全和颗粒层减少或消失。需要指出的是Munro微脓肿及Kogoj海绵状脓疱虽然是银屑病的特征性组织学改变，具有诊断意义，但不能认为这是必备改变。在静止期的斑丘疹或斑块性损害，处于消退期的皮损，常见不到Munro微脓肿和Kogoj海绵状脓疱。

二、关节病型银屑病

1.皮肤病理

关节病型银屑病皮损的组织病理学改变与寻常型银屑病相同。

2.关节炎病理

关节损害的组织可因患者年龄及病变范围有所不同，基本与类风湿性关节炎类似，但缺乏典型的类风湿性血管缚。典型改变为指（趾）骨溶解，系骨膜非炎症性增生而使骨皮质间断性丧失所致，同时可伴有成骨细胞活性增强而引起的新骨形成。但整个过程以溶骨为主，并以指（趾）关节为主。

三、脓疱型银屑病

所有类型的脓疱型银屑病的组织学特征均相似，于表皮内出现限局性脓疱。最早期的改变见于真皮，出现血管扩张及管周淋巴细胞浸润，24小时内表皮水肿、乳头内毛细血管周围的中性粒细胞开始向上方表皮移入，在变性及变薄的马尔匹基层上方角质形成细胞间隙内中性粒细胞聚集，形成海绵状脓疱（Kogoj海绵状脓疱），随着皮损成熟，脓疱中央的表皮细胞发生溶解，同时脓疱增多，最终随表皮向上移动，成为角层下脓疱，因此，脓疱开始为Kogoj海绵状脓疱，以后成为更大的Munro微脓肿。此外，典型的斑块状银屑病的组织学特征也见于脓疱型银屑病，包括角化不全、皮突延长、真皮乳头血管周围出现淋巴细胞或混合型炎细胞浸润。因脓疱形成快，表皮常无充足时间发展到寻常型银屑病那样厚，因此，见于斑块状银屑病的典型的棘层肥厚常不存在。

脓疱型银屑病的掌跖部皮损很早期即有海绵形成，真皮乳头顶部血管内的淋巴细胞移入到表皮下部。起初形成表皮内含有淋巴细胞的水疱，随水疱增大，最终发生大的单房性表皮内脓疱，腔内可见大量中性白细胞，脓疱周围的表皮（包括脓疱侧面、底部与顶部）也有小的海绵状脓疱，邻近脓疱的表皮常有角化过度及棘层肥厚。

限局型和泛发性脓疱型银屑病的共同组织病理学特点是在表皮内存在较大的脓疱，寻常型银屑病的Kogoj海绵状脓疱很小，而且仅见于早期活动性损害。脓疱型银屑病的kogoj海绵状脓疱的形成是由于中性粒细胞从真皮乳头毛细血管溢出后，向上进入棘层上部，并积聚于由变性的表皮细胞所形成的海绵状网架内。随着脓疱增大，在疱中央的表皮细胞完全解体，最终形成一个单房的大疱。然而在脓疱周围仍可见到由薄的表皮所形成的网架：当海绵状脓疱中的中性粒细胞向上移至角质层，核发生固绵，就形成了大的Munro脓疡。

脓疱型银屑病的组织病理学改变除了有大的Kogoj海绵状脓疱以外，表皮的其他改变与寻常型银屑病大致类似，包括角化不全、表皮突延长等。真皮上部有单一核细胞浸润，从毛细血管溢出的中性粒细胞自乳头进入表皮。口腔的沟纹舌和地图舌的基本病理改变与皮肤损害相同。

在恢复阶段的脓疱型银屑病组织病理学改变与寻常型银屑病相同。

四、红皮病型银屑病

除寻常型银屑病的病理特征外，红皮病型银屑病的变化与慢性皮炎相似。呈显著角化不全、颗粒层变薄或消失、棘层肥厚、表皮突延长，有明显的细胞内和细胞间水肿，但不形成水疱。真皮上部水肿，血管扩张充血、血管周围早期有中性白细胞和淋巴细胞浸润，晚期浸润多为淋巴细胞、组织细胞及浆细胞等。

虽然与银屑病相关的红皮病临床上不易与其他原因引起的红皮病相区别，但典型斑块型银屑病的组织学特征常见于红皮病型银屑病，包括角化不全、Munro微脓肿、棘层肥厚、真皮上部少许炎细胞浸润等。

红皮病型银屑病的组织病理学改变除了寻常型银屑病的基本特点，即角化不全、颗粒层减少或消失、棘层肥厚、表皮突下延和真皮乳头毛细血管迂曲扩张外，视导致红皮病的诱因、病期长短和瘙痒程度等还可表现为慢性皮炎湿疹的改变。如外用药不当诱发的红皮病，表皮中可见细胞间水肿即海绵形成病程长、搔抓剧烈的红皮病皮损有角化不全和角化过度、颗粒层存在、真皮乳头层胶原纤维红染增粗等改变，有时难与皮炎湿疹相鉴别，需要结合病史考虑，有的病例需待临床上出现典型银屑病皮肤损害后方可诊断。

第二节 银屑病的超微结构

一、表皮

基底层：细胞变化主要有细胞张力原纤维减少，且不正常集聚成束或呈不规则致密斑。线粒体数目增多，并常成堆分布，部分病例线粒体有肿胀现象。核糖蛋白体增多，呈分散分布。细胞间隙轻度增宽，细胞表面见有较多绒毛或突起伸入增宽之间隙。桥粒数目显著减少且致密板样结构缺乏张力原纤维附着。部分病例基底层细胞见有少数细胞胞浆内出现空泡、内质网扩张、核固缩或消失。细胞基底膜皱褶明显伸长呈长指状或棘状深入真皮、基底层细胞内及细胞间色素颗粒减少、基层细胞富有糖蛋白的表面膜几乎完全缺如、黏着性减少、Kogoj海绵状脓疱部位可见基层的最上部的退行性变与变扁平的角质形成细胞之间有嗜中性白细胞聚集。

基底膜：部分见有厚薄不均、增厚、分裂或变薄破裂、模糊不消等现象，个别的基底细胞之间出现明显的空隙。

棘层：上皮细胞核增大、核浆比例缩小，核的形状不规则，核膜有皱缩现象。部分核仁体积增大、数目增多：较多细胞核周围出现大小空泡且常将核挤压至一侧。线粒体、张力原纤维、内质网改变类似基底层细胞。细胞间隙增宽，桥粒减少明显、变性细胞多见，有的可见成片变性坏死而塌陷挤压在一起，此处往往可见到残留桥粒集中。棘层上皮细胞间可见到一些淋巴细胞浸润，并可见到类似Kogoj海绵体脓疱样改变。此处细胞变性溶解，有较多淋巴细胞浸润。

颗粒层细胞：角质透明颗粒量少、体积小，或不见透明角质颗粒，细胞器有融合不清现象。

角质层：角质层细胞内可见核的残迹和其他细胞器，角质层细胞浆内有脂滴，在一些银屑病的角质层细胞内仍保存有3层质膜，但很少见正常角质层的显著的边缘带。

二、真皮

真皮乳头毛细血管扩张，内皮变薄。在内皮细胞间有桥状窗孔（bridgedfenestration），表明毛细血管的渗透性明显增加。真皮有巨噬细胞、淋巴细胞及嗜中性白细胞浸润，在真皮—表皮交界处的基底膜可见大的间隙，炎症细胞通过该间隙进入表皮。

第三节　微循环障碍和血液流变学

根据组织病理学观察，银屑病最早的变化是血管，还发现活动性银屑病毛细血管的变化是由于内皮细胞增生新血管形成的结果。此外，随着分子生物学的进展，证实炎症性损害的发生需要各种细胞的相互作用，从白细胞游走到炎症部位，再通过内皮外渗到组织形成血管周围和细胞浸润的这一过程，都与一些细胞因子的分子—黏附分子有关。

一、银屑病病人皮肤微循环变化

（一）正常人皮肤微循环

正常人皮肤的微循环主要血管是真皮乳头下血管丛，由它的终末微动脉发出的毛细血管向上延伸，在乳头顶部形成发夹袢弯曲后下行与毛细血管后静脉相连接，即毛细血管袢，每一真皮乳头由一个毛细血管袢供血。正常皮肤处的毛细血管袢与表面垂直，而位于甲皱部的袢与表面平行。正常微血管分支走行循序渐进，血管边缘柔而圆滑，无局部畸形膨大或管腔狭窄及明显的扭曲缠绕、管壁完整，无破裂、出血和严重渗漏。

（二）银屑病病人的皮肤微循环变化

1. 银屑病病人皮肤微循环血管、淋巴管的形态学变化

①真皮乳头毛细血管袢扩张，形似血管瘤样或藕节样外观，袢顶部毛细血管通透性增高、扩张、延长、扭曲、缠绕成肾小球样，而被称为毛细血管球。甲皱部毛细血管袢则缩短、弯曲、不规则或伴有出血点；②电镜下可见毛细血管袢乳头内部由正常的动脉性毛细血管改变为静脉性毛细血管或具有移行区特征，管壁上有很多桥窗；③毛细血管内皮细胞增殖，内皮细胞核向腔内突出，细胞浆成一细带状。细胞之间连接减少或消失，在内皮细胞之间和内皮细胞中均可见到间隙存在，提示可能有内皮细胞损伤。Braverman 认为它可能代表银屑病病人血管的一种遗传性缺陷；④真皮下和真皮乳头淋巴管、毛细血管增生，并有显著扩张。真皮乳头内毛细淋巴管中常可见到红细胞，可能是从通透性增高的血管漏出到真皮的红细胞被淋巴管清除时进入的。

2. 皮肤血液流量及血液流变特性的变化

Ferguson 等和 Ascheim 等用 ^{131}I 的消除率来测定患者皮肤血流量，结果发现皮损处 ^{131}I 消除率较未受累皮肤高 2 倍。而 Klemp 等测定皮损处血流量较正常人高 10 倍，无皮损处较正常人高 2 倍，但也有报告用染料法测定皮损处血流量是减少的。

银屑病血液流变特性的研究结果报告也不完全一致，多数报告该病患者在高切变力及低切变力下全血黏度均增高。血浆比黏度、红细胞压积增高，红细胞电泳时间延长。鉴于红细胞是血液的主要有形成成分，因此微循环中的血液流变学特点主要集中反映在以红细胞为主的血细胞在微循环中的力学行为和表现，也与血细胞相互之间、血细胞与血管壁之间的相互作用及对血液本身的宏观流变性和黏性的影响有关。

Kumar等报告该病患者红细胞膜蛋白电泳显示，谱带2和3之间的区域与对照组比较具有显著差异。用^{32}P标记的ATP来检测膜蛋白的磷酸化，显示谱带2，2.9—3，4.1和4.5—4.8蛋白磷酸化，在cAMP存在或缺乏的情况下均较正常对照组显著减少。一般认为谱带2蛋白与细胞骨架蛋白、收缩蛋白相一致，而谱带3蛋白则与阴离子转运有关。因此红细胞膜蛋白的变化会影响到膜的特性和红细胞的变形能力，其他谱带蛋白的磷酸化对于红细胞膜的形状变化也起一定作用。

3. 血管调节功能的变化

klemp报告了对27例银屑病病人局部血流调节的研究结果，发现无论受累或未受累的皮肤，血管收缩反应均正常，但当患者抬高上肢至心脏水平以上40cm，上肢皮损处血流就增加2倍，而外观正常的皮肤处则无改变。这种反常的血管反应在用利多卡因阻断了神经和血管平滑肌功能后仍然出现，因而作者认为这是毛细血管形态学异常的结果，因为在毛细血管和乳头下静脉丛连接的流出门有异常阻塞，因此在肢体抬高后这种机械性阻塞突然减少，毛细血管和小静脉之间压力梯度下降，血流量就增加。

另外有学者研究银屑病患者血浆内皮素含量，结果为银屑病患者血浆内皮素含量明显高于正常人。最近发现培养的人类角质形成细胞有表达内皮素的mRNA，并且在角质形成细胞上清液中能释放免疫活性的内皮素。血管内皮细胞受损可分泌大量内皮素，另外许多因素都可以影响内皮素基因的表达，如表皮生长因子、肿瘤坏死因子、血管紧张素Ⅱ、血小板源生长因子、血栓素和内毒素等，缺血、缺氧等亦可使内皮素水平升高。有研究表明，内皮素具有生长因子样效应，还可促进钙离子内流，使细胞内钙离子浓度增加。内皮素作用于细胞膜受体，可激活磷脂酶C，产生1、4、5-三磷酸肌醇和甘油二酯，它们均参与细胞内信息传递，1、4、5-三磷酸肌醇导致钙离子从细胞内释放，甘油二酯酶可激活蛋白激酶C（PKC），以促进细胞增殖。内皮素还可以激活花生四烯酸，后者在银屑病的发病机理中起重要作用。

银屑病患者可表现为甲皱和外观正常皮肤的微循环障碍，银屑病患者血液流变学异常包括高、低切变全血黏度，高、低切变全血还原熟度和血浆动度都显著增高，纤维蛋白原含量也显著增高。上述变化与皮损面积和病程长短有关，治疗后原先异常的指标有正常化趋势。

二、银屑病患者的微循环变化与表皮增生

由于有基底膜将表皮与真皮分隔开来，因而表皮本身是一种无血管的组织。要维持表皮的正常形态和功能，获得足够的营养来源，表皮与真皮毛细血管之间需要一定的弥散距离。Tannock等观察到肿瘤细胞与离其最近的毛细血管的平均距离是100μ，Gray计算出大多数组织中氧的弥散距离是150μ。Van Scott等检查了各种角化上皮组织，发现角化现象出现在当细胞距离真皮乳头100μ或更远时。因此为了维持适当的组织氧气来源，表皮增生通常都是与毛细血管袢的延长相关，而毛细血管袢的延长，又是与真皮乳头的增长相平行。

银屑病病人皮损处表皮更换速度较正常人明显加快，在这种表皮细胞中代谢活动加速，耗氧量增加，因此该病患者出现上述血管变化。如毛细血管袢增生、延长、扭曲，管壁有多层结构的基底膜和桥粒的静脉性毛细血管或移行性毛细血管，取代袢乳头内部分的动脉毛细血管，内皮细胞之间间隙的出现等似乎都可认为是与表皮的营养物质需求量增加相一致。Magewski等证实活动期寻常型银屑病病人外周血单核细胞刺激鼠的皮肤血管生成能力显著提高，静止期显著降低，且来自活动期银屑病病人的血清可增强正常人淋巴细胞诱导的血管生成和内皮细胞的增生。其他如血液中缓激肽水平的增高、血液黏度增高、银屑病患者血浆因子Ⅷ相关抗原增高、进行期较退行期和静止期增高明显、皮损处血管周围肥大细胞数量明显增多等，均可引起血管改变。

（杨淑芳）

第八章　诊断及鉴别诊断

第一节　诊断标准

一、寻常型银屑病诊断标准

1. 起病缓慢，易于复发。有明显季节性，一般冬重夏轻。

2. 好发于头皮、四肢伸侧，以肘关节面多见，常泛发全身。

3. 部分病人可见指甲病变，轻者呈点状凹陷，重者甲板增厚，光泽消失。或可见于口腔、阴部黏膜。发于头皮者可见束状毛发。

4. 皮损初为针尖至扁豆大的炎性红色丘疹，常呈点滴状分布，迅速增大，表面覆盖银白色多层性鳞屑，状如云母。鳞屑剥离后，可见薄膜现象及筛状出血，基底浸润，可有同形反应。陈旧皮疹可呈钱币状、盘状、地图状等。

5. 组织病理检查显示表皮角化过度、角化不全。角层内有中性多形核白细胞堆积，棘层增厚。表皮突呈规则性向下延伸，真皮乳头水肿呈棒状，乳头内血管扩张，血管周围有炎性细胞浸润。

二、脓疱型银屑病的诊断

1. 病因不明，既往有寻常型银屑病病史，有外用刺激性药物、感染、应用糖皮质激素或免疫抑制剂过程中骤然停药等促发因素。

2. 发病急骤，可持续数日弛张性高热，伴全身不适、乏力及关节肿胀。

3. 全身各处均可发疹，但以褶皱部及四肢屈侧为多见，局限性多发于掌跖部位。有时甲床可出现小脓疱，甲板肥厚混浊甚至脱落。

4. 皮损为红斑基础上突然出现的黄白色无菌小脓疱，针头至粟粒大小，初为小片，以后融合成“脓湖”，数周内可弥漫性分布全身，皱襞部常出现擦烂、结痂，病程反反复复可达数月或更久。

5. 泛发性脓疱型银屑病常常并发肝、肾等系统损害，亦可因继发感染、电解质紊乱或衰竭而危及生命。脓疱干涸后，随即脱皮屑，皮屑脱落后又紧接起新的小脓疱。

6. 组织病理学特点是在表皮内形成Kogoj海绵状脓疱，其他改变与寻常型银屑病大致类似。

三、关节病型银屑病（PsA）

（一）Moll和Wright的诊断标准

1. 至少有1个关节炎并持续3个月以上；

2. 至少有银屑病皮损和（或）20个以上顶针样凹陷的指/趾甲改变或甲脱离；

3. 血清IgM型RF阴性（滴度<1:80）；

满足以上三条即可诊断为PsA。

（二）CASPAR的诊断标准

2006年银屑病关节炎的分类标准（CASPAR）发布以后得到改观。该标准依然简单，但实用，且具有良好的敏感性和特异性。

1. 主要标准：必须有炎性关节炎（关节炎、脊柱炎或肌腱端炎）。

2. 次要标准：（1）目前有银屑病或既往有银屑病史，或者有银屑病家族史；（2）由医生查体发现典型的银屑病指甲病变，包括：顶针样凹陷、甲脱离、甲下角化过度；（3）类风湿因子阴性；（4）指（趾）炎或既往有风湿病医生记录的指（趾）炎史；（5）手或足的普通放射线显示：远端指间关节有新骨形成，临近关节边缘的骨硬化，但不包括骨赘形成。

目前有银屑病为2分，其他特征均为1分。确定诊断：主要标准3分或以上。该标准的特异性为98.7%，敏感性为91.4%。从上述2个标准的内容对比可以看出CASPAR标准更细致全面，增加了脊柱炎、肌腱端炎、指（趾）炎等临床表现和X线的特殊表现条目。

（三）Bennett诊断标准

Bennett于1979年结合关节病型银屑病独特的临床、放射学特征，增加以滑液分析、滑膜组织为基础的2个诊断条件，提高了诊断的特异性。

1. 主要条件：（1）临床可见的银屑病（皮肤或指甲）；（2）至少1个关节疼痛、肿胀和（或）活动受限（经医师诊断并持续6周以上）。

2. 次要条件：（1）医师观察到至少1个或几个关节疼痛、肿胀和（或）活动受限；（2）远端指（趾）间关节炎性关节炎，如Bouchard's结节或Heberden's结节；（3）腊肠指（趾）；（4）手、足关节炎不对称受累；（5）无皮下结节；（6）血清类风湿因子阴性；（7）炎性关节液的C3或C4水平正常或升高，排除感染性关节炎及晶体关节炎；（8）滑膜活检显示为滑膜肥厚，以单核细胞浸润为主，排除肉芽肿或肿瘤；（9）X线检查显示外周小关节与骨质疏松相关的破坏，特别是侵蚀性骨关节炎；（10）中轴关节X线检查显示任意一条：骶髂关节炎、韧带钙化和脊柱旁骨化。

确定的银屑病关节炎：主要条件加6条次要条件；

很可能的银屑病关节炎：主要条件加4条次要条件；

可能的银屑病关节炎：主要条件加2条次要条件。

四、红皮病型银屑病

1.常因寻常型银屑病在急性期外用刺激性较强的药物诱发，或者大量应用皮质类固醇激素治疗停药后反跳，亦可见于全身脓疱型银屑病后期。

2.全身皮肤弥漫潮红、浸润，大量脱屑，其间常伴有小片正常皮岛。愈后常见小片寻常型银屑病样损害。

3.掌跖角化，甲板肥厚，失去光泽。

4.可伴随发热、畏寒、头痛、关节痛等全身症状。淋巴结肿大。

5.性质顽固，可迁延数月或更久，治愈后易复发。

6.组织病理除寻常型银屑病的病理特征外，其变化与慢性皮炎相似。

第二节　鉴别诊断

一、寻常型银屑病的鉴别

（一）脂溢性皮炎

脂溢性皮炎是一种好发于皮脂溢出部位的慢性皮炎，部分头皮脂溢性皮炎发病可能与卵圆形糠秕孢子菌有关。

【临床特征】

1.好发部位：好发于多脂、多毛部位，如头皮、面部、耳后、腋窝、上胸部、肩胛部等处。

2.皮损特征

（1）头部：轻型损害为片状灰白色糠秕样鳞屑，基底潮红，轻微瘙痒；重者为油腻性鳞屑性地图状斑片，伴渗出及结痂；严重者全头部被覆油腻性厚痂，并有臭味。可有脂溢性脱发。

（2）面部：黄红色斑片，额部可有灰白色鳞屑或黄痂，耳后可有黄厚痂或皲裂。鼻唇沟和鼻翼损害多呈暗红色油腻性斑片。

（3）躯干部：圆形、椭圆形或不整形的黄红色或淡红色油腻性斑片，境界清楚，可散在，亦可融合，或呈环状或多环状损害。

（4）腋窝及股沟黄红色鳞屑性斑片，可形成糜烂而类似湿疹。

3. 可因用药不当或其他刺激因素存在而发展成为红皮病。

4. 病程：呈慢性经过，可有不同程度瘙痒。

5. 组织病理：呈非特异性改变，表皮灶状角化不全，棘层中度肥厚，表皮突向下延伸，真皮非特异性炎症细胞浸润。

【鉴别要点】

1. 银屑病常分布于四肢的伸侧（特别在肘、膝的伸侧）和头皮，而脂溢性皮炎虽然头皮受累，也好发于眼眉、鼻唇沟、耳、胸部和屈曲处。

2. 银屑病的鳞屑是干性白色而有光泽，干性脂溢性皮炎鳞屑一般较薄而碎小，呈油腻状，带黄色、无光泽。

3. 刮除银屑病的鳞屑，有点状出血，而脂溢性皮炎则刮除后无点状出血。

4. 脂溢性皮炎的皮损边界不清楚，基底浸润不明显，毛发不呈束状，常合并有脱发。头皮银屑病可呈石棉样糠疹样表现，但治疗较顽固，且可伴有甲点状下凹等其他银屑病症状。

（二）玫瑰糠疹

玫瑰糠疹是一种自限性炎性皮肤病，主要损害为椭圆形玫瑰红色斑，覆有糠状鳞屑，好发于躯干和四肢近端。病因尚不明，多认为与病毒感染有关。

【临床特征】

1. 发病特点：发病年龄以10～40岁多见，春秋两季好发。

2. 前驱症状：少数病人在发疹前可出现全身不适、低热、头痛、咽痛、肌肉关节疼痛、颈部腋下淋巴结肿大等前驱症状，自然病程4～6周左右，可自愈。

3. 好发部位：皮损多在前胸、后背、腹部、颈部、四肢近端发生，向心性分布，极少能达到面部及手足部位。

4. 皮损特征：约1/2～2/3患者先在身体某一处出现一个或几个较大的近圆形或椭圆形的黄红色斑，边缘微微隆起，表面覆有干燥的淡黄褐色细薄鳞屑，称此为母斑。多数患者在此斑出现之后1～2周开始全身发疹，以后皮损不断出现，称之为继发斑或子斑。数目较多，散在或密集，皮损圆形、椭圆形，初起时皮损淡红色，以后可为玫瑰色、棕红色，中心略带黄褐色。皮损扩大后中央颜色变淡，出现细皱状或糠状鳞屑，随着皮损扩大鳞屑可脱落呈环状，边界清楚，周边略高起呈细微锯齿状。每个皮损的长轴排列方向与皮肤纹理相一致。损害大小不等，孤立存在互不融合。有时红斑浸润明显，鳞屑较厚，似如银屑病样表现。偶尔也可见在典型损害中出现多发性小水疱、脓疱或紫癜等多形态皮损，称炎症性玫瑰疹，仅有母斑而不出现子斑者，为顿挫型。

5. 自觉症状：本病多数不痒或稍痒，极少数患者可发生剧烈痒感。

6. 组织病理：表皮中度或灶性角化不全，棘层轻度肥厚，偶尔可见单核细胞进入表皮，出现细胞内水肿，少数有嗜中性粒细胞、嗜酸性粒细胞和组织细胞浸润。

【鉴别要点】

玫瑰糠疹好发于躯干四肢近端，为多数椭圆形的红色斑片，或橙红色或淡黄褐色，中心显示表皮萎缩和几乎看不出来的鳞屑，常为衣领型。出现先驱斑而发病，后起损害的长轴沿肋骨或皮纹方向排列，鳞屑细小而薄，Auspitz征阴性，病程仅数周，消退后不易复发。

（三）扁平苔藓

扁平苔藓是一种具有特征性的紫红色扁平丘疹、斑丘疹，表面覆有不易剥除的鳞屑，为基本损害的慢性、炎症型皮肤病。其发病机理不清，多认为与精神因素、感染和自身免疫有关，药物、遗传、慢性病灶和内分泌紊乱等因素也可能是致病原因。

【临床特征】

1. 发病年龄：好发于青壮年人，男女之间无差异。

2. 好发部位：可累及皮肤、黏膜、头发和指（趾）甲。发生在皮肤上的病变主要是在四肢，屈侧多于伸侧，尤以胫部屈侧、踝部周围和股内侧多见，其次为躯干，黏膜病变以口腔黏膜多见，有人认为约65%伴有口腔黏膜损害。此外，生殖器及肛门处黏膜也可受累。黏膜损害与皮肤损害可同时出现，亦可先可后，少数还可单有黏膜损害，而无皮肤损害。

3. 皮损特征：皮肤上的典型损害为稍高于皮面的扁平丘疹，粟粒大至绿豆大，多角形、圆形或类圆形，边界清楚，紫红、暗红、褐红或暗灰色，偶尔还可见轻度色素减退或色素沉着斑，也可能为正常肤色。皮损大小可相同，也可不一致，多密集分布，互相融合或大小不等、形状不一的斑片。丘疹中央稍有凹陷，表面有一层光亮的蜡样薄膜，亦可见到白色小斑点或细浅的网状白色条纹，称为Wickhan纹，还有的丘疹中央有明显角质栓，形如棘刺状，去除角质栓可见中央有脐窝样凹陷。

4. 口腔黏膜损害：为树枝状或网状的白色细纹，多出现在颊黏膜上，舌部可出现白色斑点、斑片、丘疹或斑块，舌乳头可见萎缩、充血、水肿，还可出现水疱、糜烂、溃疡、硬结等。口唇部受累可发生糜烂、渗液及明显的黏着性鳞屑，偶尔可能癌变，其他处黏膜受损形态基本上与口腔黏膜相似。

5. 皮肤附属器病变：头皮发疹时呈斑片状，局部萎缩，导致永久性脱发。甲发生病变者约为1%～16%，一些仅累及少数指（趾）甲，偶有全部受累者，病甲表现为纵嵴和横沟分离、脱落、甲下角化过度、甲板变薄，严重时甲板出现中线处甲裂、弥漫性萎缩，导致甲脱落，两侧甲皱相连形成甲翼状胬肉。

6. 自觉症状：多数出现明显瘙痒感，黏膜受累时多无自觉症状，也可有烧灼感或疼痛感。

7. 组织病理：示角化过度，颗粒层楔形增厚，基底细胞液化变性，真皮浅层呈带状炎细胞浸润。

【鉴别要点】

1. 典型的扁平苔藓的皮疹为紫红色的多角形扁平丘疹，密集成片或带状。

2. 扁平苔藓的鳞屑不是云母状的，鳞屑薄而紧贴，不易刮除，无薄膜现象及点状出血。

3. 扁平苔藓的皮疹表面有蜡样光泽，可见网状纹理（wickham纹），常有剧烈瘙痒。

4. 扁平苔藓患者的头皮几乎不受累，指、趾甲没有银屑病的凹窝，但呈纵的嵴状并增厚。

5. 组织病理有明显区别。

（四）副银屑病

副银屑病是一组较少见的慢性炎症性皮肤病，基本损害为红斑、丘疹、浸润、脱屑。病因尚不清楚，临床上分为4型，即点滴型、斑块型、苔藓样型与痘疮样型。

【临床特征】

1. 点滴型副银屑病：点滴型副银屑病又称慢性苔藓样糠疹，此型相对常见，好发于青春期前后，儿童或老年亦可见，初发损害为针头至米粒大红斑或扁平丘疹，逐渐增至甲盖大小，圆形或椭圆形，淡红色、黄色或红色，有轻度浸润，表面有少量黏着性细薄鳞屑，剥离后表面发亮，但无点状出血，3～4周后皮损可消退变平，遗留暂时性色素脱失斑。在旧疹消退同时还有新疹不断发出。皮损好发于躯干两侧及四肢近端，手足及颜面少见。病程缓慢，有短期自愈者，也有数年不愈者。自觉症状不明显，偶有瘙痒感。

2. 斑块型副银屑病：本型较少见，好发于中年人。皮损为界线清楚的斑片与斑块，硬币至手掌大小，数目不定，可互相融合，表面光滑，皮纹明显或有少量细薄鳞屑，剥除鳞屑无点状出血，久病之后可出现苔藓样肥厚或萎缩现象，呈皮肤异色症样表现。皮损好发于躯干部及四肢近端，黏膜不受侵犯。病程较长，冬季加重、夏季好转。自觉瘙痒或无自觉症状，一般不易自愈。可演变成蕈样肉芽肿。

3. 苔藓样副银屑病：本型极少见，皮损多为针头大至粟粒大圆形或椭圆形及多角形扁平丘疹，颜色初起为鲜红色，以后逐渐变为黄红、深红或紫红色，顶端有灰白色细薄黏着鳞屑，不易剥离，其表面有蜡样光泽，似扁平苔藓。有时病变处出现红色网状萎缩斑呈血管萎缩性皮肤异色症样表现。损害好发于躯干上部、颈部、小腿，极少见于颜面手足及头皮。病程缓慢，不易自愈，自觉症状缺如或轻度瘙痒，若出现剧痒，可能是向蕈样肉芽肿发展的先兆。

4. 痘疮样型副银屑病：又称急性痘疮样苔藓状糠疹，此型罕见，多见于青年，为一急件、亚急性、复发性丘疹水疱疹。有人认为是点滴型副银屑病的一种急性型。皮损为浅红色或红褐色，针头至绿豆大圆形丘疹、丘疱疹或脓疱疹，易坏死、出血及结痂，似如丘疹性坏死性结核疹样表现，有时皮损表面有鳞屑，偶尔还可出现水痘样水疱，部分皮损消退后可留下疤痕。皮损多突然出现在躯干、上肢屈侧及腋部，一般不累及掌跖和黏膜。病程长短不一，可短暂几个月自退，也可几年不愈。自觉症状不明显，可伴有乏力、发热、关节痛及淋巴结肿大。

组织病理：无特异性，一般呈慢性炎症改变，可见表皮角化不全，并有淋巴细胞性Munro假脓疡，棘层细胞间及细胞内有水肿，表皮可有坏死、糜烂或浅溃疡。真皮小血管周围有明显淋巴细胞浸润，可见管腔内充血、内皮细胞增生肿胀。还可见部分小血管壁增厚，管腔狭窄或梗死，红细胞外渗。

【鉴别要点】

皮损棕红色或橙褐色，鳞屑较薄，Auspitz征阴性，基底炎症轻微，发病部位不定，长期存在，多无自觉症状。银屑病与副银屑病的鉴别重点是点滴状银屑病与点滴状副银屑病的鉴别。

（五）慢性湿疹

湿疹是一种常见的皮肤病，是由多种内外因素引起的慢性炎症性皮肤病，临床主要特点为多种形态的皮损，有明显渗出倾向，瘙痒剧烈，常对称分布或泛发，病程长，迁延而慢性化，使患者经常遭受折磨而感到精神上的痛苦。慢性湿疹常由急性或亚急性湿疹处理不当转变而来，也可开始炎症反应不明显，因瘙痒而经常搔抓，或由于其他刺激，以致产生肥厚、浸润、苔藓样变而成慢性，但仍可伴有急性发作。

【临床特征】

1. 好发部位：可发生在任何部位，但病变较局限，常见于手、足、肘窝、腘窝、外阴及肛门等。

2. 皮损特征：多呈限局性，有浸润、肥厚、表面粗糙、苔藓样变及色素沉着。病变中心常有抓痕、血痂及点状渗出等。发生于手足部位时易发生皲裂。

3. 病程：慢性，时轻时重，常反复呈急性或亚急性发作。

4. 自觉症状：瘙痒剧烈，常为阵发性，以睡前或遇热时加重。

【鉴别要点】

湿疹也是经常容易误诊为银屑病的，临床上根据皮损的颜色、瘙痒程度、鳞屑和界限清楚提示银屑病的诊断。

1. 瘙痒程度：湿疹往往有剧烈瘙痒，银屑病不如湿疹痒剧。

2. 皮损表现：湿疹有皮肤浸润肥厚、苔藓样变及色素沉着等多形皮损同时存在。有急性发作病史，多为痂。银屑病皮损界清，干燥，多为云母状鳞屑，Auspltz征阳性。

3. 手掌部角化过度性湿疹应和银屑病相区别，前者腕部损害周围可有丘疱疹、水疱或湿润史；后者身体其他部位可有典型银屑病损害。

4. 组织病理：湿疹多为慢性皮炎表现，银屑病有其典型表现。

（六）慢性单纯性苔藓

慢性单纯性苔藓又称神经性皮炎，是一种慢性瘙痒性苔藓化皮肤病，病因尚不十分清楚，发病和神经精神因素有明显关系，如情绪波动、神经衰弱等。局部摩擦、搔抓、饮酒等可使本病加重或复发。皮肤苔藓样变，形成恶性循环，致使本病反复发作，不易治愈，是皮肤科常见、多发病。少数慢性肥厚斑块性银屑病须与本病鉴别，尤其是发生于头皮和肘部附近的皮损。

【临床特征】

1. 发病年龄：多见于青年或成年人。

2. 好发部位：损害范围不定，好发于颈部、肘部、骶尾、眼睑等部位，可分为限局性和泛发性神经性皮炎。

3. 皮损特征：初期仅有瘙痒而无皮损，搔抓或摩擦后，出现粟粒至绿豆大圆形或多角形扁平丘疹，密集成群或散在分布，正常皮色或淡褐色。因皮损瘙痒而反复搔抓可使局部皮损发生苔藓化、肥厚、皮纹加深，皮肤表面被互相交叉的皮纹划成很多斜方形、多角形或菱形小面，有鳞屑。

4. 皮损颜色：呈正常皮色，有时淡红或略带褐色或呈淡白色。

5. 病程：慢性经过，时轻时重，一般夏季加重、冬季缓解。

6. 自觉症状：常为阵发性剧烈瘙痒，夜间加重，泛发全身各处者，奇痒难忍，影响睡眠和工作。

【鉴别要点】

慢性单纯性苔藓的基本损害是单纯性苔藓样变为主，相对限局，鳞屑少而薄，Auspitz征阴性，瘙痒明显，停止强抓或经适当治疗后很快痊愈。但在肘部和胫前的皮损应与银屑病相鉴别，二者有时皮损十分相似。慢性单纯性苔藓的鳞屑非多层厚积，苔藓化明显，Auspitz征阴性，瘙痒剧烈；组织病理象呈角化过度，角化不全轻微，缺乏Munro微脓疡和Kogoj海绵状微脓疡。

（七）盘状红斑狼疮

盘状红斑狼疮（DLE）是一种皮肤型红斑狼疮，病情较轻，预后较好，较少侵犯内脏。

【临床特征】

1. 好发部位：皮损多见于面部，特别是两颊和鼻梁，也可发生于耳郭和头皮。发生于口唇处可形成灰白色糜烂或浅溃疡。

2. 皮损特征：皮损初发为一片或数片鲜红色斑，逐渐扩大成为斑片，边缘略高起，上覆黏着性鳞屑，鳞屑下有角质栓和扩大的毛孔。陈旧皮损中心萎缩，伴有毛细血管扩张及色素减退，而周围有色素沉着等。

3. 自觉症状：一般无全身和局部自觉症状，偶有局部灼热及痒感。

4. 常因日晒后加重或复发，病程慢性，持久不愈。极少数皮损可转化为鳞状细胞癌。

5. 组织病理：皮肤组织显示表皮角化过度，毛囊角栓，棘层萎缩，基底层液化变性，真皮上部胶原纤维水肿并有纤维蛋白样变性，血管及附件周围有淋巴细胞及少量组织细胞浸润。

6. 直接免疫荧光检查：50%～90%患者在真皮和表皮交界处可见IgG、IgM，补体C3呈带状沉积。

【鉴别要点】

颜面银屑病需与盘状红斑狼疮（DLE）鉴别。DLE的损害是散在的斑块，常发生在面部、头皮，皮损的表面覆有灰黄色黏着鳞屑，剥离鳞屑可见其下扩张的毛囊口，鳞屑底面有很多刺状角质突起，栓在毛囊口，这是由凸出的毛囊性所致。患处留有萎缩性瘢痕和脱发。

（八）亚急性皮肤型红斑狼疮（SCLE）

本病是以环形红斑或丘疹鳞屑性皮损为特征的红斑狼疮，常伴有轻度或中度全身症状，多见于中青年，男女比例约1∶3。

【临床特征】

1. 丘疹鳞屑型：初起为小丘疹逐渐扩大成斑块，附着少许鳞屑，可呈银屑病样或糠疹样，分布于颧、鼻、耳、胸背、上肢伸侧、手背等处。

2. 环形红斑型：初起为水肿性丘疹，逐渐向周围扩大，皮损中央消退，外周为轻度浸润的水肿性红斑，表面平滑或覆有少许鳞屑但无明显的毛囊口角栓，常呈环状、多环状或不规则形。愈后不留疤痕。皮损主要分布于面、耳、上胸背、肩和手背等处。

3. 常伴有不同程度的全身症状如关节酸痛、低热、乏力、肌痛等。光敏感现象也较常见。一般肾脏及中枢神经系统受损较少。

4. 免疫检查：抗核抗体检查阳性，抗Ro和抗La抗体阳性。

5. 皮损直接免疫荧光检查：基底膜带有IgG沉积，50%阳性。

6. 组织病理基本上与盘状红斑狼疮的组织病理检查相同。

【鉴别要点】

银屑病皮损有多层银白色鳞屑、薄膜现象和点状出血现象。组织病理检查有角化不全、颗粒层萎缩或消失。血象检查和免疫检查无异常，均可与之相鉴别。

（九）蕈样肉芽肿

蕈样肉芽肿是一种原发于皮肤的低度恶性的T淋巴细胞病。病因不明，可能与遗传、感染或接触化学物品有关。好发于中老年，但亦可见于青年。

【临床特征】

按临床发展中3个不同阶段的变化及相应的症状和体征，一般分为三期。

1.红斑期：有发热、关节疼痛、皮肤瘙痒等前驱症状。继而出现类似多种炎症性皮肤病的非特异性的皮损，表现为淡红色、扁平、鳞屑性斑片，类似银屑病、脂溢性皮炎或湿疹样损害，皮损可遍及全身，但以下肢、腰背、颈项部为多见。皮损较明显时，可以在一个病人身上同时存在多形皮损。多伴有持续存在、治疗不易缓解的顽固性瘙痒。此期可仅数月，也可长达30年，通常为2～5年。

2.斑块期：此期往往呈红色或暗红色不规则形隆起性斑块，表面紧张，光亮不平。可泛发全身，也仅限于原皮损的某处，可伴有丘疹或小结节，有时可破溃、渗液，偶可自行消退不留痕迹。浸润灶表面常见毛发脱落，不同斑块，甚至同一斑块的不同部位，其浸润程度常不相同。此期通常无明显瘙痒，可持续十多年不变，但一般于数月后即转入肿瘤期。

3.肿瘤期：通常在陈旧浸润性斑块的边缘或在外表正常的皮肤上逐渐或突然出现皮下结节，呈半球形，叶状或不规则，灰白色、黄红色或淡棕红色，大小不一，大者直径可达数厘米。肿瘤多见于面、背及四肢近端。一般无自觉症状，少数可破溃，引起局部剧痛，愈后留下萎缩性疤痕，伴色素沉着。

4.全身症状：晚期出现全身淋巴结、肝脾肿大，发热及全身肌肉关节酸痛，逐渐形成恶液质。全病程可达数年至二三十年。

5.组织病理：早期为非特异性炎症表现，无诊断意义。表皮内有散在单一核细胞，其周围常有一晕状透明间隙的亲表皮现象，真皮有组织细胞和淋巴细胞呈带状或双片状浸润，有MF细胞出现，其核大而深染，形状不规则。

（十）原发性皮肤淀粉样变

原发性皮肤淀粉样变是指组织病理见淀粉样蛋白沉积于正常皮肤中而不累及其他器官的一种慢性皮肤病。病因尚不清楚，许多细胞（如角质形成细胞、浆细胞、成纤维细胞、肥大细胞）和组织均可合成或衍化为淀粉样蛋白，后者形成后沉积于真皮乳头即可致病。

【临床特征】

根据临床特点可分为多种类型，以苔藓状淀粉样变最为常见。

1.多累及中年，两性均可受累，但以男性多见。

2.好发于双侧胫前，也可发生于臂外侧和腰背部。

3.早期皮损为针头大小褐色斑点，后逐渐增大形成半球形、圆锥形或多角形丘疹，直径约2 mm，质硬，正常皮色、淡红色或褐色，表面多光滑发亮，有时可见少许鳞屑、角化过度或粗糙。早期散在分布，后期密集成片但不融合，小腿和上背部皮损可沿皮纹方向呈念珠状排列。自觉剧烈瘙痒。

4.组织病理：真皮乳头处及真皮上部局灶性无定形淀粉样蛋白团块沉积，大小不等，半球形、圆锥形或带状。

【鉴别要点】

主要与胫前斑块状银屑病鉴别。主要根据胫前圆锥形或多角形丘疹，质硬，正常皮色、淡红色或褐色，表面角化过度或粗糙，有时融合成片或苔藓样变，有少许鳞屑、抓痕或血痂，无云母状鳞屑、点状出血及薄膜现象，病理局部有淀粉样物质沉积可以鉴别。

（十一）梅毒疹

梅毒是由苍白螺旋体感染所引起的一种性传播性疾病。几乎可侵犯全身各个器官，在临床上产生各种各样的症状和体征，也可以多年无症状而呈潜伏状态。本病主要通过性交传染，丘疹性二期梅毒疹有时需与银屑病鉴别。

【临床特征】

1.潜伏期：二期梅毒多在感染后7～10周或硬下疳后6～8周发病。

2.病史：有不洁性交史（或同性恋史），早期症状可有发热、乏力、关节痛、头痛、纳差等。

3.皮损特征：

①皮损多种多样，可有斑疹、丘疹、斑丘疹、鳞屑性丘疹、玫瑰糠疹样疹、蛎壳样疹及溃疡等皮损，皮损对称分布，面颈、躯干及四肢均可受累。

②于肛门、外生殖器等潮湿部位可出现扁平湿疣或湿丘疹。

③无自觉症状，皮疹可自行消退，遗留梅毒性白斑。

4.可有虫蚀状脱发，眼、骨关节、神经系统等损害。

5.暗视野显微镜检查：取斑丘疹、扁平湿疣或口腔黏膜分泌物，可见梅毒螺旋体。

6.螺旋体抗原血清试验呈阳性反应。

【鉴别要点】

1.二期梅毒疹通常有硬下疳史及不洁性交史。

2.皮疹多样，掌跖部的棕铜色脱屑性斑丘疹及肛周扁平湿疣具有特征性。丘疹性梅毒疹是由红铜色的丘疹组成或由斑疹发展而来的豌豆至指甲盖大小的浸润性斑片，常排列成各种图案形，境界明显，表面光滑或具有淡棕色稀疏的鳞屑，酷似银屑病。蛎壳样脓疱性梅毒疹的痂皮成层状，宛如蛎壳亦酷似蛎壳状银屑病。

3.梅毒疹常没有自觉症状，皮疹可自行消退。

4.梅毒血清学检查阳性。

二、脓疱型银屑病的鉴别

（一）掌跖脓疱病

掌跖脓疱病是发生在手掌和足跖的脓疱性皮肤病，反复发作、慢性经过，临床较常见，病因不明。本病可能是一种限局性脓疱型银屑病。

【临床特征】

1.好发部位：好发于掌。掌部好发于拇指、小指的掌面及手掌中央，跖部以足弓处最多见。

2.皮损特征：早期损害为皮肤角质层增厚，呈暗红色，有糠状鳞屑。皮损逐渐扩大，以后局部充血明显，常成批出现针尖大小深在水疱，伴有中等或严重瘙痒。水疱迅速变为脓疱。5～7天水疱、脓疱吸收，表皮增厚，变硬失去弹性，呈片状脱屑，中心固着，四周游离，中心和边缘发生皲裂，局部有疼痛感。表皮脱落后，下方有红色薄微的表皮，以后表皮下方又有水疱、脓疱，反复发作，缓解期长短不一。各种外界刺激（肥皂洗涤、外用刺激性药物）、夏季出汗增多、经前期、植物神经功能紊乱均可促使发生，并使症状恶化。

3.甲下反复起脓疱，甲表面有点状小凹及纵嵴，甲板混浊、肥厚、脱落或变形。

4.脓液细菌培养阴性。

5.组织病理表皮内单房脓疱，腔内有许多中性粒细胞，周围的表皮棘层肥厚，真皮内有淋巴细胞、单核细胞及中性粒细胞浸润。

【鉴别要点】

掌跖脓疱型银屑病与掌跖脓疱病都常在掌跖部发生脓疱，但前者除掌跖部有脓疱外，其他部位常有银屑病损害，病理表皮内有Kogoj海绵状脓疱，周围有银屑病病理改变。有学者认为本病与掌跖脓癌型银屑病属同一疾病。

（二）连续性肢端皮炎

连续性肢端皮炎为一种始发于手指、足趾的慢性、复发性、无菌性脓疱病，常在外伤后发病，呈慢性进行性病程。

【临床特征】

1.发病年龄：好发于中年人。

2.好发部位：好发于指、趾。多数有外伤史。

3.皮损特征：早期损害为化脓性甲沟炎，甲周及甲下发生脓疱，形成糜烂、结痂。不久又有新脓疱在原处发生，此起彼伏。病变逐渐向外扩展，小脓疱可排列呈环形。皮损可初发于指趾一侧，逐渐蔓延波及整个指趾、掌背及足背。病久后，指趾可萎缩、变细或末节缺失。指甲失去光泽，可变形、脱落。

4.黏膜损害：可侵犯口腔、鼻腔、外阴、尿道等处黏膜，有红斑、脓疱、糜烂或沟纹舌。

5.极少数病人可发展成泛发型。先有局部病灶，经过较长时间后四肢、躯干、外阴部、颈部、头面部出现红斑，表面有脓疱。患者伴发全身症状。其皮损与泛发型脓疱性银屑病及疱疹样脓疱病相似。

6.慢性经过，反复发作，局部有瘙痒、烧灼或疼痛感，少数伴发全身症状。

7.组织病理：表皮角化不全，棘层肥厚，表皮突延长，棘细胞上层可见Kogoj脓疱，疱内有中性粒细胞及变性上皮细胞。脓疱下方的真皮浅层毛细血管扩张，有炎性细胞浸润。

【鉴别要点】

掌跖脓疱型银屑病需与连续性肢端皮炎鉴别。后者在发病前多有指部外伤史，无银屑病史。常先于指部出现脓疱，然后向上蔓延，逐渐累及指（趾），很少延及肘关节以上，可侵犯口腔黏膜，自觉灼痛。组织病理显示表皮深部脓疱，真皮有淋巴细胞及单个核细胞浸润。

（三）疱疹样脓疱病

疱疹样脓疱病是一种无菌性脓疱病，常于妊娠后发病，分娩后能缓解，再次妊娠又可复发，但男性亦可发病。有人认为它是脓疱型银屑病的一种特殊类型，皮损为群集环形排列的小脓疱，愈后留有色素沉着，周围不断出现新脓疱，全身症状较重。

【临床特征】

1. 发病年龄：多见于中年孕妇的妊娠中期前后，非孕妇、男性及幼儿也可发病。

2. 好发部位：皮损常先发于腹股沟、腋窝、乳房下、脐部等处，以后泛发全身。

3. 皮损特征：皮损为红斑上发生针头至绿豆大小脓疱，可排列成环形、多环形，也可互相融合成“脓湖”。数日后脓疱干涸、结痂，但周围又有新疱。在摩擦部位，可形成糜烂面或增殖性病变，表面有黄绿色痂。皮损消退后可遗留棕红色色素沉着。舌、颊黏膜、食道、肠黏膜及生殖器黏膜可形成脓疱、糜烂，表面有薄黄痂，最后可出现沟纹舌。常有指甲变形，毛发脱落。

4. 自觉症状：轻度瘙痒、灼热及疼痛感。多伴有畏寒、高热、头痛、恶心、呕吐等全身症状。重者可出现肾炎、谵妄、昏迷及呼吸困难。

5. 孕妇常发生流产、死胎，婴儿出生数日后死亡。幸而治愈者，下次妊娠多再发。

6. 病程较长，反复发作，预后不良，死亡率较高。

7. 组织病理：表皮棘层增厚，内有海绵状脓疱，含有中性粒细胞、嗜酸性粒细胞及变性、坏死的表皮细胞。脓疱周围表皮细胞间水肿。真皮浅层小血管扩张，周围有淋巴细胞、嗜酸性及中性粒细胞浸润。

【鉴别要点】

疱疹样脓疱病通常发生于妊娠晚期，全身症状显著，脓疱主要发生于皱襞部位，临床和组织病理均无寻常型银屑病的改变。

（四）角层下脓疱病

角层下脓疱病是一种慢性复发性脓疱病，主要累及皱褶部及肢体屈侧，好发于中年妇女。病因不明。

【临床特征】

1. 好发部位：好发于腋下、腹股沟、乳房下、躯干及四肢近端屈侧，掌跖也可发病，不侵犯面部。

2. 皮损特征：早期损害为浅表性脓疱或开始为水疱很快变成脓疱，疱壁松弛，有时上部澄清，下部浑浊，呈半月状。疱周有红晕，脓疱分散或群集，也可呈环形或匍行性。数日后脓疱吸收或破裂，形成薄痂或叶状鳞屑，愈后遗留棕褐色色素沉着。发作与缓解交替，间隔数日或数周不等。口腔黏膜很少累及。

3. 自觉症状：轻度瘙痒，不伴有全身症状。

4. 组织病理：角层下脓疱，腔内有较多中性粒细胞，偶见嗜酸性粒细胞或见少数棘层松解细胞。疱下表皮有海绵形成。真皮上部血管周围有轻度炎性细胞浸润，主要是中性粒细胞和一些嗜酸性粒细胞。

【鉴别要点】

角层下脓疱病常见于中年妇女，皮损好发于腹股沟、腋窝、乳房、下腹及肢体近端，分布对称，以皱褶和屈侧为著，脓疱疱壁较为松弛，内容物呈半月状沉积，常呈环形或多环形排列，基底炎症较轻，患者全身状况良好，组织病理为角层下脓疱，缺乏寻常型银屑病的临床及病理表现。

（五）嗜酸性脓疱型毛囊炎

本病为反复发作的毛囊性、无菌性丘疹和脓疱，病因不明。

【临床特征】

1. 好发年龄：多见于男性青壮年。

2. 好发部位：好发于面、躯干及上肢伸侧。少数可泛发全身。

3. 皮损特征：皮损为毛囊性红色丘疹，顶端常有脓疱，周围有红晕，一般呈群集分布。病变有中心愈合而向四周扩延的倾向，境界清楚。部分病例掌跖部发疹，类似掌跖脓疱病。可合并湿疹、脂溢性皮炎或痤疮。

4. 自觉症状：皮损时轻度瘙痒，皮损加重时可伴有轻微乏力不适。

5. 病程：慢性，反复发作。

6. 周围血嗜酸性粒细胞增多。

7. 组织病理：示毛囊及血管周围可见嗜酸性粒细胞、中性粒细胞及单核细胞浸润。毛囊内可形成以嗜酸性粒细胞为主的脓肿。

【鉴别要点】

嗜酸性脓疱型毛囊炎好发于男性青壮年，皮损为脂溢部位的毛囊性丘疹、脓疱，自觉轻度瘙痒，没有全身症状。周围血嗜酸性粒细胞升高，病理示毛囊内形成脓肿，含较多嗜酸性粒细胞。无银屑病史及相应的临床表现。

三、红皮病型银屑病的鉴别

（一）毛发红糠疹

毛发红疹糠是一种慢性炎症性皮肤病，其基本损害为针头大毛囊性角化丘疹及播散性鳞屑性红斑，常伴有掌跖角化等。病因未明，儿童期发病多与常染色体显性遗传有关。

【临床特征】

1. 发病年龄：本病好发于儿童及青年，亦见于成年人，男性多于女性。有家族史，可见一家数代同患者。常在夏季加重，病程较长，易反复发作。

2. 好发部位：皮损多先从头面部开始，逐渐向躯干、四肢蔓延，常累及掌跖，尤以在手指第1～2节指背处可出现特征性皮损。还可出现指（趾）甲肥厚、甲分离、毛发稀疏等。

3. 皮损特征：早期出现在头皮处皮损为弥漫性浸润状，最早有糠状鳞屑，面部为潮红、脱屑，似如干性皮脂溢出，尤以鼻翼、前额、颊部明显。并于颈部、肩背及四肢伸面发生粟粒大小的毛囊性角化丘疹，呈红色或褐红色，顶端中央有角质栓塞和毳毛贯穿。病久后损害扩延，丘疹密集成斑片，其上覆有灰白色鳞屑，形成大小不等、基底发红、境界清楚的鳞屑性斑块，常对称性分布。损害发生于肘膝关节及手指第1～2节指背处毛囊角化性丘疹尤明显，角栓突出皮肤如棘刺状，触之有针扎感，对本病具有诊断意义。若成年人发病，开始全身大部分皮肤潮红，尤以面颈部明显，但在浸润间仍可见岛屿状正常皮肤。以后逐渐出现脱屑，皮肤干燥，毛囊角化丘疹减少，皮肤变为暗红色出现萎缩。发展成红皮病时与银屑病较难鉴别，毛发红糠疹引起的红皮病可有正常皮岛，有时在皮岛的周围有特征的毛囊角质栓。

4. 自觉症状：患者瘙痒轻重不同，掌跖头皮受损时可出现干燥及紧缩感，多年后还可出现肌无力和肌萎缩。

5. 组织病理：表皮明显角化过度，特别是在毛囊口处，有角质栓，其外周处可出现点状角化不全，颗粒层增生，棘层肥厚，基底细胞液化变性。真皮浅层血管慢性扩张，其周围有炎性细胞浸润。

【鉴别要点】

依据典型的毛囊角化性丘疹，尤其头、面、手指背面为毛囊性角化丘疹，似鸡皮疙瘩样，发生在第一指节伸侧的毛囊角化性丘疹为本病的特点，顶端有棘刺状角栓，融合成鳞屑状斑块，同时伴有掌跖角化，毛发稀疏，岛屿状正常皮肤，皮损分布对称等，结合无薄膜及点状出血现象，无银屑病病史及组织病理不难鉴别。

（二）剥脱性皮炎

剥脱性皮炎是一种以全身皮肤弥漫性潮红、浸润、肿胀、脱屑为特征的严重皮肤病，部分患者还可累及内脏器官，其发病因素可能是由于药物过敏（磺胺类、抗生素、镇静催眠药及重金属制剂等）、某些炎症性皮肤病处理不当（湿疹、皮炎等）、恶性肿瘤并发症（蕈样肉芽肿、白血病等）及各种不明原因而引起。

【临床特征】

1. 发病情况：发病急、病情较重，皮损似猩红热样或麻疹样，先在面颈部、躯干出现，2～3天内迅速波及全身。

2. 皮损表现为弥漫性潮红、肿胀、有渗液，在皮肤皱褶处及关节部位明显。随病情恢复，皮肤黏膜红肿消退，全身症状减轻，继之大量脱屑，呈糠秕状，片状手足套式剥脱，反复数次才能恢复正常，此时短痒明显，愈后皮肤上留下古铜色暂时性色素沉着斑。

3. 黏膜受累：出现眼结膜炎、眼睑缘炎、角膜炎疡等。口腔黏膜可红肿、疼痛或形成溃疡，伴有口角炎、唇炎。

4. 甲损害：指（趾）甲失去光泽，出现凹点、纵嵴、萎缩、反甲。

5. 全身表现：可出现水、电解质代谢紊乱、低蛋白血症、贫血，各种继发感染等并发症，严重者可导致死亡。

6. 组织病理：表皮角质层增厚和角化不全，颗粒层变薄或消失，棘层肥厚，细胞间及细胞外有水肿，可有海绵形成，偶尔出现小脓肿、溃疡或坏死。真皮中、上部血管扩张，其周围有多种炎性细胞浸润，偶尔血管内皮细胞有增生及管内血栓形成。

【鉴别要点】

红皮病型银屑病的临床表现亦为剥脱性皮炎，故需与其他原因引起的剥脱性皮炎相鉴别。红皮病型银屑病有银屑病史，一般是在银屑病急性进行期中因用药不当刺激后而引起，有时能找到个别残存的典型银屑病皮损，这对确诊银屑病型红皮病很有帮助。而其他原因引起的剥脱性皮炎，均可找到相应的病因。

1. 药物过敏所致红皮病：有服药史，常急性发病，开始可有红斑、水疱、糜烂或表皮松解，晚期皮肤潮红、落屑或手伴有袜套样脱皮，全身症状明显。

2. 皮炎湿疹引起红皮病：曾有皮炎湿疹病史，无银屑病史，且多在急性阶段因治疗不当或治疗不及时发展而成。

3. 落叶性天疱疮引起红皮病：有落叶性天疱疮病史，薄层松弛水疱及特异性鳞屑，组织病理可以确诊。

4. 网状内皮系统肿瘤所致红皮病：浸润显著、瘙痒严重、病程长、淋巴结肿大显著，常在红皮病基础上出现圆形或不规则形浸润肿块以及血液中出现异形白细胞，皮肤、淋巴结的特异组织象。

5. 蕈样肉芽肿（MF）：是一种低恶性度的皮肤T细胞淋巴瘤：多见于老年人，长期皮肤剧痒，皮损有红斑期、浸润期和肿瘤期，可发展为全身红皮病，组织病理可见表皮Pautrier微脓疡，并且向表皮T淋巴细胞浸润，有脑回状单一校细胞即MF细胞等。

（三）鱼鳞病

鱼鳞病是一组以皮肤干燥伴片层鱼鳞状黏着性鳞屑为特征的角化异常性遗传性皮肤病。临床类型包括寻常型鱼鳞病、性联隐性鱼鳞病、先天性非大疱性鱼鳞病样红皮病、板层状鱼鳞病、先天性大疱性鱼鳞病样红皮病等。

【临床特征】

1. 寻常型鱼鳞病

（1）病史：最常见，一般冬重夏轻，婴幼儿即可发病。

（2）发病部位：多累及下肢伸侧，尤以小腿最为显著，四肢屈侧及皱褶部位多不累及。

（3）皮损特点：病情轻者仅表现为冬季皮肤干燥，表面有细碎的糠样鳞屑，又称干皮症；典型皮损是淡褐色至深褐色菱形或多角形鳞屑，鳞屑中央固着，边缘游离，如鱼鳞状；臀部及四肢伸侧可有毛囊角化性丘疹；掌跖常见线状皲裂和掌纹加深。

（4）通常无自觉症状。

2. 性联隐性鱼鳞病

（1）病史：较少见，仅见于男性，女性仅为携带者，一般不发病。

（2）发病部位：可累及全身，以四肢伸侧及躯干下部，胫前明显，面、颈部亦常受累。

（3）皮损特点：表现与寻常型鱼鳞病相似，但病情较重，皮肤干燥粗糙，鳞屑大而显著，呈黄褐色或污黑色大片鱼鳞状；掌跖无角化过度。患者可伴隐睾，角膜可有点状浑浊。病情不随年龄增长而减轻。

3. 先天性非大疱性鱼鳞病样红皮病

出生时全身皮肤紧张、潮红，覆有细碎鳞屑，皮肤有紧绷感，面部亦可累及，但眼睑、口唇外翻少见。随着年龄增长病情逐渐减轻，至青春期前后趋向好转。

4. 板层状鱼鳞病

出生时即出现皮损，表现为黄棕色四方形鳞屑（板层状），遍及整个体表，严重者可似铠甲样，以肢体屈侧和外阴等处明显。1/3 患者可有眼睑和口唇外翻，掌跖常伴角化过度。

5. 先天性大疱性鱼鳞病样红皮病

出生时即有皮肤潮红、湿润和表皮剥脱，受到轻微创伤或摩擦后在红斑基础上出现大小不等的薄壁松弛性水疱，易破溃成糜烂面。一般数日后红斑消退，出现广泛鳞屑及局限性角化性疣状丘疹，皮肤皱褶处更明显，呈“豪猪”样外观。新生儿及婴儿时期常因继发化脓菌感染而发出臭味，甚至引起败血症和水、电解质紊乱而导致死亡。

【鉴别要点】

1. 家族史：鱼鳞病多有家族史，家族中常有类似疾病。

2. 发病年龄：鱼鳞病一般发生于出生后不久或婴儿时期。

3. 大小皮损：皮肤干燥伴片层鱼鳞状粘着性鳞屑为特征，颈部、四肢末端可见鱼鳞病典型损害 。

4. 组织病理：寻常型鱼鳞病表现为明显的角化过度，颗粒层正常或稍增厚，棘层轻度增厚，毛囊孔和汗腺可以有角质栓塞，皮脂腺数量减少；板层状鱼鳞病除上述改变外尚有银屑病样表皮增生及表皮突增宽。性联隐性鱼鳞病表现为角质层、颗粒层增厚，钉突显著，血管周围有均匀分布的淋巴细胞浸润。大疱性先天性鱼鳞病样红皮病表现为角化过度和棘层肥厚，颗粒层内含有粗大颗粒，颗粒层及棘层上部有网状空泡化，表皮内可见水疱，真皮浅层有少许炎症细胞浸润。非大疱性先天性鱼鳞病样红皮病表现为角化过度，伴有轻度角化不全和棘层肥厚，真皮浅层淋巴细胞浸润。

5. 无银屑病的临床及病理表现。

（四）其他皮肤综合征

红皮病作为一种严重的、可能危及生命的疾病，主要表现为累及全身或绝大部分皮肤体表面积（常累及≥90%的皮肤）的弥漫性红斑和脱屑。红皮病除了广泛的皮肤病和全身性疾病（包括银屑病和鱼鳞病）的临床表现，一些少见的综合征也可出现，他们与红皮病型银屑病的鉴别除了有弥漫性红斑、脱屑外，还有各自的特征性表现，同时没有银屑病的临床及组织病理表现，可以鉴别。

1. Sezary综合征

中老年多见，属T淋巴细胞瘤性红皮病，为泛发性皮肤潮红，瘙痒显著，皮肤干燥落屑，伴水肿及色素沉着或表浅淋巴结肿大，有毛发脱落及甲营养不良，末梢血中可发现Sezary细胞，皮损真皮上部有致密细胞浸润，除Sezary细胞外有淋巴样细胞、组织细胞、嗜酸粒细胞、中性粒细胞、浆细胞、纤维母细胞等多种细胞浸润，表皮可见含Sezary细胞的Pautrier小脓疡。

2. Netherton氏综合征

Netherton氏综合征包括先天性鱼鳞病样红皮症或者是线状旋绕鱼鳞病，竹节状头发。有时这种发病还累及眉毛、睫毛及其他长毛区的毛。该症状可以在几年内消失。尿中可含有氨基酸。本病仅发生在女性，从婴儿开始，可能为常染色体隐性遗传。

3. Rud氏综合征

Rud氏综合征包括先天性鱼鳞病样红皮症或者色鳞病、黑棘皮病、侏儒症、智力缺陷、癫痫、多发性神经炎及性腺机能减退。可能是常染色体隐性遗传。常由婴幼儿发病。亦称鱼鳞病样红皮病侏儒综合征。

四、关节病型银屑病的鉴别

（一）类风湿性关节炎

类风湿关节炎（RA）是一种病因未明的慢性、以炎性滑膜炎为主的系统性疾病。其特征是手、足小关节的多关节、对称性、侵袭性关节炎症，经常伴有关节外器官受累及血清类风湿因子阳性，可以导致关节畸形及功能丧失。

【临床特征】

1. 好发人群

女性好发，发病率为男性的2～3倍。可发生于任何年龄，高发年龄为40～60岁。

2. 症状体征

可伴有体重减轻、低热及疲乏感等全身症状。

（1）晨僵：早晨起床时关节活动不灵活的主观感觉，它是关节炎症的一种非特异表现，其持续时间与炎症的严重程度成正比。

（2）关节受累的表现：①多关节受累呈对称性多关节炎（常≥5个关节），易受累的关节有手、足、腕、踝及颞颌关节等，其他还可有肘、肩、颈椎、髋、膝关节等。②关节畸形手的畸形有梭形肿胀、尺侧偏斜、天鹅颈样畸形、纽扣花样畸形等。足的畸形有跖骨头向下半脱位引起的仰趾畸形、外翻畸形、跖趾关节半脱位、弯曲呈锤状趾及足外翻畸形。

（3）关节外表现：①一般可有发热、类风湿结节、类风湿血管炎（主要累及小动脉的坏死性小动脉炎，可表现为指、趾端坏死、皮肤溃疡、外周神经病变等）及淋巴结肿大。②心脏受累可有心包炎、心包积液、心外膜、心肌及瓣膜的结节、心肌炎、冠状动脉炎、主动脉炎、传导障碍，慢性心内膜炎及心瓣膜纤维化等表现。③呼吸系统受累可有胸膜炎、胸腔积液、肺动脉炎、间质性肺疾病、结节性肺病等。④肾脏表现主要有原发性肾小球及肾小管间质性肾炎、肾脏淀粉样变和继发于药物治疗（金制剂、青霉胺及NSAIDs）的肾损害等。⑤神经系统除周围神经受压的症状外，还可诱发神经疾病、脊髓病、外周神经病等。⑥贫血是RA最常见的关节外表现，属于慢性疾病性贫血，常为轻至中度。⑦消化系统可因RA血管炎、并发症或药物治疗所致。⑧眼部表现幼年患者可有葡萄膜炎，成人可有巩膜炎，可能由血管炎所致。还可有干燥性结膜角膜炎、巩膜软化、巩膜软化穿孔、角膜溶解。

3. 实验室检查

（1）一般检查：血沉、C-反应蛋白、生化（肝、肾功能）、免疫球蛋白、蛋白电泳、补体等。

（2）自身抗体：类风湿因子、抗环状瓜氨酸（CCP）抗体、抗核抗体、抗ENA抗体等。

4. X线片

关节X线片可见软组织肿胀、骨质疏松及病情进展后的关节面囊性变、侵袭性骨破坏、关节面模糊、关节间隙狭窄、关节融合及脱位。

【鉴别要点】

类风湿性关节炎与关节型银屑病常有类似的临床表现，需加以鉴别。

1. 好发于小关节，尤以指（趾）末端的关节多见。

2. 受累关节常左右对称，关节固定，有梭形肿胀，可侵犯周围小关节或引起脊柱关节增生、强直及畸形。

3. 类风湿因子阳性，抗“O”值升高，血沉显著加快。

4. X线检查改变不同于关节病型银屑病的关节改变。

5. 该病不伴有银屑病的症状。

（二）风湿性关节炎

风湿性关节炎是一种常见的急性或慢性结缔组织炎症，临床以关节和肌肉游走性酸楚、重著、疼痛为特征。属变态反应性疾病。是风湿热的主要表现之一，多以急性发热及关节疼痛起病。风湿性关节炎的病因尚未完全明了，多认为与人体溶血性链球菌感染密切相关。

【临床特征】

1. 关节疼痛：关节疼痛是风湿病最常见的症状，全身关节都有可能发生疼痛。

2. 肌肉疼痛：肌肉也会出现疼痛症状，而且还可能出现肌无力、肌酶升高、肌源性损害等。

3. 不规律性发热：风湿出现之前会出现不规则的发热现象，不会出现寒战现象，用抗生素治疗无效。

4. 皮肤黏膜症状：皮肌炎、干燥综合征、贝赫切特综合征、脂膜炎等会出现皮疹、口腔溃疡、皮肤溃疡、网状青紫、眼部症状等。

5. 雷诺征：指端会遇冷或情绪变化时会发白，然后转变成紫色，最后转变成红色并伴有麻木、疼痛和严重的皮肤溃疡。

6. 自身抗体血液指标异常：抗ENA抗体、抗ds-DNA抗体、抗血小板抗体、抗核抗体、抗心磷脂抗体、类风湿因子均为阴性等。

7. 血沉和C反应蛋白：在风湿性关节炎患者的急性期，血沉可达90毫米/小时以上；C反应蛋白也在30毫克/升（30微克/毫升）以上。

【鉴别要点】

1. 发病前1～4周有溶血性链球菌感染史，多为青年。

2. 急性游走性大关节炎，多侵犯四肢大关节，无永久性关节损伤，常伴有风湿热的其他表现如心肌炎、环形红斑、皮下结节等。

3. 血清中抗链球菌溶血素“O”凝集效价明显升高，咽拭子培养阳性和血白细胞计数增多等。

4. 不伴有银屑病的临床及病理表现。

（三）痛风性关节炎

痛风性关节炎是由于尿酸盐沉积在关节囊、滑囊、软骨、骨质和其他组织中而引起病损及炎性反应，其多有遗传因素，好发于40岁以上男性，多见于第一跖趾关节，也可发生于其他较大关节，尤其是踝部与足部关节。

【临床特征】

1. 急性关节炎期：多在夜间突然发病，受累关节剧痛，首发关节常累及第一跖趾关节，其次为踝、膝等。关节红、肿、热和压痛，全身无力、发热、头痛等。可持续3～11天。饮酒、暴食、过劳、着凉、手术刺激、精神紧张均可成为发作诱因。

2. 间歇期：为数月或数年，随病情反复发作，间期变短、病期延长、病变关节增多，渐转成慢性关节炎。

3. 慢性关节炎期：由急性发病转为慢性关节炎期平均11年左右，关节出现僵硬畸形、运动受限。30%左右病人可见痛风石和发生肾脏并发症，以及输尿管结石等。晚期有高血压、肾和脑动脉硬化、心肌梗死。少数病人死于肾功能衰竭和心血管意外。

【鉴别要点】

1. 发病突然，疼痛剧烈，缓解后关节症状消失。

2. 患者有痛风史，拇指受侵史及痛风结节。

3. 非对称性关节肿痛。

4. X线检查有普遍脱钙史。

5. 高尿酸血症。

6. 无银屑病病史及临床特点。

（四）Reiter综合征

Reiter综合征也称肠病后类风湿、眼尿道关节炎综合征，临床上以结膜炎、尿道炎和关节炎为特征。多发于儿童，以男性为多见。

【临床特征】

1. 结膜炎：最早出现，持续时间较短，常为双侧，可为球结膜也可为睑结膜受累，严重者影响全结膜，伴有结膜水肿，眶周肿胀，偶有角膜炎和虹膜炎。

2. 尿道炎：尿急、尿频、尿痛，可有黏液样分泌物，重者出现血尿、脓尿、尿痛，伴发膀胱炎、前列腺炎，但尿细菌培养无细菌生长。

3. 关节炎：为本病的主要症状，可发生于任何关节，但以踝膝关节为多，表现为关节的红肿疼痛，常对称发生，类似于类风湿性关节炎和强直性脊柱炎，重者出现关节腔内积液和肢体活动受限。

4. 皮肤黏膜损害：全身皮肤黏膜均可累及，以掌跖和龟头部多见，典型病损呈大小不等的大疱性多形红斑，水疱破裂后糜烂结痂，愈合后有色素沉着，并逐渐消退，少数在皮损的基础上出现表皮松解和红斑融合成片。

5. 全身中毒症状：表现为发热，体温可达39 ℃，婴幼儿出现高热惊厥，多无寒战，伴有食欲不振、恶心呕吐、腹泻、烦躁不安、头痛头晕等，可持续2～3周，重者并发胸膜炎、心内膜炎。

【鉴别要点】

起病大多急骤，关节病变主要侵犯下肢，远端指（趾）关节及其他小关节鲜有受侵，典型的临床表现为结膜炎、尿道炎、关节炎三联征，多伴有皮肤损害。伴黏膜、生殖器官损害，但无甲点状凹坑，无银屑病皮损。

五、特殊部位银屑病的鉴别

（一）念珠菌病

念珠菌病是多由念珠菌属中的白色念珠菌引起的原发或继发性感染，易发生在皮肤皱褶部位及口腔与皮肤黏膜交界处，可只引起皮肤黏膜的浅表感染，也可引起内脏器官的深部感染。念珠菌病应与皱褶及黏膜部位银屑病及银屑病甲相鉴别，值得注意的是这些部位的银屑病也易合并念珠菌的感染。

【临床特征】

1. 皮肤念珠菌病

（1）发病部位：好发于肥胖多汗者和糖尿病患者的腹股沟、会阴、腋窝、乳房下等皱褶部位，从事水中作业者常发生于指间。

（2）皮损特点：皮损为局部潮红、浸渍、糜烂，界限清楚，边缘附着鳞屑，外周常有散在炎性丘疹、丘疱疹及脓疱。

（3）自觉症状：自觉瘙痒或疼痛。

2. 念珠菌性甲沟炎及甲真菌病

（1）发病部位：多累及浸水工作者和糖尿病患者。好发于手指和指甲。

（2）甲沟炎：表现为甲沟红肿，有少量溢出液但不化脓，甲小皮消失，重者可引起甲床炎，自觉痛痒。

（3）甲真菌病：表现为甲板增厚浑浊，出现白斑、横沟或凹凸不平，但甲表面仍光滑，甲下角质增厚堆积或致甲剥离。

3. 黏膜念珠菌病

（1）口腔念珠菌病：以急性假膜性念珠菌病（又称鹅口疮）最常见。多累及老人、婴幼儿及免疫功能低下者（尤其艾滋病患者），新生儿可通过母亲产道被感染。一般起病急、进展快，在颊黏膜、上颚、咽、齿龈、舌等黏膜部位出现凝乳状白色斑片，紧密附着于黏膜表面，不易剥除（假膜），用力剥离后露出糜烂性潮红基底。

（2）念珠菌性包皮龟头炎（candidal balanoposthitis）：多累及包皮过长或包茎的男性，可通过性接触传染。表现为包皮内侧及龟头弥漫性潮红，附着乳白色斑片，或分布许多针帽大小的红色小丘疹，伴有脱屑，可波及阴囊产生红斑和脱屑。自觉瘙痒或无明显自觉症状。

【鉴别要点】

1. 好发部位、人群以及临床表现。

2. 真菌镜检可见菌丝和孢子，培养鉴定为白色念珠菌。

3. 无薄膜现象及点状出血等银屑病的临床及病理表现。

（二）硬化萎缩性苔藓

硬化萎缩性苔藓是一种少见的慢性皮肤病。基本损害为多角形平顶白色小丘疹，顶端中央有角质栓，晚期皮肤萎缩，呈白色卷烟纸样改变，病因未明，有人认为与遗传和自身免疫有关，闭经妇女发病，也可能因内分泌紊乱所致。部分患者可有包皮龟头炎、阴道炎等病史。

【临床特征】

1. 发病年龄：为40～60岁，女性多于男性，病程慢性。

2. 好发部位：皮损可先在皮肤任何处发生，但多见于腋窝、脐部、躯干和乳房、颈部及腕部屈侧。黏膜亦可同时出现。

3. 皮损特征：损害初起为白磁色或象牙白色，多角形坚实小丘疹，边缘有玫瑰色红晕，表面发亮，顶端中央有一黑色角质栓。若在毛囊口、汗腺及汗管开口处时，角质栓明显突出皮肤，如棘刺状。皮损米粒大，可单个存在，亦可聚集成小片状，不融合。久后，损害可整片凹陷萎缩而成白色卷烟纸状。

4. 黏膜损害：以女阴和肛门多见，因刺激易发生糜烂，偶见有水疱、毛细血管扩张及紫癜等皮损。经多年后女阴可干燥皱缩，尤以阴蒂及阴唇明显。若损害累及舌和颊黏膜可出现网状白斑。如发生在阴茎龟头，则包皮硬化，回缩困难，龟头干燥皱缩，表面平滑，重症时可累及尿道口引起排尿困难。经数年后，皮肤黏膜发生萎缩色素沉着或色素缺失斑。

5. 自觉症状：无论皮肤还是黏膜损害都会出现不同程度瘙痒感。

6. 组织病理：表皮角化过度，毛囊口、汗腺、汗管开口及皮脂腺口处有角质栓，棘层明显萎缩，表皮突变平或消失，基底细胞液化变性。真皮浅层水肿，胶原纤维肿胀均质化，血管周围、胶原束间可见淋巴细胞浸润。晚期损害可见表皮明显变薄，弹力纤维水肿衰退与表皮分离。

【鉴别要点】

硬化萎缩性苔藓黏膜损害应与黏膜银屑病相鉴别。

1. 硬化萎缩性苔藓龟头黏膜干燥皱缩，表面平滑，重症时可累及尿道口引起排尿困难。经数年后，皮肤黏膜发生萎缩色素沉着或色素缺失斑。银屑病时呈浸润性红斑，上覆鳞屑，无萎缩。

2. 组织病理：硬化萎缩性苔藓表皮角化过度，有角质栓，表皮突变平或消失，基底细胞液化变性。晚期损害可见表皮明显变薄。银屑病为表皮角化过度或角化不全，棘层增厚，表皮突杵状延伸。

3. 皮损表现：硬化萎缩性苔藓早期皮损为白色小丘疹，中央有角栓，皮损聚集成片，晚期损害皮肤萎缩干燥成卷烟纸样改变。银屑病为红斑、丘疹、斑块，上覆多层鳞屑，有薄膜现象及点状出血。

（三）增殖性红斑

增殖性红斑又名红斑病，是一种发生于黏膜上皮的癌前病变或原位癌。多发于20～60岁男性。

【临床特征】

1. 好发部位：龟头、包皮及阴唇，也可见于唇、颊、舌黏膜。

2. 皮损特征：多为单发，边界清楚，微隆起或边缘发硬，表面发亮的红斑，或呈天鹅绒样、颗粒状斑，圆形或卵圆形。可有糜烂、破溃结痂，无自觉症状或有瘙痒。口腔皮损呈黏膜湖红、糜烂，边缘可见角化浸渍发白。

3. 病程慢性，可多年无变化，也可发展成为鳞状细胞癌。

4. 组织病理：黏膜上皮不规则肥厚，细胞排列紊乱，核丝状分裂增加，无不良细胞及多核巨细胞。真皮浅层毛细血管内皮细胞增生，血管扩张，可见以淋巴细胞和浆细胞为主的带状浸润。

【鉴别要点】

本病发病年龄较大，皮损限局于黏膜部位，界限清楚，鳞屑薄而不易剥离，身体其他部位通常没有类似皮损，组织学表现为黏膜上皮细胞排列紊乱，呈异形性及核丝分裂增加，血管成分多、内皮细胞增生，有炎性细胞浸润。其他处无典型的银屑病损害。

（四）间擦疹

间擦疹又称褶烂，是人体皱褶部皮肤由于摩擦、温暖、潮湿等引起的一种炎症性皮肤病。

【临床特征】

1. 好发部位：损害限于皮肤相互摩擦的皱褶部，如颈部、腋窝、乳房下、腹股沟、臀缝、关节屈侧面、肛门周围及肥胖者皮肤悬垂形成的皱褶。

2. 皮损特征：初起时为皮肤出现鲜红或暗红色水肿性斑片，界限清楚。进一步发展炎症加重，发生糜烂、渗液、结痂，可有皲裂，皮损范围与皱褶的皮肤相一致，重者可有水疱和溃疡，常继发细菌或念珠菌感染。

3. 自觉症状：瘙痒、灼热和疼痛。

4. 多见于婴儿和肥胖的妇女。

【鉴别要点】

间擦疹与皱褶部银屑病相鉴别。

1. 间擦疹好发于婴儿和肥胖的妇女。银屑病多见于青壮年。

2. 间擦疹夏季潮湿地区多发；银屑病冬重夏轻，北方多见。

3. 间擦疹自觉瘙痒、灼热及疼痛。

4. 无炎性红斑、丘疹、鳞屑及组织病理表现。

（五）甲癣

甲癣是指由皮肤癣菌侵犯甲板所致的病变，最近发现由皮肤癣菌以外的真菌包括酵母菌等均可侵犯甲板，将其统称为甲真菌病。甲的真菌感染常继发于手足癣，也可由外伤直接侵犯甲板所致。

【临床特征】

甲癣有四种临床类型：

1. 远端侧位甲下甲真菌病：损害先从甲游离缘的侧壁开始，甲板出现小凹陷或甲横沟，逐渐发展使甲板变脆、易碎、增厚，呈黄褐色。甲下碎屑堆积常易使甲变空，翘起与甲床分离。

2. 近端侧位甲下甲真菌病：损害先从甲板近甲小皮处的侧壁开始，出现小凹陷或甲横沟，逐渐发展使甲板变脆、易碎、增厚，呈黄褐色。

3. 白色浅表甲下甲真菌病：表现为白甲，常先从甲根开始，甲板表面出现小白点，逐渐扩大，致甲板大片变白，伴甲板表面凹凸不平、粗糙、无光泽。

4. 全甲营养不良性甲真菌病：受累指趾甲全部呈灰黄色，增厚、粗糙、变脆。

【鉴别要点】

指（趾）甲银屑病需与甲癣鉴别。甲癣先自游离缘或侧缘发病，甲呈灰黄色，增厚、粗糙、变脆，点状凹陷较少，刮取甲及甲下碎屑，镜下可见真菌菌丝或孢子，真菌培养阳性。其他部位无银屑病皮损。

（六）头白癣

头白癣是指累及头发和头皮的皮肤癣菌感染。头白癣多累及少年儿童，成人少见。根据致病菌和临床表现的不同，可将头癣分为黄癣、白癣、黑点癣、脓癣四种，头白癣需与头皮银屑病鉴别。

【临床特征】

1. 好发人群：多累及12岁少年儿童，一般至青春期后自愈。

2. 皮损特点：皮损初起为群集的红色小丘疹，很快向四周扩大成灰白色鳞屑斑，圆形或椭圆形，而后附近出现数片较小的相同皮损。

3. 头发损害：病发于高出头皮2 mm～4 mm处折断，残根部包绕灰白色套状鳞屑（菌鞘），不破坏毛囊，故不造成永久性秃发，愈后不留瘢痕。

4. 真菌直接镜检：病发可见围绕毛发排列的圆形小孢子。

5. 滤过紫外线灯（Wood灯）检查：病发显示亮绿色荧光。

【鉴别要点】

头白癣多见于儿童，其特征性皮肤损害为在灰白色糠状鳞屑性限局斑片的基础上有断发及脱发，真菌镜检和滤过紫外线灯检查易查见真菌。

（杨淑芳）

第九章　内服药治疗

第一节　抗肿瘤类药物

一、甲氨蝶呤

甲氨蝶呤（MTX）用于银屑病的系统治疗已经有较久的历史，至今仍在临床广泛应用。1951年Gubner用氨蝶呤（白血宁）治疗类风湿性关节炎时发现1例患者同时的银屑病皮损可以快速消退，随后为用氨蝶呤治疗银屑病积累了一定经验。但因氨蝶呤是毒副作用较大，很快被其衍生物甲氨蝶呤代替。20世纪60年代甲氨蝶呤开始广泛用于治疗银屑病。

（一）作用机制

甲氨蝶呤作为一种叶酸还原酶抑制剂，主要抑制二氢叶酸还原酶使二氢叶酸不能还原成有生理活性的四氢叶酸，从而使嘌呤核苷酸和嘧啶核苷酸的生物合成过程中一碳基团的转移作用受阻，导致DNA的生物合成受到抑制。此外，对胸腺核苷酸合成酶也有抑制作用，但抑制RNA与蛋白质合成的作用则较弱。甲氨蝶呤主要作用于细胞周期的S期，属细胞周期特异性药物。体外试验表明甲氨蝶呤抑制淋巴细胞增殖的作用是角质形成细胞的10～100倍，此外，甲氨蝶呤还可以抑制多形核白细胞的趋化性。甲氨蝶呤具有很强的抗炎作用，其作用机制部分是由于抑制细胞增殖的结果，部分是由于能抑制组胺等炎症性介质的反应。体内增殖的被激活的淋巴细胞是甲氨蝶呤治疗银屑病的主要靶细胞。

（二）甲氨蝶呤在银屑病治疗中的应用

1.适应证

甲氨蝶呤适于中至重度银屑病，包括红皮病型银屑病、关节病型银屑病、急性泛发性脓疱型银屑病、皮损面积大于体表面积20%的患者、限局型脓疱型银屑病、皮损明显影响身体功能和工作者以及光疗、PUVA和维A酸治疗效果不佳者。

2. 禁忌证

禁用于肝肾功能明显异常者、妊娠期或哺乳期妇女、急性肝炎、肝硬化、严重贫血、白细胞或血小板减少症、酗酒者以及急性感染性疾病患者（如结核、肾盂肾炎等）。

3. 用药前的实验室检查

应用甲氨蝶呤之前需要详细询问病史，并进行血常规、肝肾功能化验检查，对于有酗酒、肝功异常、慢性肝病、家族中有遗传性肝病、糖尿病、肥胖、服用肝毒性药物等病史的患者，尽量不用甲氨蝶呤。国外学者推荐对有危险因素的患者需要在应用甲氨蝶呤前进行肝活检，以明确肝脏病理变化程度，限于条件和认识，国内尚未在银屑病患者中开展此项工作。

（三）用法用量

开始可试验性口服甲氨蝶呤2.5～5 mg以确定有无毒性反应，甲氨蝶呤骨髓抑制作用在应用7～10天内最强，所以如果7～10天后实验室检查正常，就可以有规律地应用甲氨蝶呤。常用每周1次，每次7.5～30 mg。可口服、静脉注射、肌注或皮下注射，开始剂量宜小，根据反映情况每周可以逐渐增加2.5～5.0 mg。也可以每周口服3次，每12小时1次，每次2.5～5.0 mg，在适当监测血细胞记数的情况下每周逐渐增加2.5 mg，总量通常不超过30 mg/周。两种用法治疗效果相同。每日1次给药可增加毒性，应当避免应用。治疗要讲究个体化，应当有减量和休息的时期。治疗目标是在尽可能低的剂量达到充分的抑制和较长的缓解期，而不是要求银屑病皮损完全消退。

（四）临床应用

1. 单用：应用7～14天内起效，4～8周后效果最明显，急性脓疱型银屑病可在48小时内起效。Haustein等回顾了26年间应用甲氨蝶呤治疗157例严重银屑病的情况，每例患者应用剂量为每周15～20 mg，平均累积剂量3394 mg，平均应用时间237周，结果对甲氨蝶呤反应良好者占76%，一般者占28%，差者占6%，61%患者有过肝功异常、骨髓抑制、恶心、胃部不适和脱发，但是没有致命的不良反应，研究者认为在监测不良反应的情况下小剂量甲氨蝶呤长期应用是安全的。Kumar等回顾了1981年至2000年应用甲氨蝶呤治疗197例银屑病的情况，该组患者在病情严重时应用小剂量甲氨蝶呤，病情缓解后逐渐停用，鼓励患者尽量应用外用药和光疗，经过平均16.5±9.1月的随访，88%患者治疗8.5±5.1周后75%取得明显效果，平均累积剂量为709.3±369.2 mg，仅6%患者有严重不良反应。Heydendael等用随机对照临床试验比较了甲氨蝶呤和环孢素治疗中至重度慢性斑块型银屑病16周的疗效、不良反应和生活质量。甲氨蝶呤开始15 mg/周（分3次），4周后PASI积分减少少于25%者增至22.5 mg/周，环孢素开始3 mg/（kg·d），4周后PASI积分减少少于

25%者增至5 mg/（kg·d），16周后甲氨蝶呤组PASI积分从13.4±3.6下降为5.0±0.7，环孢素组从14.0±6.6下降为3.8±0.5，两组病情轻重、缓解时间、缓解率、生活质量无明显差别，认为甲氨蝶呤和环孢素的疗效没有明显区别。

甲氨蝶呤治疗儿童银屑病的经验比较少，常用剂量为每周0.2～0.4 mg/kg，仅用于重症银屑病。Kumar等应用甲氨蝶呤治疗年龄为3.5～16岁的7例儿童银屑病，其中3例红皮病型银屑病，2例泛发性脓疱型银屑病，1例顽固性寻常型银屑病，1例关节病型银屑病，每周口服3.75～25 mg，平均16.6 mg，经过6～10周控制病情后维持治疗，整个疗程31.2～46.4周，累积量390～960 mg，仅发现有3例患儿出现恶心、呕吐，无其他不良反应。

2. 联用：当甲氨蝶呤与某些药物联用时，可发生严重的不良反应，但是有些药物与甲氨蝶呤联合有协同作用，可以取得较好效果，并可减少二者的毒性。

（1）甲氨蝶呤与外用药：可与外用糖皮质激素、焦油制剂、维生素D3衍生物、Goeckerman疗法等联合应用，目的为减少甲氨蝶呤的累积剂量。Jong等研究表明甲氨蝶呤联合卡泊三醇软膏外用治疗银屑病可以加快皮损消退速度，延长缓解期。

（2）甲氨蝶呤与宽波UVB（290～320nm）：Paul等（1982年）治疗26例重症银屑病患者，首先口服甲氨蝶呤15 mg/周（分3次），3周后加用宽波UVB照射，每周3次，皮损消退后甲氨蝶呤逐渐停用，只照射UVB。结果患者皮损平均消退时间是7±1.5周，甲氨蝶呤平均累积剂量112 mg，比单用甲氨蝶呤或宽波UVB可以明显减少累积剂量。

（3）甲氨蝶呤与PUVA：PUVA与甲氨蝶呤联用，首先口服甲氨蝶呤5 mg/次，每周3次，2～3周后开始PUVA，每周照射3～5次，皮损基本消退时甲氨蝶呤先减量，直至皮损完全消退，PUVA在皮损消退后逐渐减少照射次数，直至停用，联合治疗所需甲氨蝶呤量减少50%，可明显缩短病程，并减少UVA剂量，效果比单用PUVA或甲氨蝶呤佳。

（4）甲氨蝶呤与口服维A酸类药物联合应用：阿维A酯、阿维A均可，但是阿维A酯肝毒性大于阿维A。甲氨蝶呤与维A酸类药物联合应用比单独应用其中一种更有效，尤其适用于其他治疗办法效果不佳的脓疱型银屑病和红皮病型银屑病。由于每种药物都产生肝毒性，联合用药应当在短时期内应用，并且注意监测肝功能，一旦皮损消除，结束联用。

3. 交替疗法：系统治疗中至重度银屑病的药物都有不同程度的副作用。为了减少药物的长期毒性，可在一种治疗方法达到最大毒副作用之前换成另一种治疗方法。在甲氨蝶呤累积达1.0～1.5g时，长期肝毒性要引起注意。如果甲氨蝶呤在应用1.0～1.5g时停止使用，换为另一种治疗方法，如口服维A酸、环孢素，通过提供甲氨蝶呤数年的休息期，可将其肝毒性减少到最小。

（五）不良反应及监测

最常见的副作用包括全身不适、胃肠道反应、头痛和白细胞减少等，与应用剂量有关。

1. 一般不良反应：头痛、寒战、发热、头晕等。

2. 皮肤：瘙痒、疼痛、荨麻疹、轻度可逆性脱发、瘀斑，银屑病皮损形成急性溃疡，激活光毒性反应。在紫外线照射后数天内给予甲氨蝶呤，可激活急性光毒性反应。

3. 血液：骨髓抑制、白细胞下降、抵抗力下降、贫血、血小板减少症、出血、巨幼细胞性贫血。

4. 消化系统：胃溃疡、恶心、呕吐、肝毒性、腹泻、肠炎。

5. 泌尿系统：氮质血症、微量血尿、膀胱炎、短暂的精子减少、精子发生缺陷、卵子发生缺陷、畸胎形成、月经不调、肾病。

6. 神经系统：头痛、头晕、嗜睡、视物模糊、急性抑郁。

上述不良反应多数并不严重，一般不需要停药，可适当调整剂量或改变给药途径。在部分患者中研究表明服用叶酸1～5 mg/d，可减少甲氨蝶呤引起的恶心和巨幼红细胞性贫血，而不影响甲氨蝶呤的疗效。甲氨蝶呤的严重不良反应包括肝毒性、肺毒性和超敏反应等，非常少见。肝毒性主要是肝纤维化，与累积应用剂量有关，当甲氨蝶呤的累积剂量达1.5 g以上时肝纤维化发生率明显升高。肺毒性表现为干咳、呼吸困难和发热，可能是超敏反应所致，极少数发生肺纤维化。

应用甲氨蝶呤最初2周内每周1次检查血常规包括血细胞计数与分类、血小板计数，以后的第1个月每2周1次，随后根据结果和患者情况每月1次。肝肾功能检查（谷丙转氨酶、谷草转氨酶、碱性磷酸酶、白蛋白、尿素氮、肌酐）每4～8周1次。

二、硫唑嘌呤

硫唑嘌呤是嘌呤类似物的免疫抑制剂。它可以用于预防器官移植的排斥，还有一系列的自体免疫性疾病，包括类风湿性关节炎、天疱疮、银屑病、多发性硬化症、重症肌无力和其他相关疾病。

（一）作用机制

本品在体内转化为6-巯基嘌呤，然后转变成6-巯基嘌呤核苷酸才有作用，由于抑制嘌呤的生物合成，对DNA和RNA的合成都有作用。在嘌呤合成的第一步中，谷氨酰胺的氨基在酰胺转移酶的作用下转移到5-磷酸核糖-1-焦磷酸上，形成5-磷酸核糖胺。这一反应可为6-巯基嘌呤核苷酸合成反馈的抑制，使嘌呤合成率降低。6-巯基嘌呤核苷酸还可抑制次黄嘌呤核苷酸转变成腺嘌呤核苷酸及鸟嘌呤核苷酸，并可作为6-硫代鸟嘌呤掺入DNA及RNA，从而抑制细胞分裂，对瘤细胞产生细胞毒作用。

硫唑嘌呤还具有免疫抑制和抗炎功能，已经用于治疗自身免疫性皮肤病。作用机制尚不清楚。硫唑嘌呤的活性代谢物（6-硫代鸟嘌呤）结构与内源性嘌呤类腺嘌呤和鸟嘌呤结构相似，不同的是腺嘌呤和鸟嘌呤有一个氨基或羟基，而6-硫代鸟嘌呤含有一个巯基，此结构的相似性可使6-硫代鸟嘌呤混进DNA和RNA，从而抑制排列的代谢和细胞分化。然而，硫唑嘌呤的活性机制绝不是简单的掺和来抑制DNA和RNA的合成，因为它实际上影响到T细胞和B细胞的功能。在T细胞中，细胞介导功能受到抑制，而在B细胞中抗体产生减少。琉唑嘌呤还可减少皮肤中朗格汉斯细胞和其他抗原呈递细胞的数量，以及降低这些细胞对呈递抗原的亲和力，从而进一步增强药物的免疫抑制功能。

（二）用法与用量

通常成人每日50～100 mg（1～3 mg/kg·d），分2～3次口服，以发挥最佳疗效。

（三）适应证

根据疾病的严重性、耐受性、治疗的迫切性和患者对医嘱的依从性慎重应用。主要用于红皮病性银屑病、关节病性银屑病、急性泛发性脓疱性银屑病、严重影响功能的银屑病，如手掌和足跖、广泛性斑块性银屑病。但因为环孢素、维A酸及光疗的普及，目前应用硫唑嘌呤治疗银屑病较少。

（四）禁忌证

1.绝对禁忌证：包括妊娠、对硫唑嘌呤过敏、严重的活动性感染等。

2.相对禁忌证：正在服用别嘌呤的患者（可减量服用）、以前用过烷化剂的患者。

（五）不良反应

1.致癌作用：最常见的是淋巴增殖性肿瘤和皮肤鳞癌，其发生率和种族、用药时间、免疫抑制程度、潜在疾病等有关。

2.全血细胞减少：罕见，如果WBC＜4000～4500/mm^3、Hb＜10g/d1、血小板＜100000/mm^{3}时，应停药。5%～25%的患者可发生白细胞减少。

3.机会性感染：包括疱疹病毒、人类乳头瘤病毒、疥虫等的感染。

4.胃肠道反应：是AZP最常见的不良反应，包括厌食、恶心、呕吐等，通常在用药后的前10天出现。

三、羟基脲

（一）作用机制

羟基脲为细胞周期特异性药物，作用于S期，主要通过抑制核糖核苷酸还原酶的活性，从而抑制核糖核酸还原为脱氧核糖核酸，抑制DNA的合成与修复而发挥作用。

此外，还可通过低甲基化直接影响基因表达，低甲基化可产生三种重要作用：①诱导血红蛋白F的表达；②诱导表皮细胞的分化，使银屑病皮损正常化；③其他基因表达的诱导。羟基脲也可作为辐射激活剂而发挥药理作用，这可能是因为细胞集中在S期，导致细胞不能对由于紫外线、电离辐射所产生的DNA损伤进行修复。在银屑病中，推测羟基脲在表皮的基底层抑制DNA的复制，从而减少表皮细胞的转换。羟基脲对B16黑色素瘤细胞有作用，可增强谷胱甘肽还原酶和谷胱甘肽过氧化酶的活性，帮助保持谷胱甘肽的正常水平。

（二）用法与用量

常用剂量为20～30 mg/（kg·d），每日剂量不宜超过2g，通常一次0.5g，每日1～1.5g。通常治疗2～3周后出现效果，最长可达6～8周。

（三）适应证

用于外用药治疗无效或不适合于用其他治疗方法如PUVA、MTX、环孢素、阿维A的患者。对红皮病型银屑病、斑块型银屑病、点滴型银屑病、脓疱型银屑病均有效。

在一项由85例难治性银屑病患者参与的试验中，羟基脲初始剂量为1.5g，然后根据病人的疗效和骨髓抑制情况调整剂量，大部分病人最后减为每日0.5～1.5g维持，结果51例患者达到完全缓解或几乎完全缓解，17例达到部分缓解，3例开始时有效，但随后在用药过程中出现复发。表明羟基脲单用对控制病情收效差，用其他治疗方法如UVB、PUVA、阿维A等控制病情后，再用羟基脲作为维持治疗是比较理想的。

（四）禁忌证

1. 绝对禁忌证：妊娠和哺乳期妇女、对羟基脲过敏。

2. 相对禁忌证：同时使用阿糖胞苷、恶液质、患者依从性差、吸毒及心肺疾病、关节病性银屑病、不稳定性银屑病、肾脏疾病等。

（五）不良反应

羟基脲的耐受性好，有报道用量为每天1.5g时，57%的患者无不良反应，18%可因严重不良反应导致停药，通常老年人不良反应的发生率更高。

1. 致癌：有报道可以导致白血病、鳞状细胞癌、基底细胞癌等。

2. 血液毒性：为羟基脲最常见的不良反应，12%～34%的患者可发生贫血，7%出现白细胞减少，2%～3%出现血小板减少，血液毒性的发生与剂量有关，可以在48小时内出现，停药后可迅速恢复正常。

3. 胃肠道反应：暂时性和可逆性转氨酶及胆红素升高、急性肝炎，其他如呕吐、厌食、胃炎等。

4. 肾毒性：有报道可发生血尿素氮和肌酐升高、蛋白尿、血尿等。

5. 皮肤毒性：如皮肤异色、弥漫性色素沉着、小腿溃疡等。

6. 其他：如关节炎、发热、乏力、忧郁等。

（六）注意事项

1. 用药期间开始一个月每周复查白细胞计数、分类及血小板计数，稳定以后每2周一次或每月一次。

2. 每月复查生化及尿液分析，稳定后每3～6月一次。

第二节　免疫抑制剂

一、环孢素

环孢素A（cyclosporine A）是一种中性亲脂的环状多肽，由11个氨基酸序列组成，1969年，在挪威的Hardanger Vidda首次从多孢木霉菌和柱孢霉菌的代谢产物中提取到，并发现其具有抗生素特性，在1972年，环孢素A的免疫抑制特性才被发现。最初用于预防器官移植后的排斥反应及系统性红斑狼疮等自身免疫性疾病的治疗。1979年，美国FDA批准用于银屑病的治疗。

（一）作用机制

环孢素A是一种T细胞选择性抑制剂，能可逆性地抑制T细胞增殖，作用于细胞周期中的G_0期和G_1期。主要靶细胞是Th细胞，抑制Th细胞的功能。虽然银屑病的发病机制仍不清楚，但T细胞免疫在银屑病的发病过程中占有很重要地位，环孢素A治疗银屑病有很好的疗效也反证了银屑病的发病与T细胞的介导有关。

环孢素A的生物活性主要与其氨基结构有关系，与1位的N-甲基-L苏氨酸，2位的γ-氨基丁酸，11位N-甲基—缬氨酸的关系最密切。环孢素A与环素的活性位点结合具有活性。环素是一种存在于哺乳动物体内的异构酶家族，环孢素A与环素形成复合体而发挥免疫抑制作用。环孢素A-环素复合体抑制钙依赖信号传导通路中的关键酶——钙调节素酶，体内信号从T细胞受体转导到细胞因子启动的过程中必需钙调节素酶的协助，从而诱导许多细胞因子，包括T细胞生长因子IL-2和白细胞介素-4（IL-4）的合成。环孢素通过抑制细胞内钙调素酶而抑制IL-2基因转录，使IL-2不能释放进皮肤，因为IL-2是其他T细胞激活和增生的重要因子，IL-2减少使得T细胞介导的免疫活性受抑制。因此环孢素降低了使银屑病发生、发展的特异炎症反应，这与环孢素通过预防免疫系统抗器官移植排斥的机制相同。

环孢素A的免疫抑制作用不仅仅局限于T细胞，因为T细胞因子对角质形成细胞、抗原提呈细胞、肥大细胞、多形核白细胞的免疫功能影响很大，故这些细胞的功能也受到间接抑制，还有研究发现环孢素A可直接下调角质形成细胞、抗原提呈细胞的免疫功能。

表达在细胞表面的多种细胞分子在调节免疫反应过程中起重要作用。一些分子在细胞与细胞的黏附中起重要作用，像细胞间黏附分子-1（ICAM-1），环孢素可抑制诱导多种细胞表达黏附分子及细胞因子的产生（尤其是IFN-γ）。这样，环孢素通过降低血管壁表面黏附分子表达，阻止各种炎症分子从血管系统移行到皮肤组织。而且，黏附分子在皮肤表达的减少意味着穿过该区的炎症细胞几乎不可能在炎症区停留并被激活。

（二）适应证

除用于器官移植外，国内外已将环孢素A用于治疗狼疮性肾炎、皮肌炎、天疱疮、大疱性类天疱疮、获得性大疱性表皮松解症、白塞病、硬皮病、特应性皮炎、白癜风、光敏性皮炎、蕈样肉芽肿、扁平苔藓等皮肤病。对于银屑病，环孢素通常主张用于病情较严重的患者，这些患者对常规治疗（外用疗法、UVB光疗、PUVA、MTX、阿维A）不敏感、不适用或治疗抵抗。

（三）禁忌证

绝对禁忌证是肾功能受损、不可控制的高血压、过去或现在存在的恶性肿瘤（尤其是淋巴瘤）、偏头疼、中风、活动性感染、妊娠、哺乳、合并使用其他免疫抑制剂、原发或继发免疫缺陷、严重慢性内脏疾病及超敏患者。

相对禁忌证是高血压患者、痛风、高血钾、肝功能障碍、正服用肾毒性药物者、酗酒者、吸收不良、过多光化学治疗、正在使用与环孢素A存在药物相互作用的药物者。

（四）治疗方法与剂量

环孢素A的有效性已在很多大样本临床研究中得到了证实，该药有明显的疗效、剂量依赖性。在欧洲进行的5个多中心临床试验中，发现环孢素A的使用剂量和PASI评分降低的幅度呈正比。在这个研究中，457例严重银屑病（PASI≥18）成人患者参与了该试验，被分3组，分别给予环孢素A 1.25/（kg·d）、2.5～3 mg/（kg·d）、5 mg/（kg·d），治疗3个月后PASI评分下降幅度分别为35%、57%、86%，治疗有效率（PASI降低75%或评分≤8）在三组患者中分别为24%、52%、88%，其他的临床研究中得到的结果与此相似。

基于以上的临床研究，环孢素A在治疗银屑病时其起始量以3 mg（kg · d）为宜，分2次服用，若需增加剂量，则每2周增加1次，直到最大剂量5md（kg · d）。但有学者认为，当患者用常规治疗无效，且病情严重时，起始量可用至5 mg（kg ·

d)，以迅速控制病情。不管用哪一种治疗方案，当疾病得到控制时应逐渐减量，一般每次减量0.5～1.0 mg/（kg·d），直到维持量。治疗的目的是缓解病情，减轻临床症状，提高患者生活质量，而不应强求皮损的完全消退。

环孢素A的剂型：胶囊分为10 mg/粒、25 mg/粒、50 mg/粒、100 mg/粒；肌肉注射剂为橄榄油溶液，50 mg/5ml；静脉注射剂250 mg/支，注射剂多用于器官移植时使用，推荐剂量是口服剂量的1/3。

（五）临床疗效

大多数有关环孢素A的报告均局限于治疗慢性斑块状银屑病，但环孢素A治疗脓疱型、关节病型及红皮病型银屑病同样有效，且并不增大环孢素A的剂量。但国内傅雯雯报告（8例），治疗伴有发热的泛发性脓疱型银屑病患者时，剂量宜偏大，以5～7 mg（kg · d）为宜。范志莘用头孢曲松联合环孢素A治疗幼儿泛发性脓疱型银屑病2例，达到临床治愈。冯峥等将环孢素A 5 mg/（kg · d）与阿维A酯0.75 mg（kg · d）联合应用治疗3例泛发性脓疱型和9例红皮病型银屑病，3例泛发性脓疱性银屑病患者的起效时间在1周左右，环孢素A在第10天减量，第21天停用。阿维A酯在第28天减量，在70天左右停药，无反跳现象出现。9例红皮病型银屑病患者的起效时间平均为12.56天，环孢素A在平均16.89天减量，第29.56天停用。阿维A酯在平均36.56天减量，在96.22天停药。据此，他们认为环孢素A与阿维A酯联合应用不仅起效快，而且可缩短病程。

（六）环孢素A的联合应用

在使用环孢素时，通常不主张与其他系统治疗药物联合应用，但有一个新的生物制剂——依那西普除外，它与环孢素合用在加强治疗作用的同时，不增加药物不良反应。也有将甲氨蝶呤（MTX）和环孢素合用治疗顽固性银屑病的报告，报告中述及可减少二者的用药剂量，但不能减少副作用，并指出不宜长期联合应用，由于MTX与环孢素A有不同的脏器毒性，短期、交替使用可能更合理，使严重不良反应发生率降低。尚有学者报告，对单用环孢素A无效的患者，将麦考酸酯与环孢素A联合应用后，取得了满意的疗效，需注意的是，正常剂量的环孢素A不宜与免疫抑制剂和光化学疗法合用，因为这样有致癌和加重免疫抑制的潜在危险性，但在环孢素完成治疗疗程后，可用小剂量光化学疗法，以防病情复发。

因为环孢素A的不良反应和使用剂量、时间呈正相关，为了减少不良反应的发生率，在用环孢素A治疗的同时，可联合应用其他外用治疗药物，如外用卡泊三醇、他卡西醇、糖皮质激素、地蒽酚（恩林）、他克莫司、焦油类等。

（七）不良反应

环孢素A在治疗斑块状银屑病和特殊类型银屑病是有效的，但其具有潜在的不良反应，如肾毒性、高血压、恶性肿瘤、感染等，只要注意检测，在大多数患者可避免其发生。

1. 肾毒性：环孢素可导致许多不良反应，肾毒性是最严重的不良反应，急性肾毒性和所用剂量相关，在减量或停用时可恢复，如果剂量不超过5 mg/（kg・d）时，其发生肾毒性的可能性较小。用环孢素2年或超过2年者其肾毒性主要表现为：间质纤维化、小动脉透明变性、肾小球硬化、肾小管萎缩等。

2. 高血压：另一种常见的不良反应。轻度、中度较重度高血压常见，且可随时间推移减轻，钙离子拮抗剂治疗环孢素相关型高血压有效，但它可影响环孢素代谢。

3. 恶性肿瘤：在器官移植患者中环孢素常与其他的免疫抑制剂合用，可能与非霍杰金淋巴瘤、内分泌相关肿瘤有关。相比较而言，在治疗银屑病过程中，尚无环孢素导致非皮肤肿瘤的报道，这可能与银屑病治疗中所用环孢素时间短有关。然而，在银屑病治疗中，环孢素不能与光化学治疗合用，以避免增加皮肤癌发生的危险性。

4. 其他不良反应：包括恶心、呕吐、厌食、腹泻、头痛、肌痛、关节痛、感觉异常、感觉过敏、流感样症状、疲劳、多毛和牙龈增生、痤疮样发疹、毛发角化病及高血钾等，如若这些症状长期持续存在则应停药。

在使用环孢素时，应对肾脏功能和血压进行重点监测。在开始治疗的头三个月，每2周检查血肌酐和尿素氮，如果数值稳定，以后每个月检查一次，如血肌酐上升到基线水平25%～30%，则在2周内复查，若仍高于基线水平25%～30%，则环孢素剂量应减25%～30%。血压的检测与血肌酐一样，在治疗开始头三个月，每2周检查1次，若情况稳定，每月检查1次，如果出现高血压，应将环孢素A减量25%～30%，若血压持续升高且不能用降血压药物控制时，应停药。在检查肾功能同时，还应对全血细胞计数、尿酸、钾离子、血脂、镁离子进行监测。

二、吗替麦考酚酯

吗替麦考酚酯（MMF）是霉酚酸（MPA）的2-乙基酯类衍生物，是一种新型的免疫抑制剂，于1995年首次在美国上市，商品名为骁悉，在体内脱酯化后形成具有免疫抑制活性的代谢产物MPA。霉酚酸酯最初是作为一种抗细菌和抗真菌的药物，20世纪60年代后期开始作为抗肿瘤药物应用于临床。直到20世纪80年代，在寻找高选择低毒性的免疫抑制剂治疗自身免疫性疾病的药物时，其抑制免疫作用才被学术界发现。1995年5月霉酚酸酯获得美国食品药品管理局（FDA）批准，用于预防肾移植急性排异反应。

（一）作用机制

核酸的合成需要嘌呤核苷酸的参与，合成嘌呤可通过从头合成途径，也可通过补救合成途径。次黄嘌呤核苷酸脱氢酶（IMPDH）是鸟嘌呤核苷酸（GMP）从头合成的限速酶之一。T淋巴细胞和B淋巴细胞缺乏嘌呤的补救合成途径，依赖从头合成途径、MMF通过特异性抑制淋巴细胞IMPDH活性而抑制GMP的从头合成，耗竭细胞内GTP的储备，使GTP/ATP比例失调，进而阻断DNA合成，可选择性地作用于T、B淋巴细胞，抑制其细胞增殖，而对大多数非淋巴细胞则无抑制作用，极少有其他免疫抑制剂常见的肝、肾、骨髓等不良反应。霉酚酸也可使免疫球蛋白水平下降、抑制迟发型超敏反应等。

（二）适应证

吗替麦考酚酯（MMF）是一种新型抗免疫抑制药，可选择性地抑制T、B淋巴细胞嘌呤的合成进而抑制细胞增殖，临床上MMF主要用于器官移植、免疫性肾病、消化系统免疫性疾病以及重症肌无力和银屑病等。成人剂量1～2g/d，疗程视病情及病变程度而定。

（三）禁忌证

1. 绝对禁忌证：妊娠、对MMF过敏。

2. 相对禁忌证：哺乳、消化性溃疡、肝肾及心血管疾病、关节病型银屑病等。

（四）不良反应

1. 致癌：目前尚有争议。

2. 胃肠道反应：为最常见的不良反应，具有剂量依赖性，可以表现为恶心、厌食、腹泻、胃痉挛、肛周疼痛等。

3. 泌尿生殖系统反应：尿频、尿急、排尿困难、尿道灼热感、无菌性脓尿等，但一年后发生率下降，无肾毒性。

4. 机会性感染：病毒和细菌感染的概率增加，带状疱疹的发病率增加。

5. 神经系统症状：乏力、疲劳、头痛、耳鸣、失眠等。

（五）用药监测

1. 开始一个月每1～2周查白细胞计数、分类及血小板计数，第2～3个月每2周一次，以后每月一次。

2. 每月查肝功能一次。

第三节　维A酸类药物

自从Karrer等（1931）测出视黄醇的结构式，获得了诺贝尔奖后，仅仅12年维生素A就合成成功。1943年Stranmfjord开始用维生素A治疗寻常性痤疮，由于其治疗指数低，开始寻找高效低毒的化合物；1946年合成了全反式维A酸，1959年开始外用，至1960年德国皮肤病学家Stuttgen用于治疗各种角化不良以及角化过度性皮肤病，如银屑病、鱼鳞病等；1955年异维A酸问世，1971年以后开始用于口服治疗痤疮，1982年美国FDA批准其治疗严重性和囊肿性痤疮；1972年Bollag发现阿维A酯和阿维A，对化学诱导啮齿动物的乳头瘤有良好的治疗指数，1986年美国开始用阿维A酯治疗银屑病。

维A酸类药外用方面，为了提高疗效的同时降低不良反应，又研制出受体选择性的维A酸类药，1990年合成了阿达帕林，用来治疗痤疮，显示出刺激性小，提高了患者的依从性；1992年又合成另一个新药——他扎罗汀，显示出治疗银屑病的价值，而且能延长缓解期。

一、维A酸（RA）类药物的分类

RA类药分为三代

第一代：非芳香类，是维A酸的天然代谢产物，主要包括全反式维A酸、异维A酸和维胺脂。

第二代：单芳香类，主要包括阿维A酯、阿维A酸和维A酸乙酰胺的芳香族衍生物。

第三代：多芳香类，主要包括芳香维A酸乙酯、阿达帕林和他扎罗汀。

二、维A酸类药物作用机制

1. 对细胞增殖的作用：RA类药对上皮细胞的增殖过程具有双向的调节作用，它使正常上皮细胞的有丝分裂周期缩短，从而使上皮组织增殖；但对过度增殖的上皮组织，如对银屑病，RA类药则抑制其增殖，使其正常化。这与RA抑制TGF-β和EGF受体结合有关。

2. 对细胞分化的作用：RA类药对上皮组织的分化也具有双向调节作用，它使上皮细胞中的张力细丝缩小，角质层细胞黏着力减小，对银屑病的角质形成细胞的增殖作用可被RA类药下调。经体外试验证明，RA类药可使正常细胞分化的指标，兜角蛋白、谷氨酰胺转移酶、外皮蛋白、中间丝相关蛋白、角蛋白1（K1）、角蛋白10（K10）等下调：同时可诱导代表黏膜的角蛋白19（K19）和角蛋白13（K13）产生，而对维生素A缺乏，导致表皮增殖过度的体外模型中，RA类药可使其角化和分化过程正常化。

3. 抑制皮脂分泌作用：在RA类药中，异维A酸抑制皮脂形成最强，其他的RA类药，如维A酸，9-顺RA抑制皮脂分泌的能力很小，第二代和第二代RA类药不降低或轻度降低皮脂的产量。皮脂代谢是由5-a还原酶催化睾酮形成5α-二氢睾酮（DHT）进行调节，异维A酸可使DHT的生成量减少80%，并且能抑制雄激素受体的结合能力。

4. 对抗光老化作用：全反式维A酸和异维A酸能抑制胶原酶的活性，减少胶原纤维的降解，也能刺激光老化的皮肤中胶原纤维的合成，全反式维A酸还可刺激真皮的锚纤维（Ⅶ胶原）的合成。

5. 对黑素形成的作用：RA类药能活化酪氨酸酶的活性，加速黑素的合成，特别在有UV的照射时；另外，它又抑制黑素小体从黑素细胞中向角质形成细胞输入，从而减少表皮的色素。

6. 对免疫系统的调节：RA类药在细胞和体液免疫中，有多重作用，它可促进朗格汉斯细胞的抗原提呈的功能、诱导角质形成细胞表达ICAM-1，从而发挥免疫调节作用。但经体外试验，RA类药抑制表皮细胞的抗原提呈功能，减弱角质形成细胞与淋巴细胞的免疫反应的强度。在系统用阿维A酯治疗银屑病的过程中，它能使皮损中的朗格汉斯细胞的分化趋于正常化，推测是RA对免疫系统的直接调节作用。

RA类药也有抗炎作用，经研究证明，当系统应用或外用治疗银屑病时，均可减少中性粒细胞从真皮向表皮移入，外用异维A酸可抑制白三烯B_4诱导的中性粒细胞趋化的作用比全反式维A酸和多芳香RA强，全反式维A酸和异维A酸能抑制人角质形成细胞产生一氧化氮（NO）和TNF-α。

7. 对血管内皮细胞的影响：RA类药能诱导血管生成，增加血流量，但体外试验发现，异维A酸、阿维A酯以及阿维A能抑制微小血管内皮细胞的增殖，但不影响内皮细胞表达HLA-DR、ICAM-1。

8. 抗肿瘤作用：全反式维A酸能治疗急性早幼粒细胞白血病的机制与该药能改变基因表达有关。此外，其抑癌作用有：①抑制脱氢酶的活性；②抑制细胞色素P4501A1的表达；③与抑制AP-1的途径有关。

三、RA类药用于银屑病的治疗

（一）阿维A的应用

1. 寻常型严重性银屑病

1986年在美国发表用阿维A酯治疗银屑病，美国FDA批准的治疗银屑病的指征为泛发性脓疱型银屑病、红皮病型银屑病、严重性顽固性银屑病、严重斑块状银屑病。

（1）单一用阿维A治疗

单一用阿维A治疗严重斑块状银屑病一般可得到部分改善，呈剂量依赖性，用高剂量治疗时，皮损消失得快。Kingston等用阿维A 50 mg/d治疗18例严重性银屑病，共2个月，皮损达到50%的消除。停药后6个月中，在1～27周复发。因此认为单一系统用阿维A治疗严重寻常银屑病并不理想，建议对顽固性斑块状银屑病，阿维A可与其他的抗银屑病疗法联合使用，如外用糖皮质激素、维生素D类药物、地蒽酚、焦油类及PUVA等。冯峥等用阿维A 0.75 mg/（kg·d）口服治疗6例严重银屑病，症状缓解后，剂量逐渐减为0.5～0.25 mg/（kd·d）至维持量为10 mg/d。结果6例均达到临床痊愈，平均起效时间为（9.83±1.72d）；平均痊愈时间为（105.50±23.08d），未发现严重的不良反应。但缓解期多长，用药维持多长时间尚待进一步观察。另一项研究，用阿维A酯治疗银屑病的复发时间为8周。贾虹等在阿维A酯治疗银屑病和角化性疾病回顾性的分析中，其中用阿维A治疗16例寻常型银屑病，结果有9例达到临床基本痊愈、4例显效、2例好转、1例无效。平均疗程5.8个月；其不良反应有口眼皮肤干燥、瘙痒，皮肤变薄，脱发及AST升高等。王家壁等报告，用阿维A治疗斑块状银屑病17例，基本痊愈9例，显效7例，有效1例，其用量为10 mg，每日2次，总疗程2个月。总之，从国内外的文献报告观之，单一用阿维A治疗寻常型严重性或顽固斑块状银屑病有一定的效果，一般最佳起始量为25 mg/d，疗程约2～5个月，停药约1～27周复发，但无反跳。

（2）阿维A与其他抗银屑病疗法联合应用

阿维A与PUVA联用：阿维A最佳的起始用量为0.3 mg/（kg·d），两周后或同时开始PUVA疗法，UVA的总剂量为30～60J/cm^{2}时，90%的患者疗效显著，此法可同时减少阿维A和PUVA的用量，如此可降低两者的不良反应，还可增加其疗效，此外阿维A还可抑制PUVA潜在的致癌性，当银屑病皮损消退后，则停用阿维A或减量，可单用PUVA疗法维持。

Tanew等对严重泛性发银屑病单用PUVA或PUVA联合应用阿维A进行了随机双盲对照的观察，发现单用PUVA组有80%而联用组有96%得到显效与痊愈，而联用组UVA的总量比单用组UVA组减少42%。国内阎国富等口服阿维A与PUVA联合治疗30例寻常型银屑病与单用PUVA治疗30例进行比较，结果联用组疗效明显优于单用PUVA组，UVA照射量明显减少，可缩短近一半的疗程。

阿维A与UVB联用：最近引入窄谱UVB疗法，其优点是：有更好的皮损清除率，减少紫外线的累积量，也减少照射的次数，在阿维A引起高血脂和脱发之前有可能使阿维A减量甚至停药。Ruzicka等（1990）研究证实治疗银屑病开始头4周用阿维A 35 mg/d，继而用阿维A 25 mg/d加UVB照射与安慰剂加UVB比较，结果前者银屑病严重指数降低79%，而后者为35%。

阿维A与外用卡泊三醇联用：此法对慢性斑块状银屑病，可以更好地消除斑块状皮损。

2. 泛发性脓疱型银屑病

此型银屑病对阿维A反应最好。

（1）单一疗法

阿维A的起始均量为25～50 mg/d，有些病人需要量更大，一般用药后一周起效，对此病，阿维A是首选，它比MTX的优点是对血象无影响，虽然也有报告阿维A可引起血小板减少，但停药可恢复，也非常少见。阿维A治疗脓疱消失后可逐渐减量（从25 mg/d减至25 mg/隔日一次至10 mg/d）仍可控制银屑病，但是，有些患者可复发并发展成斑块状银屑病，此时可以改换光疗加阿维A的联合疗法，一旦皮损消失，阿维A即可逐渐减量。

陈洁报告用阿维A和阿维A酯治疗13例儿童脓疱型银屑病，其中用阿维A酯7例，用阿维A 5例，另1例先用阿维A酯，4年后改用阿维A，起始量为0.3～1 mg/（kg·d），病情控制后每2周减量1次，维持量为0.1～0.2 mg/（kg·d），疗程2个月。阿维A酯有效率为77.8%，阿维A的有效率为83.3%，用药7～8天体温下降，无新疹出现，两药的疗效相近，停药无反跳，常见的不良反应为口干、唇干以及皮肤干燥等。

（2）联合疗法

对脓疱型银屑病一般主张用阿维A的单一疗法，对于单一疗法反应差时，可与其他疗法联用。冯峥等用阿维A酯0.75 mg/（kg·d）同时服环孢素5 mg/（kg·d）治疗3例泛发性脓疱型银屑病，其中1例用药第4天，另两例第6天即无新疹出现，部分皮损干涸，环孢素均在第10天减量，第21天停药，阿维A第28天减量，这3例分别在63、70、84天停药，无反跳现象出现。

陆东庆等治疗1例曾2次入院的泛发性脓疱型银屑病患者，第1次用阿维A 60 mg/d减至30 mg/d，口服30天皮损消退，减至10 mg/d，2周后病情复发，再次入院，阿维A加至30 mg/d经治3日发热及皮疹未见好转，因此随后加用5%丙种球蛋白200 ml（10 g）连续静滴3天，3天后体温正常，皮损迅速好转，10天后出院，一直用阿维A 20 mg/d维持，病情稳定，2周后又自动停药再次复发。再次静滴人丙种球蛋白10 g连续3天，未用阿维A皮损迅速消失，无不良反应。

3. 泛发性连续性肢端皮炎

王云等用阿维A 30 mg/d，治疗1例男性，64岁的患者，3周后，全身脓疱基本消失，仅双手10指还有脓疱，随后，将阿维A减至20 mg/d并加PUVA，每日外用8-MOP后照射长波紫外线，共两周，手指皮损基本消失。

4. 掌跖脓疱型银屑病

Yammuchi等认为用阿维A治疗是有效的，特别对角化过度明显或脓疱较多者更好，用量为1.0～1.5 mg/（kg·d），10～14天减量至0.25 mg/（kg·d），两周后停药，一般在治疗的12～18天，掌跖开始脱皮，此时可联合外用尿素霜等软化皮肤。对育龄妇女可用异维A酸替换，因此药半衰期短。如果疗效不明显，可联合

PUVA疗法是非常有效的。

5. 红皮病型银屑病

（1）阿维A的单一疗法

起始量可用25～50 mg/d，大剂量RA会引起皮肤黏膜的干燥与脱屑，会加重病情，可从0.3～0.5 mg/（kg・d）小量开始，其起效时间较脓疱型银屑病稍慢，一般需要2周以上，当患者耐受力增强时再加到起始量，当治疗较长时间，控制病情后，再逐渐减量至维持量。由于红皮病型银屑病对RA类药反应稍差，因此最好联合其他制剂治疗。

贾虹等用阿维A治疗3例红皮病型银屑病，其起始用量为10～20 mg/d，每两周加5 mg，加至30～50 mg/d，待皮损缓解后再逐渐减量维持。3例患者分别于6～18周病情好转出院。在治疗期间只给予抗感染、支持、对症及局部外用安抚剂治疗，常宝珠等分析该院11/29例红皮病型银屑病用阿维A酯初始量为0.7～0.8 mg/（kg・d），渐增至1 mg/（kg・d），分2次口服。一般在1～2周后潮红开始消退，鳞屑减少，出现并扩大正常皮岛，2～4周始显效，浸润、肿胀明显减轻，继而全部消退，全部病例均能顺利减药致停药。初始量不宜过大，因有1例开始用1 mg/（kd・d）皮损反而潮红更明显，脱屑增加，伴有发热，将药量减至0.8 mg（kg・d）则症状改善。

（2）维A酸类药的联合疗法

与雷公藤联用：对病程短的轻型成人红皮病型银屑病患者，可选用，阿维A 25 mg/d加用雷公藤多苷20 mg每日 3次，同时外用润肤剂，一旦皮损消退，则逐渐减量，在用药期间要注意血常规及肝功能的监测。

与环孢素联用：冯峥用阿维A酯0.75 mg/（kx・d）与环孢素5 mg/（kg・d）联合治疗9例红皮病型银屑病，10～16d（平均12.56d）起效，环孢素开始减量的时间为14～21 d，平均16.89 d，停药时间为26～35 d，平均29.56 d。阿维A酯在33～42d开始减量，完全停药时间为90～102 d。要注意RA类药能增加环孢素的毒性。

与甲氨蝶呤联用：Yammuchi等对少数严重的红皮病型银屑病可用阿维A与甲氨蝶呤（MTX）联合治疗，极少数患者用此法，而且要在密切地对血常规和肝功能监测之下应用。一般的用法是，先用MTX或环孢素治疗，当迅速得到改善，并减量之后，再给阿维A10～25 mg/d治疗。当达到理想效果时，再逐渐减至维持量。

6. 关节病型银屑病

RA类药对此型银屑病的疗效较差，一般首选MTX和环孢素，如果应用RA类药，则需要联合雷公藤治疗，成人用量为20 mg，每日3次，也可加氨苯砜（DDS）首次量为25 mg，每日3次，但必须注意要监测血常规和肝功能，一旦耐受后，可用50 mg每日3次达到明显改善，再逐渐减量。楚瑞琦等用阿维A 10 mg每日 3次，外用他扎罗汀软膏每日1次，治疗1例蛎壳状关节病型银屑病，治疗6周后皮损平伏，关节痛轻微，并能生活自助，阿维A逐渐减量，痊愈后停药，追踪3个月未复发。

（二）异维A酸的应用

此药对掌跖脓疱型银屑病、连续性肢端皮炎等也有效，但用量比较大为0.75～1.2 mg/（kg·d），因此其不良反应比阿维A多。

（三）芳香维A酸乙酯的应用

此药的药代动力学与阿维A相似，它可用于治疗对阿维A治疗反应差的严重患者，包括寻常型银屑病和关节病型银屑病，用极小的量（0.05～0.1 mg/d）即可有效；虽然此药的不良反应和致畸性与第二代RA类药相同，但它强大的抗角化的功能是其独特的优点。王爱国等用阿罗神胶囊（芳香维A酸乙酯）治疗一例经MTX和糖皮质激素等治疗无效的泛发性脓疱型银屑病，其用法为，第一阶段：用大剂量每次0.1 mg每周3次口服，共21天，经治20天后体温下降，无新发脓疱，皮肤红肿、灼痛、关节痛减轻。第二阶段：用0.1 mg每周2次，共80天。30天后关节痛消失，60天后皮肤肿消，红斑减轻，出现正常皮肤。第三阶段：用0.3 mg，每周1次，共150天皮损完全消失，持续用维持量每次0.3 mg每周1次，随访观察2年未发。用药期间无不适反应。邹先彪等用此药治疗一例曾用雷公藤及自制中药加抗生素治疗无效的红皮病性银屑病，其起始量为0.1 mg/d，每周连续3天，同时口服维生素E 200 mg/d，外用硅霜，经1个月治疗明显改善，出院用0.1 mg/每次，每周2次，20天后复诊时痊愈。

（四）维胺酯的应用

此药用于银屑病时，其用量为1～2 mg/（kg·d），其适用范围同阿维A，其作用比阿维A和异维A酸弱，一般用药后2周起效，不良反应少，使用此药的育龄妇女，用药前一个月，用药期间以及停药后半年均应避孕。

（五）他扎罗汀的应用

此药是近来发展为口服的RA类药（原为被批准外用治疗斑块状银屑病的），可转变成它的活性代谢物——他扎罗汀酸，其半衰期为7～12小时，经研究，Yamauchi等用此药口服4.2 mg/d对181例中度到重度的斑块状银屑病效果较好，其不良反应为唇炎。

四、RA类药的禁忌证

绝对禁忌证包括：妊娠、哺乳期、严重的肝肾功能损害。

相对禁忌证包括：高脂血症、糖尿病、严重的骨质疏松。

五、RA类药系统应用的不良反应

1. 耐受性的比较：阿维A最差（等效量），其次是阿维A酯，异维A酸短期应用比较安全。大剂量用阿维A易引起脱发、掌跖皮肤剥脱。

2. 致畸：①内用RA的安全域值尚未确定，因此在妊娠期，此药无最小安全量；②在妊娠3～6月服此药致畸危险最大。

3. 对眼的影响：异维A酸可引发结膜炎、角膜浑浊以及白内障。

4. 对骨骼的影响：长骨重建异常，进行性韧带钙化，骨骺端过早闭合，骨质疏松。

5. 儿童使用RA类药两年内是安全的，发生骨骺过早闭合均为口服大量（>1 mg/kd·d），同时加服VitA，>5年者容易发生。成人服用大剂量异维A酸，2年者易出现骨肥厚，脊柱棘前韧带钙化，服用阿维A酯累积量>30g时易出现骨损害。由于骨损害无症状，儿童要进行身高监测。

6. 高脂血症：①甘油三酯、胆固醇、极低密度脂蛋白升高，高密度脂蛋白降低，均为可逆性，一般停药4～8周可恢复；②易感因素：肥胖、酗酒、糖尿病、家族性、同时服用β受体阻滞剂和避孕药等；③监测：用药开始时1～2周测一次，2个月后，在稳定情况下可延长至每月测一次；④停药指标：总胆固醇水平>500～600 mg/ml。

7. 对肝脏的影响：①用药2～8周可出现AST、ALT升高；②肝酶水平>正常上限3倍以上，须立即停药，直至恢复正常方可在监护下小量应用。

8. 皮肤黏膜：干皮病、阿维A引起唇炎（100%）、结膜炎（17%～67%）、眼干（19%～87%）和持续性血尿（黏膜脆性增加）。

9. 毛发、指甲：阿维A容易引起脱发（10%～75%，呈剂量依赖性），呈可逆性。脆甲症与甲裂比较常见，甲营养不良、甲剥离较少见。

10. 中枢神经系统：RA类药还值得注意的不良反应为假脑瘤，但发生率不高。一项研究发现，异维A酸相关的假脑瘤患者中，有半数同时服用了四环素或米诺环素或多西环素，因此要避免上述三药与异维A酸合用。

11. 其他系统：极少数的报告，糖尿病的患者服用RA类药后，其血糖水平更难控制。一项对956例银屑病5年的回顾研究中，发现阿维A酯未增加心血管、癌肿、糖尿病、炎症性肠病的危险性，此项研究表明，在监护下正确地长期用药（4年）是安全的。

第四节　糖皮质激素

糖皮质激素是由肾上腺皮质的束状带合成和分泌的，以氢化可的松（皮质醇）为代表，主要影响糖和蛋白质的代谢，而对水盐代谢影响较小，临床上有极其广泛的应用范围。自从1948年Hench等首先用可的松治疗类风湿性关节炎取得良效，尤其是1954年开始人工合成以来，此组药物的临床应用已十分广泛，在皮肤科领域中是最常用的药物之一，治疗的病种不下80余种，且通过在皮质醇结构上加以改变，已合成了30多种以上的衍生物，使其抗炎作用更趋加强，目前用于临床者约有10余种。

一、糖皮质激素的作用机制

糖皮质激素作用广泛而复杂，随剂量不同其作用亦发生变化。生理情况下，体内分泌的糖皮质激素主要影响物质代谢过程。应激状态下，机体分泌大量糖皮质激素，通过允许作用等，使机体适应内外环境的剧烈变化。药理剂量的糖皮质激素除能影响物质代谢外，还具有抗炎、抗免疫、抗毒素、抗休克等药理作用。临床上主要用它的超生理剂量抗炎、抗过敏、抗纤维化、抑制免疫、抗毒素和抗休克等药理作用来治疗多种皮肤病。

（一）抗炎作用

糖皮质激素对各种原因，如物理、化学、生物、免疫等因素引起的炎症以及各型炎症的不同阶段均有强大的抗炎作用。在炎症早期，能减轻渗出、水肿、毛细血管扩张、白细胞浸润及吞噬反应，从而改善红、肿、热、痛等症状；在炎症后期和慢性炎症，可抑制毛细血管和纤维母细胞增生，延缓肉芽组织生成，防止粘连和瘢痕，减轻后遗症。应当指出，炎症反应是机体的一种防御机能，炎症后期则是组织修复的重要过程。糖皮质激素在抑制炎症、减轻症状的同时，也有可能降低机体的防御和修复功能，可导致感染扩散，创口愈合延缓。

糖皮质激素抗炎作用机制：糖皮质激素通过细胞膜进入靶细胞，与胞浆内糖皮质激素受体（GR）结合，形成的激素—受体复合物透过核膜进入细胞核内，与特异性DNA位点结合，引起某些特定基因的转录增加或减少，改变介质相关蛋白的水平，进而影响炎症细胞产生而发挥抗炎作用。

1. 抑制炎症介质的产生

糖皮质激素通过抑制磷脂酶A2，干扰花生四烯酸代谢，减少炎症介质前列腺素和白介素的生成；并且可抑制环氧化酶-2、诱导型NO合成酶等的表达，减少炎症介质PGs、NO的产生，抑制其致炎作用。

2. 抑制炎症相关细胞因子及黏附分子

糖皮质激素不仅能抑制细胞因子IL-1、IL-2、IL-6、IL-8、TNF-α等的产生，还能在转录水平上直接抑制黏附分子如E-选择素及ICAM-1的表达。

3. 诱导炎症细胞凋亡

糖皮质细胞通过GR介导基因转录变化，最终激活caspase和特异性核酸内切酶，诱导参与炎症反应的细胞凋亡，并且作用于炎症细胞凋亡的各期，产生抗炎作用。

4. 其他

糖皮质激素尚具有以下作用：诱导产生血管皮素，使毛织血管通透性降低；稳定肥大细胞膜和溶酶体膜，减少脱颗粒反应，防止溶酶体酶释放；炎症后期能抑制纤维母细胞DNA合成，减少结缔组织基质如胶原、粘多糖的合成。

（二）免疫抑制作用

糖皮质激素小剂量可抑制细胞免疫，大剂量可抑制体液免疫，并对免疫过程的多个环节均有抑制作用。其免疫抑制作用的具体机制是：

1. 抑制巨噬细胞对抗原的吞噬和处理。

2. 抑制T淋巴细胞增殖与分化，从而抑制细胞免疫。

3. 大剂量时抑制B淋巴细胞增殖及转化为浆细胞的过程，减少抗体生成，从而抑制体液免疫。

4. 使敏感动物的淋巴细胞破坏和解体，促进血管内的淋巴细胞移至血管外组织，引起循环中暂时性淋巴细胞减少。

5. 糖皮质激素的抗炎作用也参与其抑制免疫反应，如抑制炎症因子Il-2、IL-6、γ-干扰素（γ-IFN）的生成。

（三）抗过敏作用

糖皮质激素可抑制抗原—抗体反应所致的肥大细胞膜通透性增加，从而减少组胺、缓激肽、慢反应物质、5-羟色胺等致敏活性介质释放，抑制因过敏反应产生的病理性改变，减轻过敏症状。

（四）抗休克作用

大剂量糖皮质激素广泛用于治疗各种严重休克，特别是感染中毒性休克，其机制可能与下列因素有关：

1. 抗炎、免疫抑制作用。

2. 兴奋心脏，加强心肌收缩力，保障重要器官的血液供应。

3. 降低血管对某些缩血管活性物质的敏感性，扩张痉挛血管，改善微循环。

4. 稳定溶酶体膜，减少心肌抑制因子（MDF）释放。

5. 提高机体对大肠杆菌、痢疾杆菌、脑膜炎球菌等细菌内毒素的耐受力，但不能直接中和细菌内毒素，也不能对抗外毒素。

（五）其他作用

糖皮质激素具有迅速而良好的退热作用，能刺激骨髓的造血功能，使红细胞、血小板、中性粒细胞数目增加，但却抑制其游走、吞噬等功能。糖皮质激素可提高中枢的兴奋性，可致儿童惊厥，促使癫痫样发作。糖皮质激素能促进胃酸、胃蛋白酶分泌，大剂量应用可诱发和加重溃疡。长期大剂量应用糖皮质激素，可使骨质形成发生障碍，引起骨质疏松。

二、适应证

糖皮质激素在银屑病治疗早期，临床还有系统使用，随着治疗手段的增多，现已为二线药物，特别是寻常型银屑病，基本不系统使用糖皮质激素，并且应用不规范时可能导致红皮病性或泛发性脓疱性银屑病，因此只有皮肤科医生认为绝对需要时才可应用。适应证：难以控制的红皮病性银屑病；其他药物无效或禁忌的泛发性脓疱性银屑病；急性多发性关节病性银屑病，可造成严重关节损害者。

三、不良反应

1. 医源性肾上腺皮质功能亢进：表现为向心性肥胖、满月脸、水牛背、痤疮、多毛、浮肿、低血钾等，即柯兴氏综合征，一般停药后可自行消失。

2. 诱发或加重感染：长期用药可降低自身防御机能，诱发感染或使潜在病灶扩散，故须严格掌握其适应证。

3. 诱发或加重溃疡：糖皮质激素使胃酸、胃蛋白酶分泌增加，抑制胃黏液分泌，降低胃黏膜的抵抗力，诱发溃疡，甚至造成消化道出血或穿孔，在服用本药同时给予胃黏膜保护药加以预防。

4. 心血管系统并发症：长期用药可因水钠潴留和血脂升高引起高血压、动脉粥样硬化。

5. 骨质疏松、肌肉萎缩、伤口愈合迟缓等：与糖皮质激素促进蛋白质分解、抑制其合成、增加钙、磷排泄有关。糖皮质激素可抑制生长激素分泌和造成负氮平衡，影响儿童生长发育。

6. 糖尿病：长期使用可造成糖代谢紊乱，约50%患者出现糖耐量受损或类固醇性糖尿病，应定期检查血糖、尿糖或进行糖耐量实验。

7. 精神神经症状：可引起欣快、激动、不安、失眠、谵妄、定向力障碍、抑郁等症状，有癫痫或精神病史者禁用或慎用。

第五节　抗生素

银屑病是易复发的炎症性疾病，发病原因不清，流行病学调查发现细菌、病毒或真菌感染是银屑病发病的重要诱因，特别是急性点滴状银屑病。一些特殊类型的银屑病的发生及加重也与感染有关，通过应用药物控制感染，可以达到治疗银屑病的目的。

一、适应证

抗生素主要应用于伴有上呼吸道感染的点滴状银屑病、寻常性银屑病和一些红皮病性、脓疱性银屑病，可选用相应的对溶血性链球菌有效的抗生素或抗菌药物，如青霉素、红霉素、头孢菌素等。

二、临床常用药物

（一）青霉素类

1. 抗菌作用及机制

青霉素G的抗菌作用很强，在细菌繁殖期低浓度抑菌，较高浓度即可杀菌。研究提示青霉素结合蛋白（PBPs）是青霉素等β–内酰胺类抗生素的作用靶位。由于青霉素与PBPs的紧密结合，使前者对细菌细胞壁合成的早期阶段发生抑制作用。本药对下列细菌有高度抗菌活性：①大多数链球菌，如溶血性链球菌、肺炎球菌、草绿色链球菌、不耐药的金黄色葡萄球菌和表皮葡萄球菌等。②G^+杆菌，如白喉棒状杆菌、炭疽芽孢杆菌、破伤风杆菌、肉毒杆菌等。③G^-球菌，如脑膜炎奈瑟菌、不耐药的淋病奈瑟菌等。④螺旋体、放线杆菌等。

2. 适应证

作用于敏感菌所致的急性化脓性感染，如上呼吸道感染、扁桃体炎等。对急性点滴型银屑病及感染诱发的特殊类型银屑病的治疗有效。

3. 不良反应

本品毒性较低，主要不良反应为过敏反应。

（1）变态反应：较常见，总发生率为0.7%～10%。用药后可发生严重的过敏反应，如过敏性休克和血清病型反应。

（2）二重感染：治疗期间可出现耐青霉素金黄色葡萄球菌、革兰阴性杆菌或白色念珠菌感染。

（3）毒性反应：少见。浓度过高引起青霉素脑病（表现为肌肉阵挛、抽搐、昏迷等)，多见于婴儿、老年人和肾功能不全患者。

（二）头孢菌素类

头孢菌素是一类半合成的一系列抗生素，活性基团是β-内酰胺环，与青霉素类有着相似的理化特性、生物活性、作用机制和临床应用。具有抗菌谱广、杀菌力强、对β-内酰胺酶较稳定以及过敏反应少等特点。

1. 抗菌作用及机制

头孢菌素类为杀菌药，抗菌原理与青霉素类相同，能与细菌细胞膜上的PBPs结合，妨碍粘肽形成，抑制细胞壁合成。细菌对头孢菌素可产生耐药性，并与青霉素类有部分交叉耐药。

2. 适应证

作用用于敏感菌所致的各种严重感染。对急性点滴型银屑病及感染诱发的特殊类型银屑病的治疗有效。

3. 不良反应

头孢菌素类不良反应较少，常见过敏反应，多为皮疹、荨麻疹等，过敏性休克罕见，静脉给药可发生静脉炎。第一代大剂量使用时可损害近曲小管细胞，而出现肾脏毒性，第三、四代偶见二重感染。此外，应用头孢菌素类药物期间或停药3d内应忌酒及含乙醇类饮料，以免发生“醉酒样”反应（头痛、面红、头昏、恶心、呕吐、腹痛等)。

（三）红霉素类

红霉素是由链霉菌培养液中提取获得，在中性水溶液中稳定，酸性（PH < 5）溶液中不稳定，易分解。其游离碱供口服用，乳糖酸盐供注射用。

1. 抗菌作用及机制

本类药物抗菌机制是与细菌核蛋白体的50s亚基结合，抑制转肽作用和mRNA的移位，从而阻碍细菌蛋白质合成，属于生长期抑菌剂。

红霉素对G^+菌的金黄色葡萄球菌（包括耐药菌)、表皮葡萄球菌、链球菌等抗菌作用强，对部分G^-菌如脑膜炎奈瑟菌、淋病奈瑟菌、流感杆菌、布鲁斯菌、军团菌等高度敏感。对某些螺旋体、肺炎支原体、方克次体和螺旋体也有抗菌作用。

2. 适应证

红霉素是一种较安全的药物，该药毒性小，常用于孕妇及儿童或作为对青霉素过敏的安全替代药物。主要用于敏感菌引起的上呼吸道感染，如扁桃体炎、咽炎等。作为急性点滴型银屑病及感染诱发的特殊类型银屑病的辅助治疗。

3. 不良反应

主要不良反应是胃肠道反应，许多病人不能耐受而不得不停药。少数病人可发生肝损害，表现有转氨酶升高、肝肿大、黄疸等，一般于停药后数日可自行恢复，个别病人可有过敏性药疹、药热、耳鸣、暂时性耳聋等。

（四）甲砜霉素

甲砜霉素为合成的广谱抗菌药，属氯霉素类抗生素。本药体内抗菌活性较高，但对沙门菌属、大肠埃希菌和肺炎杆菌的作用较氯霉素差，与氯霉素呈完全交叉耐药性。

1. 抗菌作用与机制

抗菌作用机制与氯霉素相似，阻止细菌的蛋白质合成。尚可抑制免疫球蛋白合成和抗体的生成，具有较强的免疫抑制作用。

2. 适应证

适用于敏感菌所致的呼吸道感染、尿路感染、肠道感染等。可用于脓疱型银屑病的治疗。

3. 不良反应

常见食欲减退、恶心、呕吐、上腹不适、腹泻、白细胞降低和血小板减少，罕见再生障碍性贫血。少见皮疹、日光性皮炎、血管神经性水肿、药物热等过敏反应。长期用药后可使体内正常菌群减少、引起二重感染，也可出现周围神经炎和视神经炎。

第六节　其他可能应用的药物

一、免疫调节剂

免疫功能下降易引起各种感染、肿瘤及免疫异常性疾病，临床上常采用特异性及非特异性免疫调节剂进行治疗，目的在于增强、调节和恢复机体的免疫应答功能。近年来，随着对银屑病发病机制的认识，免疫异常是其重要的因素，因此，免疫调节剂可作为银屑病的辅助治疗药物。

（一）转移因子（TF）

1. 药理作用机制

转移因子是从健康人白细胞中提取的一种多核苷酸和低分子肽类物质（分子量小于5000），主要成分为双螺旋RNA或多核苷酸与多肽复合物，可将供体的特异性细胞免疫能力转移给受体，以提高受体的细胞免疫功能，其作用可持续6个月，可起佐剂作用。本品有种属特异性，无抗原性。

2. 适应证

用于细胞免疫功能下降的疾病，如系统性红斑狼疮、带状疱疹、复发性单纯疱疹、皮肤肿瘤，也可作为银屑病的辅助治疗。

3. 用法及用量

肌注或皮下注射，成人每次1～2支，每周1次；胶囊，成人每次2粒，每日2次。

4. 副作用

少见，偶有皮肤瘙痒、皮疹、短暂发热、注射处疼痛等。

（二）左旋咪唑

左旋咪唑（LMS）是一种口服有效的免疫调节药物，属于合成噻唑类化合物的衍生物。

1. 药理作用机制

本品为四咪唑（驱虫净）的左旋体，有广谱驱虫作用，也有增强细胞免疫功能，使受抑制的免疫功能恢复正常。对正常人几乎不影响，但对免疫功能低下者，促进抗体生成，可使低下的细胞免疫功能恢复正常，如促进植物血凝素诱导的淋巴细胞增殖反应，还能增强巨噬细胞的趋化和吞噬功能。机制可能与提高淋巴细胞内鸟苷酸水平，降低环腺苷酸水平有关。

2. 适应证

用于细胞免疫功能下降者恢复免疫功能，增强机体抗病能力，可改善多种自身免疫性疾病如类风湿性关节炎、系统性红斑狼疮、银屑病等免疫功能异常状态。

3. 用法及用量

最佳方案以间断服药为宜，即每2周连服3日，或每周连服3日，每日150 mg、分3次服用，儿童按2.5 mg/（kg·d）计算。

4. 副作用

少见，偶见头晕、恶心、呕吐、食欲不振、腹痛、发热、乏力、皮疹，个别患者可出现白细胞下降。

二、非甾体类消炎药

（一）消炎痛（吲哚美辛）

1. 药理作用机制

消炎痛为前列腺素合成酶的强烈抑制剂，可阻断花生四烯酸合成前列腺素，并能抑制其他致炎因子如缓激肽、组胺、5-羟色胺、儿茶酚胺、蛋白分解酶和白细胞趋化因子的产生，稳定溶酶体膜，阻止溶酶体内酸性水解酶的释放，抑制三磷酸腺苷的活性，提高组织内环磷酸腺苷浓度，抑制多形核白细胞的趋化性。其抗炎、镇痛作用较强，能有效地减轻疼痛和关节症状。

2. 适应证与用法

（1）关节病型银屑病：适用于轻、中度及早期病人，能快速缓解关节症状，恢复关节功能。用法：成人75 mg～150 mg/d，分3次服用。

（2）其他疾病：如结节性红斑、荨麻疹性血管炎、白塞氏病等，能有效控制炎症、减轻症状，可作为皮质类固醇的替代药物。

3. 副作用

（1）胃肠道反应：最为常见，表现为胃部不适、恶心、呕吐、食欲下降、胃溃疡、胃出血甚至胃穿孔。

（2）肝脏和胰腺损害：可引起黄疸、一过性肝酶值升高，少数可致胰腺炎。

（3）神经系统症状：出现头痛、眩晕、失眠、嗜睡、精神异常。

（4）血液系统：再生障碍性贫血和粒细胞缺乏。

（5）过敏反应：可致皮疹、哮喘，与阿司匹林有交叉过敏。

（6）其他：可致水钠潴留，由于抑制前列腺素合成，可致肾小球血流量减少，滤过率降低，加重肾衰及肾病综合征。

4. 注意事项

（1）溃疡病、精神病、癫痫、哮喘、肾功能不全患者及孕妇忌用。

（2）由于本品抑制环氧合酶活性，但可增加脂氧合酶活性，故在治疗关节病型银屑病时，少数患者可出现皮疹加重。

（二）阿司匹林（乙酰水杨酸）

1. 药理作用机制

阿司匹林除抑制环氧合酶活性以抑制前列腺素合成外，其稳定溶酶体膜还对抑制血小板黏附和聚集作用较强。

2. 适应证

对关节病型银屑病有较好疗效，能迅速缓解关节症状，也用于治疗各种血管炎。用法：成人口服，每次0.9～1.2 g，每日3次，症状控制后可减至半量，维持2～3个月。

3. 副作用与注意事项

（1）胃肠道刺激症状明显，可出现恶心、呕吐，可破坏胃黏膜屏障而致胃出血。

（2）活动性胃、十二指肠溃疡病患者禁用。

（3）有致畸作用，孕妇禁用。服药期间应严格禁酒。

（4）过敏反应可致皮疹、哮喘。

（三）布洛芬（芬必得）

1. 药理作用机制

同阿司匹林，但作用较之更强。对周围血象及肾功能影响较小。

2. 适应证与用法

适应证同阿司匹林。用法：成人口服每次0.2～0.4g，每日2～3次。

3. 副作用

副作用主要有胃肠道不适及药疹，少数可出现暂时性肝酶值升高。

三、抗风湿类药物

（一）柳氮磺胺吡啶

1. 药理作用机制

柳氮磺胺吡啶（SASP）为水杨酸与磺胺吡啶的偶氮化合物，口服后，在肠微生物的作用下分解成5-氨基水杨酸和磺胺吡啶，后者仅有微弱抗菌作用，在药物分子中主要起载体作用，阻止5-氨基水杨酸在胃、十二指肠吸收，而5-氨基水杨酸具有抗炎和免疫抑制作用。银屑病皮损中由于花生四烯酸（AA）水平增高，5-脂氧合酶活性增加，因而AA的代谢产物白三烯（LTB_4）增多，导致表皮、真皮炎症浸润及机制形成细胞增殖过度。5-氨基水杨酸通过抑制5-脂氧合酶活性，降低皮损中LTB_{41}从而发挥抗银屑病作用。

2. 适应证

适用于对局部药物抵抗又不宜使用甲氨蝶呤、阿维A酯或PUVA等治疗的皮损泛发的银屑病，特别是皮肤和关节均受累的患者。对系统性硬皮病、角层下脓疱病、疱疹样皮炎及坏疽性脓皮病等，可获一定疗效。

对于治疗关节病型银屑病，有报道起始量0.5g，2～3次/d，每周增加0.5g，直至2.0g/d，维持6～8周。开放性研究表明，约1/3患者可在皮损好转的同时，关节病症状减轻，活动度改善。

3. 副作用

较为多见，副作用主要有头痛、消化道症状（恶心、呕吐、腹泻及胃烧灼感）、药疹及药物热、白细胞减少、肝肾功能损害，还可影响精子活动能力而致男性不育证。但严重副作用不多见，减量或停药后症状缓解，有报道1/5患者不能耐受该药。服药期间应定期检查周围血象，肝、肾疾病患者及老年人慎用。

（二）来氟米特

来氟米特属异唑类衍生物，是一种新型的抗炎及免疫调节药物，具有独特的作用机制，国内外多用于类风湿关节炎的治疗。近年来，由于考虑到其具有良好的抗增殖及抗炎作用且副作用小，已逐渐引起皮肤科学界的关注，已开始应用于免疫性皮肤病的治疗，其中包括银屑病、结缔组织疾病（红斑狼疮、Sjogren 综合征）等。

1. 药理作用机制

（1）抑制嘧啶的从头合成途径：来氟米特在体内转化成活性代谢物A77 1726，后者抑制嘧啶开始合成途径中的关键酶二氢乳清酸脱氢酶（DHODH）。嘧啶的产生受到抑制，从而影响DNA 和RNA 的合成，使细胞休眠在G_1/S 期交界处或S期。

（2）抑制酪氨酸激酶的活性：蛋白酪氨酸激酶在一些生长因子受体中存在，在信号传导途径的不同步骤中发挥重要作用。在Jurkat T细胞中，A77 1726抑制T细胞受体相关的$p59^{fyn}$和$p56^{lck}$的酪氨酸激酶活性，及T细胞受体ζ链和抗-CD3 单克隆抗体诱导的磷脂酶Crl 的酪氨酸磷酸化作用。

（3）抑制核因子-κB（NF -κB）的活化和基因表达：NF -κB 是一种DNA结合蛋白。它调控许多重要的细胞因子、黏附分子和趋化因子基因的表达。IκB 是NF -κB 的抑制性蛋白，NF -κB 与IκB 结合时无活性，当两者解离后NF -κB 可激活靶基因的转录。Manna 等指出：来氟米特能阻断NF -κB 的活化，其主要原因是它能减少IκB 的磷酸化降解。

（4）来氟米特还能抑制抗体的产生和分泌：Siemasko 等指出，在脂多糖刺激的小鼠B 细胞中，来氟米特可抑制JAK3 和STAT6 蛋白的酪氨酸磷酸化作用，从而阻滞IgG_1的生成。

2. 适应证

多用于类风湿关节炎的治疗，现开始应用于免疫性皮肤病的治疗，其中包括银屑病、结缔组织疾病（红斑狼疮、Sjögren 综合征）、大疱性类天疱疮、Wegener肉芽肿等。

最近，Reich等选用来氟米特对重症关节型银屑病患者进行了治疗，方法为1～3天，服用药物最大剂量100 mg/d，随后改为20 mg/d，疾病活动程度在基线和治疗3个月后进行评估，结果发现在治疗3个月后，疾病程度明显好转，皮损关节症状明显改善，监测血液学检查和肝功能无明显变化。

3. 副作用

不良反应有：乏力、头晕、胃肠道反应（厌食、恶心、呕吐、腹泻）、过敏反应（皮肤瘙痒及皮疹）、可逆性脱发、一过性转氨酶升高和白细胞下降、体重减轻等，一般为轻度和中度，大部分在用药过程中恢复正常，部分患者在疗程结束后恢复。

（高　军）

第十章　外用药治疗

银屑病是一种常见的慢性、炎症性皮肤病，病情严重时可降低患者生活质量，其发病率为0.1%～3%。外用药物疗法是银屑病治疗中不可或缺的治疗手段，并且使用方便，疗效肯定，副作用少，而80%的银屑病患者的病情属于轻到中度，可以仅用外用药治疗，且有较高的有效率。外用药也可以作为辅助/联合治疗用于紫外线照射、系统治疗及生物制剂治疗的病情严重者，但应根据患者病情制定个体化方案。

第一节　焦油制剂

焦油是一种古老的皮肤科外用药，广义上是指有机物在无氧条件下加热后留下的残渣。根据来源主要分为4种类型：木焦油、沥青焦油、石油焦油和煤焦油（或煤馏油）。其中，在皮肤病治疗中使用最广泛、研究最深入的当属煤焦油。粗制煤焦油是从煤蒸馏产生的气体冷却形成的液体中除去氨，所剩下的黑色黏稠液体，有强烈的臭味和烧灼味，含有48%的烃、42%的碳和10%的水，其中很多成分至今仍未确定，煤焦油难溶于水，溶于甲醇、乙醇、丙酮、苯等。在苯中可溶解95%，在硝基苯中几乎能完全溶解。

一、作用机制

由于粗制煤焦油的成分极其复杂，含有苯酚、苯胺、萘、蒽等上万种成分，目前其确切的局部药理作用及作用机制尚不十分清楚，可能包括：

1. 止痒作用：本品中含有苯酚、煤酚等成分，局部外用能穿透皮肤，使感觉神经末梢麻痹，从而达到止痒作用。

2. 抗细菌、抗真菌、抗寄生虫作用。

3. 角质促成作用及角质溶解作用：通过影响巯基（-SH）和二硫键（-S-S-）

发挥作用；低浓度时，使巯基变为二硫键；高浓度时，可使角蛋白分子的二硫键断裂，起角质溶解作用。

4. 皮肤萎缩效应：20世纪80年代后发现在使用粗制煤焦油最初2周内，表皮出现角化过度、棘层增厚现象，推测这可能是出于它的原发刺激作用引起的非特异性反应：但继续用药至第6～8周，表皮开始萎缩。临床上长期使用粗制煤焦油可使银屑病斑块变薄的现象可证明这种萎缩效应。

5. 血管收缩作用：粗制煤焦油可使真皮小血管内皮细胞增生，导致管腔变小，血流减少，因此可减缓表皮细胞增殖，并消炎收敛。

6. 抑制表皮细胞DNA合成，从而延缓表皮细胞核有丝分裂时间，发挥抗增生作用：粗制煤焦油外用联合UVA照射比粗制煤焦油单独外用对表皮细胞DNA合成的抑制作用要强得多。

7. 免疫抑制作用和抗炎作用：朗格汉斯细胞（LC）在介导和维持皮肤的免疫反应和炎症反应中起决定作用。研究发现，局部应用5%以上浓度的煤焦油3天后明显减少了鼠表皮朗格汉斯细胞ATP酶和Ia抗原阳性的朗格汉斯细胞数量。

8. 吸收光谱为330～550 nm的光毒性作用：各种焦油的抗银屑病作用与其光毒性是平行的。光毒反应在临床和组织学上可以分为两期：在强烈的烧灼感和红斑后立刻出现风团反应，然后是以严重的皮肤伤害为特征的迟发相反应。此外，光毒反应消退后的色素沉着往往很顽固。

二、适应证

煤焦油现在主要用于治疗寻常型银屑病，其中对慢性稳定的斑块型银屑病、头皮银屑病和慢性掌跖银屑病效果最好。煤焦油还可用于特应性皮炎、脂溢性皮炎、白癜风、瘙痒症、疥疮、神经性皮炎、结节病、慢性苔藓样糠疹、多形性日光疹等多种皮肤病的治疗。

三、禁忌证

1. 禁用于妊娠头3个月的孕妇，妊娠期的后几个月也须慎用。

2. 禁用于红皮病型银屑病和脓疱型银屑病，因为这类患者往往对最温和的焦油制品也不耐受。

3. 禁用于治疗前已有毛囊炎和严重痤疮的患者，因为煤焦油会使毛囊炎和痤疮加重。

四、临床应用

（一）剂型

煤焦油有软膏、霜剂、凝胶、洗剂、香波、溶液和香皂多种剂型。

（二）剂量和用法

1. 浓度：3%～5%浓度起角质促成作用，10%～20%浓度起角质溶解作用。在治疗银屑病上，1%的煤焦油软膏每日2次，治疗10天的疗效明显不如5%隔日递增至25%的煤焦油软膏治疗10天的效果好，但5%与5%以上浓度的煤焦油软膏疗效无明显差异。

2. 用药次数：粗制煤焦油治疗斑块型银屑病，通常每日外用1次。但整个操作过程相当费时，而且还受到浴间数量的限制。隔日1次的治疗效果与每日一次疗效一样，且隔日1次极大地方便了患者，不耽误工作，患者仅需忍受轻微的异味。但是否因延长了皮肤暴露于粗制煤焦油的时间从而增加了致癌性还无法确认。

（二）焦油在银屑病中的临床应用

1. 斑块型银屑病

（1）Goeckman疗法：1925年由Goeckman报告，具体方法是：外涂粗制煤焦油软膏，24小时后用橄榄油轻轻擦去，随即照射紫外线，接着进行药浴，浴液中加入燕麦粥、苏打等。临床观察几乎所有病例的全部皮损都在3～4周内消退，直到今天，Goeckman疗法和各种改进的Goeckman疗法仍在临床上广泛使用。

（2）与PUVA联合应用：PUVA与粗制煤焦油联合应用疗效好于PUVA单独应用。但有增加致癌性的危险，须慎用。

（3）与糖皮质激素制剂联合应用：被推荐用较为稳定的焦油软膏，但应增加糖皮质激素的强度。

2. 掌跖银屑病

掌跖银屑病的治疗通常对大部分药物都抵抗，以前的研究表明，系统或局部应用糖皮质激素、维A酸、细胞毒类药物，不是疗效差就是毒副作用抵消了治疗价值。而煤焦油对掌跖银屑病疗效较好。考虑到其安全性和低成本，Kumar等推荐煤焦油软膏封包与软化剂联合应用作为所有掌跖银屑病的一线治疗手段。

3. 头皮银屑病

煤焦油香波被认为是治疗头皮银屑病的有效药物。冯景春等用泽它洗剂治疗头皮银屑病31例，治疗组有效率70.97%，飘柔香波安慰剂对照组有效率15.38%。吴建华等用泽它洗剂治疗头皮银屑病16例，有效率85%。林麟等用泽它洗剂治疗头皮银屑病31例，结果表明，泽它洗剂对头皮油腻、梳理不便的改善最为明显，消退率均达90%以上，对瘙痒、头发无光泽的疗效均达80%以上：对脱屑、毛发干燥、红斑的治疗作用次之，消退率在60%以上：泽它洗剂的疗效随时间延长逐渐增强。在治疗后第1、2、3、4周随访中检查，总有效率分别为9.7%、29.0%、45.2%、67.7%。王朋军用泽它洗剂治疗头皮银屑病37例，并与5%硫黄乳膏做对照，结果治疗组有效率为72.97%，对照组有效率为19.35%，差异有非常显著性（$P<0.01$）。

五、不良反应

1. 毛囊炎：毛囊炎是煤焦油接触皮肤后所引起的最常见的不良反应，常见于因职业系长期接触石油、煤油或沥青的工人。

2. 接触性皮炎：煤焦油引起的接触性皮炎很少报道。少数的几例均发生在长期皮肤接触后，如从事处理焦油的职业或常年用焦油治疗银屑病。短时间、小面积应用煤焦油引起的接触性皮炎，非常少见。

3. 畸胎：多环芳香烃（PAH）是粗制煤焦油的主要成分之一。在皮肤外用粗制煤焦油制品后，在血液和尿液中均可发现PAH的代谢产物。动物试验证明PAH会破坏啮齿动物的卵细胞，从而造成生育率下降和幼仔先天畸形。目前粗制煤焦油对人类是否致畸的文献非常少。有调查显示妊娠期外用焦油与未用者比较并未增加，是否能据此下结论，尚有待进一步研究。

4. 黑子样斑：不同于皮肤着色。黑子样斑表现为局限于银屑病斑块内的黑色不规则斑疹，组织学上具有黑子的特点。少数的几个病例都有长达十几年以上的银屑病病史，并用过包括煤焦油在内的多种外用药。因此，考虑黑子样斑的产生可能与煤焦油的使用有关。

5. 致癌性：煤焦油中含高浓度的PAH，皮肤暴露于煤焦油制品可造成PAH吸收。吸收人体内的PAH会被代谢成为与DNA结合的衍生物，这些PAH-DNA结合产物据认为参与了PAH诱导的癌症发生。动物实验已经证明了外用煤焦油在动物身上的致癌性，流行病学调查也显示因职业原因暴露于煤焦油可增加发生肺癌、阴囊癌和皮肤癌的危险。

6. 其他：煤焦油的其他不良反应还包括痤疮样疹、剥脱性皮炎、泛发性脓疱性银屑病、皮肤萎缩、毛细血管扩张、色素沉着、皮角、角化棘皮瘤、焦油疣等。

六、注意事项

1. 焦油制品可引起皮肤和衣物着色。尽管一些新的剂型已经解决了这个问题，如焦油溶液、凝胶和香波。但皮肤着色主要是苯酚引起的，而苯酚又是焦油中主要起治疗作用的成分，因此，那些容易清除干净的焦油制品往往疗效也会有所下降。

2. 临床上如果怀疑煤焦油接触过敏，要让患者做斑贴试验以区别是变态反应还是刺激反应。如果是前者要立即停药，如果是后者，应继续使用煤焦油治疗，但要采用更低浓度。

第二节 蒽林

蒽林又名地蒽酚，化学名1，8-二羟基-9-蒽酮，为人工合成的蒽酮衍生物，用于治疗银屑病已经有近百年的历史。1916年Galewky等合成了地蒽酚用于银屑病的治疗，发现地蒽酚具有浓度低、疗效高、几乎无系统不良反应等优点。虽然近百年来不断有新的抗银屑病药物问世，地恩酚以其疗效肯定、长期应用无系统毒副作用而一直是治疗银屑病的首选外用药物之一。但由于地蒽酚对正常皮肤具有刺激与染色作用，这在一定程度上限制了其广泛应用。

一、作用机制

地蒽酚是强还原剂，具有抗表皮角质形成细胞增殖、诱导表皮细胞分化、抗炎症作用，主要作用机制有以下几个方面。

1. 通过减少DNA合成抑制表皮角质形成细胞增殖：银屑病皮损处表皮有丝分裂活动显著高于正常皮肤，其标记指数为正常表皮的4倍。经地蒽酚治疗后，随着皮损的好转，细胞有丝分裂活动减弱，标记指数下降，表皮细胞DNA合成减少，细胞增殖受抑制。

2. 抑制线粒体的呼吸作用：地蒽酚可使角质形成细胞的线粒体嵴消失，而不影响其他细胞结构。动物实验表明地蒽酚可降低鼠肝线粒体的呼吸控制比率，提示地蒽酚是一种氧化磷酸化偶联剂。

3. 使皮损中有关酶恢复正常：地蒽酚可以降低银屑病皮损中的鸟氨酸脱羧酶及葡萄糖-6-磷酸酶（TG-6-PDH），抑制蛋白激酶C活性，减少多形核白细胞中炎症介质5-脂氧合酶产物和白三烯B4的产生，地蒽酚还可使银屑病皮损中过高的环磷酸鸟苷（cGMP）降至正常。

4. 抑制单核细胞的功能：地蒽酚可抑制人单核细胞产生超氧化阴离子和酶脱颗粒，在体外能抑制人单核细胞分泌白介素IL-6、IL-8和肿瘤坏死因子-α（TNF-α），而单核细胞是银屑病病理反应中炎症浸润的一部分。另外，地蒽酚可使角质形成细胞中转化生长因子-α（TGF-α）mRNA表达下降，降低TGF-α与表皮生长因子受体的亲和力而产生抗角质形成细胞增殖和抗炎作用。

二、临床应用

地蒽酚适用于寻常型银屑病，尤其慢性斑块型银屑病，对于指甲银屑病也有效。剂型有糊剂、乳利、霜剂等，目前以地蒽酚软膏和蜡棒较为常用，有学者研究新的剂型如脂质体凝胶，可以减少其刺激作用。

1. 常规使用方法：开始使用浓度为0.1%、0.25%或0.5%的外用剂型，对鳞屑较厚的皮损可先用角质剥脱剂除去鳞屑，再用地蒽酚治疗。根据病人对刺激的耐受程度每3～5天成倍递增一次浓度，始终使皮损周围正常皮肤轻微发红且病人能够耐受，每日用药一次，直至痊愈。治疗过程中少数病人皮损周围正常皮肤可能发止红肿、疼痛，此时停止使用，局部外用安抚性软膏或皮质激素软膏，待红肿消退后继续使用原浓度治疗。对于有明显红斑、疼痛等刺激症状的患者，可先在皮损周围涂一层凡士林，再在皮损上涂地蒽酚制剂，可有效地保护正常皮肤。国内使用的最高浓度为3%的地蒽酚软膏/蜡棒，治疗期间，皮损周围皮肤会产生对药物刺激的耐受，但停药后耐受性即消失，下次治疗仍须从低浓度开始。

2. 短暂接触疗法（SCT）：1%～3%浓度的地蒽酚制剂涂于皮损上短时间内洗掉，每日1次，可明显减少刺激和染色的副作用而不影响疗效。作用机制为地蒽酚透入皮损皮肤比非皮损表皮要迅速，短时间接触能保持足够的抗银屑病活性，并可降低对周围皮肤的刺激。该疗法与常规疗法一样有效。SCT的具体用药浓度和时间因人而异，时间从10～30分钟、1小时，至2小时不等，浓度一般不超过3%。

地蒽酚蜡棒由于涂药方便、准确、刺激和染色较少而受患者欢迎，常用浓度为0.25%～3%。崔盘根等用地蒽酚蜡棒治疗寻常性银屑病进行多中心观察，并以地蒽酚软膏对照，结果地蒽酚蜡棒治疗8周有效率为90%，与软膏剂型相似，但治愈率达57.69%，明显高于软膏，而且皮肤刺激、染色的局部不良反应的发生率也明显低于软膏。

3. 联合疗法

（1）与焦油联合应用：传统的是Ingram疗法，焦油浴后给予亚红斑量宽波UVB（290 nm～320 nm）照射，接着皮损处涂以地蒽酚糊剂，开始0.05%或0.1%，根据治疗反应逐渐增加浓度到4%，每日1次，大部分患者在3周内皮损消退，尤其适于慢性斑块型银屑病。研究发现Ingram疗法中地蒽酚糊剂每天应用1次与每天2次具有相似的平均治疗时间，6个月内的复发率没有显著区别，但是每天1次可明显缩短护理时间。

（2）与外用糖皮质激素联合应用：晚上涂用地蒽酚制剂，白天涂用强效糖皮质激素制剂如丙酸氯氟美松软膏，也可以SCT之后立即应用丙酸氯氟美松软膏，每天1次，可有效地减轻地蒽酚的刺激作用，而不减少缓解期，但是也有学者认为患者皮损容易较快复发。

（3）与卡泊三醇软膏联合应用：Monastirli等应用SDT疗法每日1次，30分钟后洗掉2%地蒽酚软膏，配合外用卡泊三醇软膏每日2次，治疗慢性斑块型银屑病可以明显加快痊愈时间。

（4）与UVB联合应用：有协同作用，可以减少紫外线的累积照射量。McBride等用自身左右对照的方法研究表明，每周3次和5次SCT分别联合每周5次宽波UVB治疗寻常型银屑病效果相当，但是地蒽酚的刺激作用进一步减少。窄波UVB（311M）与地蒽酚联合治疗斑块型银屑病比宽波UVB联合地蒽酚有效，可减少治疗时间以及不良反应。在应用地蒽酚之前照射紫外线可以增强患者对地蒽酚的耐受性。

（5）与PUVA联合应用：效果优于两者单用，可以使缓解期延长，并且可以减少UVA累积量。

（6）与环孢素联合应用：Gottlieb等给12例口服环孢素5Mg/（kg·d）的银屑病患者，选取身体一侧的斑块外用地蒽酚，排除5例10周之内治愈的患者，发现另外平均治疗18周的7例患者，地蒽酚用药一侧皮损的积分、厚度、$CD8^{+}T$细胞的数量、增生的角质形成细胞数量均较另一侧明显减少，说明单用环孢素不佳者联用地蒽酚可增加疗效，另外环孢素也可抑制地蒽酚的炎症反应。

三、不良反应和注意事项

地蒽酚引起的不良反应主要是对正常皮肤的刺激与染色，可引起灼热、瘙痒、疼痛、红斑、水肿，刺激程度与患者的肤色有关，通常Ⅰ、Ⅱ型皮肤较重而Ⅲ、Ⅳ型皮肤较轻。另外地蒽酚还可使皮肤和衣物染色。避免用于面部、眼、外生殖器和黏膜、皱褶部位，禁用于破损皮肤。接触眼后可发生严重结膜炎、角膜炎或角膜浑浊。禁用于脓疱型银屑病及红皮病型银屑病，极少引起全身中毒反应，中毒症状为呕吐、腹泻、肝肾及神经系统损害。

需要强调指出的是地蒽酚对正常皮肤的刺激作用与其抗银屑病疗效联系在一起，迄今为止，任何试图完全消除地蒽酚刺激作用的努力都无一例外的导致治疗作用的消失。为保持地蒽酚的疗效、减少副作用，遵循个体化和知情同意的原则是非常必要的。

第三节　糖皮质激素类

糖皮质激素（GS）类药物是人工合成的肾上腺糖皮质激素，属于甾体类固醇激素类药物，又称为皮质类固醇。外用糖皮质激素类药物是常用的皮肤科外用药，具有高效、安全的特点，是许多皮肤病的一线治疗药物。自1950年合成皮质醇，此后为了提高疗效减少副反应，相继合成了曲安奈德、氟轻松（1961）、倍他米松、17-戊酸酯（1964），1969年被推荐的醋酸氟轻松。近年来，糖皮质激素的外用药种类繁多，临床使用更为广泛，但临床上也存在“滥用”和“恐惧”问题，特别是在银屑病的治疗中。因此，我们应规范外用糖皮质激素类药物，最大限度地发挥其治疗作用，减少不良反应，

一、外用糖皮质激素的作用机制

外用GS有4个方面的作用：它包括抗炎、免疫抑制、抗有丝分裂和血管收缩作用，也可能诱发或加重局部感染。

1. 抗炎作用：炎症是免疫反应的终点，因此其抗炎与抗免疫反应可以是重叠的。

（1）为非特异性，它可对抗各种（物理、化学、生物和免疫）原因引起的炎症以及对炎症的不同阶段均有抑制作用。

（2）增加脂皮素-1的合成，抑制磷酸酯酶A_2（PLA_2）的活性，使细胞膜上的花生四烯酸（AA）释放减少，从而抑制了前列腺素（PG）及白三烯（LT）等炎症介质的产生。

（3）诱导血管紧张素转换酶（ACE）来降解缓激肽引起血管扩张和疼痛的作用。

（4）抑制细胞因子作用：细胞因子有促炎作用，但GS可以抑制这些白介素（IL-1、IL-2、IL-3、IL-4、IL-5、IL-6、IL-8）、肿瘤坏死因子（TNF）、γ-干扰素（γ-IFN）及粒细胞-巨噬细胞刺激因子（GM-GSF）等，从而抑制了炎症反应。

（5）抑制巨噬细胞中一氧化氮合成酶（NOS）的活性。NOS被许多细胞因子激活，使NO生成增多，而NO能增加炎症部位的血浆渗出，水肿及组织损伤，因此导致炎症加重。

2. 免疫抑制作用

（1）抑制免疫反应启动阶段中巨噬细胞对抗原的吞噬和处理。

（2）干扰淋巴细胞的识别并阻断淋巴细胞的增殖，使血中淋巴细胞迅速减少。

（3）加速敏感动物淋巴细胞的破坏与解体。

（4）干扰体液免疫，减少抗体生成。

（5）消除免疫反应引起的炎症反应。

（6）减少抗体依赖细胞中介细胞毒性。

（7）减少自然杀伤（NK）细胞活性。

（8）中效GS减少Fc受体C_{30}受体以及HLA-DR阳性的表达。

（9）超强GS可抑制所有的朗格汉斯细胞标记的表达。

3. 抗增生作用

（1）可抑制结缔组织中成纤维细胞的增殖，抑制胶原的合成，因此可以治疗以增生为主的慢性炎症，防止瘢痕的形成，但也可以导致正常皮肤发生萎缩。

（2）对皮肤可抑制RNA转录，因而降低了DNA的合成速率，抑制有丝分裂、从而降低细胞分裂速度，也影响DNA的修复，结果造成表皮变薄、细胞小于正常。

4. 血管收缩作用：此种作用可能是由于它的抗炎作用，其作用机制未完全确定，但认为GS可以抑制组胺、缓激肽、前列腺素等有血管扩张作用的介质。GS也可直接作用于血管内皮细胞引起收缩。

二、适应证

1. 银屑病：皮损小于体表面积3%的限局型银屑病，可单独采取外用药治疗；对于严重、受累面积大者，除外用药外，还可联合物理疗法和系统治疗。糖皮质激素、维生素D3衍生物、他扎罗汀联合和序贯疗法常为临床一线治疗。替换疗法即一种外用药使用一段时间，在其出现不良反应之前换用另一种药；如先用超强效糖皮质激素，炎症改善后再换用低级别的糖皮质激素，可避免快速耐受。注意事项：急性期应使用温和无刺激性的外用药物，稳定期和消退期可应用作用较强的药物，且从低浓度开始；同时加强润肤剂的应用，可减少局部刺激症状和药物用量。

2. 皮炎湿疹类皮肤病、自身免疫性皮肤病、皮肤血管炎、非感染性肉芽肿、皮肤淋巴细胞浸润症、白癜风、斑秃、血管瘤、增生性瘢痕、皮肤T细胞淋巴瘤等。

三、禁忌证

1. 绝对禁忌证：对GS过敏者，以及对GS的基质过敏者。

2. 相对禁忌证：皮损有破损及感染者。

3. 妊娠期：权衡利弊，根据病情只对胎儿利大于弊时可用。

4. 哺乳期：不用于乳房和乳头，外用GS是否可以从乳汁分泌尚不清楚。

四、糖皮质激素的临床应用

（一）GS的强度分级

评价外用糖皮质激素强度的方法很多，包括血管收缩试验、体外培养细胞抑制试验、豚鼠紫外线皮炎抑制试验和鼠耳水肿抑制试验等。其中血管收缩试验是目前对外用糖皮质激素类药物进行分类的主要依据。当然，外用糖皮质激素的强度与血管收缩等级不是完全平行的，还涉及一些其他因素如皮肤状态、基质和药物浓度等。

目前常用的有七级分类法和四级分类法。七级法分类细致但过于复杂，难以掌握。四级法简单明了，适于临床应用。依据皮肤血管收缩试验等方法，将其分为超强效、强效、中效和弱效4类。激素的结构是决定其作用强度的主要因素，但浓度、剂型对其影响也较大。复方制剂中加入的某些成分，比如，促渗剂氮酮或角质松解剂水杨酸等也会提高激素的强度。此外，激素的作用强度分级不一定都与临床疗效平行，比如，地奈德分级是弱效激素，但临床疗效和作用却与某些中效激素相当。

（二）GS临床常用药物

1. 超强效激素和强效激素

（1）使用方法

适用于重度、肥厚性皮损。一般每周用药不应超过50g；连续用药不应超过2～3周；尽量不用于12岁以下儿童；不应大面积长期使用；除非特别需要，一般不应在面部、乳房、阴部及皱褶部位使用。

（2）常用药物

常用超强效激素包括：0.05%丙酸氯倍他索凝胶、软膏、乳膏及泡沫剂；0.05%醋酸双氟拉松软膏及0.1%氟轻松乳膏等。

强效激素包括：0.1%哈西奈德乳膏、软膏及溶液、0.1%安西奈德软膏、0.05%二丙酸倍他米松凝胶及软膏、0.05%丙酸氯倍他索溶液（头皮剂）、0.025%丙酸倍氯米松软膏、0.25%去羟米松软膏剂及乳膏、0.05%卤米松乳膏、0.05%二丙酸倍他米松乳膏或软膏、0.1%戊酸倍他米松乳膏、0.05%醋酸氟轻松软膏、乳膏或凝胶及溶液、0.1%糠酸莫米松软膏、0.005%丙酸氟替卡松软膏、0.1%曲安奈德软膏、0.5%曲安奈德乳膏等。

2. 中效激素

（1）使用方法

适合轻中度皮损，可以连续应用4～6周；12岁以下儿童连续使用尽量不超过2周；不应大面积长期使用。

（2）常用药物

常用中效激素有：0.1%糠酸莫米松乳膏和洗剂、0.1%丁酸氢化可的松软膏、乳膏及洗剂、0.05%丙酸氟替卡松乳膏、0.1%曲安奈德乳膏及软膏和洗剂、0.12%戊酸倍他米松泡沫、0.025%氟轻松软膏及乳膏、0.2%戊酸氢化可的松乳膏、0.05%二丙酸倍他米松洗剂、0.1%戊酸倍他米松乳膏及洗剂、0.05%丁酸氯倍他松软膏等。

3. 弱效激素

（1）使用方法

适用于轻度及中度皮损（包括儿童皮肤病、面部和皮肤柔嫩部位），可以短时较大面积使用，必要时可以长期使用。

（2）常用药物

常用弱效激素有：0.05%地奈德软膏、乳膏、凝胶、泡沫剂及洗剂、0.1%戊酸倍他米松洗剂、0.01%氟轻松乳膏及0.05%氟轻松溶液、0.025%曲安奈德乳膏及水剂以及外用各种剂型的氢化可的松、泼尼松和地塞米松制剂如，0.5%醋酸氢化泼尼松软膏、0.05%醋酸地塞米松软膏、0.025%醋酸氟氢可的松软膏等。

4. 治疗指数与软性激素

治疗指数是用来评价外用糖皮质激素的疗效及全身不良反应的一个指标。治疗指数 = 治疗21 d后症状改善75%～100%的患者数/下丘脑-垂体-肾上腺轴（HPA轴）受抑制的患者数。治疗指数越高，全身吸收所造成的不良反应也越少。

软性激素是指激素全身吸收很少或者在皮肤内被吸收后能迅速地被分解代谢为无活性的降解产物，而局部却保留高度的活性，故对HPA轴抑制及其他全身不良反应大为减少，治疗指数大为提高。软性激素适合于老年人、婴幼儿及较大面积使用。国内现有的软性激素有糠酸莫米松及丙酸氟替卡松。需要注意的是，软性激素并不是衡量皮肤局部安全性的标准，提高外用激素安全性的关键，还是在症状可控的前提下，尽可能选择效能最低的激素制剂。

（三）GS临床使用注意事项

1. 初始强度选择：皮肤病的种类和皮损的性质是选择外用激素需要考虑的首要因素。原则上是首先选择足够强度激素中的最小强度的激素，避免使用过强或强度不足的制剂。一般角化、苔藓化或肥厚的皮损应首选强效激素；轻度的红斑、微小丘疹或脱屑性皮损，尤其是身体柔嫩部位的皮损首选弱效激素；其他屈侧银屑病及红皮病可以选择中效激素。

2. 剂型选择：根据皮损性质及部位选择。软膏透气性差、润肤性强，适合肥厚、角化及脱屑性皮损，尤其是掌跖部位者，而不要用于面部等柔嫩部位的非肥厚、角化的皮损。乳膏及凝胶可用于包括急性、亚急性、慢性各种皮损。凝胶、洗剂及溶液剂更适合头皮及毛发浓密部位。酊剂及醑剂适合肥厚、苔藓化的皮损。过度肥厚的皮损激素可以封包以增加疗效。

3. 复方制剂及联合治疗：怀疑合并有细菌或真菌感染的皮损可以使用含相应抗微生物药物的复方制剂1～2周；斑块性银屑病可以使用含卡泊三醇或他扎罗汀的复方制剂；肥厚、角化皮损可使用含角质松解剂的复方制剂。

4. 使用方法和疗程：治疗开始时选择强度合适的激素连续应用，直至症状控制。银屑病非急性期通常采用序贯疗法，初始选用强效激素或激素与维生素D3衍生物或维生素A酸联合用药或直接使用复方制剂应用2～4周，至皮损变平、症状控制后用非激素制剂维持治疗2～3个月。

5. 用药次数：一般每天1～2次，使用次数不宜过多。

6. 药量：指尖单位（FTU）指从一个5 mm内径的药膏管中，挤出一段软膏，恰好达到由食指的指端至远端指间关节横线间的距离长度的药量，约为0.5 g，可以供双侧手掌均匀涂抹一遍，据此可以推算相应皮损的用药量。

五、糖皮质激素合理外用治疗银屑病

（一）GS的单一疗法

1. GS间歇冲击疗法

Katz等外用超强GS，每日2次，共2～3周，直到皮损消退85%以上，然后每周周末连续外涂3次，每次间隔12小时即在36小时之内连续3次，此法可避免耐药及反跳，此法指在用于银屑病的较为顽固的斑块状损害。

Katz等用0.05%倍他米松二丙酸酯增强的软膏每日2次，对90例银屑病患者采用间歇冲击疗法与安慰剂进行随机—双盲对照平行试验，结果：治疗组60%患者成功控制6个月，而安慰剂组80%患者加重，证明GS间歇冲击疗法显示有效，患者能耐受，能长期维持，无不良反应。

2. 如何选择GS治疗银屑病

根据过去的经验和文献报告，较早曾以醋酸氟轻松的疗效为最好，Goldberg（1991）用超强类丙酸卤倍他索软膏和丙酸氯倍他索软膏疗效最好，此两种药与其他抗银屑病的制剂可混合，不影响自身的稳定性，而且有协同作用。其他如：倍他米松二丙酸酯或卤米松也最好，其次是氯氟舒松、莫米松糠酸酯即艾洛松，对银屑病比较好。其次是一些中效的，如：曲安奈德以及丁酸氢化可的松也可以替换应用。最弱的地塞米松与氢化可的松则可根据不同部位的需要来选择应用。

3. 根据不同的部位选择不同效能的GS和剂型

在人体各个解剖部位皮肤表面每平方厘米涂4μg GS，然后测定尿中氢化可的松及其代谢产物的量。结果发现面部、头部、阴囊、腋窝等处的穿透力比前臂高3.5至13倍以上，以阴囊为最高，但掌跖等部位则较前臂低，说明人体部位不同，用药量也应当不同，因此在阴囊部位以及妇女、儿童的面部要选择抗炎效价低的非氟化的GS，如1%氢化可的松乳膏或0.1%氢化可的松丁酸酯霜（尤卓尔）。开始也可先用0.1%莫米松糠酸朗乳膏，但要短期应用，一旦改善即改用前两者。对掌跖部位以及指（趾）甲的银屑病，则可选择超强或最强的GS，如：丙酸氯倍他索软膏或卤米松软膏等进行封包疗法。对头部皮损可先选择中效GS的擦剂或洗剂，由于

GS长期应用不良反应多，因此以联和疗法为首选。

4. 轮换疗法

轮换疗法即先外用超强和强效的GS，一周后改用低等级的GS。此法可以避免“快速耐受性”，即单纯外用GS，30小时内可抑制表皮有丝分裂和DNA的合成。如果重复使用在数日内，继之以DNA反跳性增加，超过对照水平，此即所谓“快速免疫”也称快速耐受性。若为了避免超强或强效GS的致萎缩等不良反应，也可在涂超强GS后，改换非氟化的GS，如1%氢化可的松软膏等。

5. 封包疗法

封包疗法可增进GS的效能，Mckenzie等用血管收缩试验证明：外用GS同时加用塑料薄膜封包，可使疗效增加10倍。因为封包可使药物与表面密切接触，又可使表皮浸软，增加皮肤的水化作用，从而增强疗效。如是外用GS或其混合物后，用薄的塑料薄膜覆盖，并用敷料包紧，每晚一次。但应用此法要注意汗疱疹、脓疱疮及毛囊炎等并发病。封包时间一般不宜过长，8小时内即可。此法只限于掌跖部位或小面积的顽固性斑块型银屑病。

6. GS的使用浓度

高浓度时单位面积吸收的药量增多，但两者并非平行关系。实验证明，GS超过一定浓度后，其效能并不能因增加浓度而增强，其部分原因可能是由于只能有一定量的GS通过角质层屏障。有人用双盲对照试验对一组对称性盘状红斑狼疮用0.1%倍他米松17戊酸酯软膏与其1%浓度制剂比较观察其疗效相等。所以，应用时最好按法定浓度使用。

7. 用药的次数：根据快速耐受性的情况，间断用药比连续用药好，一般认为每天外用1～2次即足，有人做双盲对照试验，一侧每日擦6次，一侧3次结果效果相同，表明角层的屏障作用达到一定的饱和度就停止吸收了。

8. 外用GS的最佳时间

Pershing等提出GS发生最大的效力是在午夜，这与内源性cortisol的最低水平在午夜相一致。外用GS于皮肤表面进入皮肤最大量是在2小时之内，但是发生最明显的血管收缩作用是在外用6小时之后，因此外用最佳时间是在晚上。

（二）GS其他药联合疗法

GS可与很多外用药联合治疗银屑病。

1. GS制剂与水杨酸软膏联合

Lebwohl认为GS与2%～10%水杨酸软膏治疗肥厚的斑块型头皮银屑病是首选，但一定要小面积，短期应用，特别水杨酸浓度在5%以上时，对皮肤是有刺激的，应用时要注意。

2. GS与0.1%地蒽酚软膏联合

早晚交替外用于四肢或手足背的斑块状皮损，可提高疗效，减少刺激。Gratten等用0.1%醋酸氟轻松软膏加地蒽酚糊剂联合外用，与单独外用地蒽酚进行随机、双盲、双侧对比观察，结果发现联合治疗组开始痊愈得快，烧灼反应少，但复发的快些，最后痊愈的时间两组无区别。

3. GS与20%尿素软膏联合外用

治疗掌跖银屑病患者的角化过度性损害，最好每晚一次进行封包疗法。

4. GS与卡泊三醇联合

Lebwohl等对1组42例银屑病患者早上外用卡泊三醇软膏，晚上外用超强丙酸卤倍他索软膏，2周后对银屑病的斑块、红斑和脱屑的疗效比单独每日外用2次卡泊三醇软膏或丙酸卤倍他索软膏的疗效高，刺激性也小。此后Lebwohl继续进行长程的配对观察，一组为中度斑块状银屑病外用卡泊三醇/卤倍他索软膏联合冲击疗法与一组安慰剂/卤倍他索软膏的疗法做长程的比较观察，结果卡泊三醇/卤倍他索软膏组在6个月后缓解率达到76%，而安慰剂/卤倍他索软膏组为40%。表明卡泊三醇与卤倍他索两者联合有明显的协同作用，不良反应小。特别对掌跖银屑病，可以用超强或最强的GS如0.05%丙酸氯倍他索软膏与卡泊三醇软膏联合每晚局部封包一次，可获得显著疗效。

5. GS与全反式维A酸，即维A酸联合或混合

此种联合或混合一般相容性最好，药物来源容易，现举例如下。

复方氯倍他索软膏，即0.05%氯倍他索和0.025%维A酸混合的软膏。毕志刚等采用多中心、随机双盲—对照平行试验对此药进行疗效和安全性的验证，该验证将360例寻常性银屑病分为两药混合治疗组、单独氯倍他索和单独维A酸组共3组，连续用药治疗4周后，结果两药混合软膏治疗组痊愈率（48.33%）、有效率（92.50%），而单用0.05%氯倍他索软膏组痊愈率（18.33%）、有效率（50.83%），单用0.025%维A酸软膏组痊愈率（3.48%）、有效率（31.30%）。经组间比较，两药混合组的疗效明显优于其他两组，统计学分析，其痊愈率和有效率均有显著性差异（$P<0.01$）。其不良反应的发生率为2.5%，而且轻微，不影响治疗，单用维A酸组的不良反应发生率为11.67%，其中有3例因不良反应较重而停药，综上所述该药对银屑病的外用是很有价值的。

顾军等用复方丙酸氯倍他索软膏，采用随机、双盲、阳性药物平行对照试验，将患者随机分为试验组（复方氯倍他索软膏）24例，对照1组（0.05%氯倍他索霜）24例，对照2组（0.025%全反式维A酸霜）22例。其用药方法为2次/d，共4周。结果：试验组的总有效率为83.33%，对照1组为54.17%，对照2组为2.73%，而且试验组无不良反应，对照2组红斑水肿、瘙痒等不良反应占12.50%。表明复方

氯倍他索软膏的疗效明显优于对照1、2组，统计学处理（p<0.01）。因此此药治疗银屑病是有价值的。

6. GS与他扎罗汀的联合

GS与他扎罗汀凝胶联合应用治疗斑块状银屑病，他扎罗汀能延长银屑病的缓解期，GS能减少他扎罗汀引起的不良反应。

Koo等对73例中至重度斑块状银屑病，进行多中心随机、双盲对照平行试验，评价他扎罗汀与艾洛松联用或单用艾洛松每日2次，12周的疗效与安全性，并随访12周。其结果表明，两药联用组的鳞屑消失与皮损变平的疗效均优于单用组，而红与瘙痒的症状，则两组的疗效相似：其随访12周的结果发现联用组与单用组的停药率分别为14%和64%，表明GS与他扎罗汀联用，不论在治疗期间或12周后的维持期间，因无效或又复发而停药率均比GS单用组低得多，说明联用组能延长缓解期。经Hecker等的研究证明他扎罗汀与17种（包括艾洛松、醋酸氟轻松、倍他米松二丙酸酯、丙酸氯倍他索、双醋二氟松、丙酸卤倍他索等）GS混合后，两者彼此不影响各自的化学性，相容性强，而且其疗效有协同作用，因此可以广泛应用。此后的研究丙酸氯倍他索或倍他米松二丙酸酯与他扎罗汀联用治疗银屑病疗效最佳。

7. GS与喜树碱联合

喜树碱是从洪桐科落叶植物喜树碱的种子或根皮中提取的一种生物碱，它是DNA合成的抑制剂，能抑制表皮细胞的增殖，并影响表皮的角化过程，因此对银屑病是有治疗作用的。

袁卫如等用喜树碱和倍氯米松双丙酸酯（BLD）配制成贴膏Ⅰ、Ⅱ与霜剂Ⅰ、Ⅱ共4种类型，贴膏Ⅰ（喜树碱5μg+BLD 9μg），贴膏Ⅱ（喜树碱5μg+BLD4.5μg），霜剂为W/0型，含喜树碱0.03%及BLD（霜Ⅰ为0.05%，霜Ⅱ为0.025%）对815例寻常性银屑病进行多中心的治疗观察。结果：贴膏Ⅰ组有效率为70.1%，贴膏Ⅱ组有效率为77.3%，霜剂Ⅰ为59.5%，霜剂Ⅱ为56.5%，而贴膏组疗效快，最快1周消退，一般在2～3周消退，霜剂在3～4周消退。它们的不良反应有暂时的色素沉着、接触性皮炎，停药后逐渐消退，其他有瘙痒、灼痛，但比较轻，均可耐受，此法不能控制复发。

六、外用糖皮质激素的不良反应

（一）局部不良反应

1. 皮肤屏障功能的破坏

研究发现人类正常皮肤短期局部应用强效糖皮质激素会导致皮肤屏障功能破坏，表现为皮肤屏障恢复延缓，角质层的完整性及细胞间黏附异常，使用胶带反复粘贴，脱落蛋白增多。另外还能够抑制细胞脂质合成，造成角质形成细胞间桥粒密度降低，破坏角质层完整性。

2. 皮肤萎缩、毛细血管扩张及多毛

长期外用糖皮质激素，特别是强效糖皮质激素引起皮肤的不良反应较多，更容易发生于薄嫩皮肤、老年性皮肤和婴幼儿皮肤。皮肤萎缩和萎缩纹最为常见，多发生于多汗、封闭或皮肤穿透性好的部位如腋下和腹股沟。皮肤萎缩通常在连续用药3～4周后出现，停药1～4周后逐渐恢复，但是萎缩纹难以消除。糖皮质激素性红斑、毛细血管扩张、糖皮质激素性痤疮、局部多毛也较为常见。

3. 加重局部感染，导致临床误诊

外用糖皮质激素可以加重或诱发皮肤病毒、细菌或真菌感染。原有感染者，虽然使用后有减轻瘙痒的作用，但激素非但不能杀灭微生物，还会使其加速生长，使原有皮损加重，范围扩大，一些患者表现为难辨认毛囊炎或难辨认癣，常易误诊。

4. 激素依赖性皮炎

长期外用糖皮质激素可引起面部酒渣鼻样皮炎及口周皮炎。有的患者，主要是中年女性，由于面部长期外用激素，出现了对激素的依赖性，长期使用的结果使面部皮肤萎缩、毛细血管扩张（发红）及痤疮样丘疹，与Ⅱ度酒渣鼻相似。

5. 局部刺激及过敏反应

外用糖皮质激素可引起轻度皮肤刺激，表现为皮肤干燥、鳞屑、烧灼和痛痒感。也有患者对糖皮质激素或基质成分过敏，发生变应性接触性皮炎，此不良反应通常容易被忽视，并且同一类外用糖皮质激素具有相同的过敏源或发生交叉过敏。

6. 其他

还有文献报告在眶周长期外用糖皮质激素引起白内障、青光眼甚至失明的病例。

（二）全身吸收造成的不良反应

所有的糖皮质激素外用后都能在一定程度上进入血液循环。如果长期或大量外用，吸收后可造成下丘脑-垂体-肾上腺轴受抑制。系统吸收也可引起医源性库欣综合征，表现为体重增加、糖尿病、电解质紊乱等。

第四节　维A酸类

维A酸类药物由于其独特的生物学作用，即调节上皮细胞的增生、分化及炎症反应，它的发展和应用成为皮肤科治疗学上的一次革命。但在临床实践中，系统应用维A酸有明显的副作用，即维生素A过量综合征，如恶心、头痛、致畸等。外用维A酸类药物，避免了系统应用的毒、副作用，使用途更为广泛，增加了对银屑病、光损伤、日光性角化病、酒渣鼻等适应证。

一、全反式维A酸（at-RA）

全反式维A酸为黄色或淡黄色结晶粉末、不溶于水，易溶于氯仿、二氯化烷，能溶于甲醇、乙醇、植物油及脂肪中，遇光遇热不稳定。全反式维A酸属于非受体选择药，主要与RAR结合，口服后不良反应大，主要作为局部外用，由于它对过度增殖的上皮有抑制作用，因此用于治疗银屑病。

（一）药理作用机制

外涂全反式维A酸制剂后，数分钟内迅速扩散入角质层。由于皮肤屏障作用，at-RA渗入表皮很慢，约5～6小时达到高峰，向真皮扩散更慢。给药后，at-RA的有效药物浓度平均维持7小时，从皮肤完全清除约24小时。at-RA进入细胞浆后，首先部分异构化为9-顺维A酸和13-顺维A酸，与特异性受体维A酸受体（RARs）或维A酸X受体（RXRs）结合，激活了DNA上相关的启动区产生基因转录，蛋白质产物合成，最终产生相应的生物效应。

1. 对表皮细胞的生长起调节作用。经维A酸处理的皮肤表皮增厚，是由于维A酸促进基底细胞增殖，使棘细胞和颗粒层细胞增加，主要通过影响生长因子活性而发挥作用，但对异常增生的表皮细胞则发挥抗增生作用。

2. 使角质形成细胞分化正常。维A酸能抑制角质形成细胞的终末分化过程，经at-RA外用后，角蛋白K6和K16增加，转谷氨酰胺酶表达增加。

3. 抑制皮脂腺导管部过度角化，抑制皮脂分泌。

4. 抑制酪氨酸酶活性，减少黑素形成。

5. 减弱角质层的黏聚力，使角质形成细胞松解。

6. 抗炎症作用。

（二）适应证与用法

主要用于慢性斑块型银屑病稳定期，可单独或联合系统及局部治疗。也用于各型痤疮、脂溢性皮炎、扁平疣及酒渣鼻、扁平苔藓、掌跖角化病、毛发红糠疹等。

用前先用温水洗净局部，再外用维A酸霜，每日1次，于睡前将药物轻轻涂于患处。常用剂型有0.025%、0.05%、0.1%霜剂，0.05%、0.1%凝胶。

（三）副作用及注意事项

副作用主要为局部刺激症状，表现为皮肤干燥、瘙痒、脱屑、刺痛、红斑，副作用往往与剂量有关，一般发生在开始用药的第1个月，以后则逐渐减轻。少数症状明显的可减少用药次数，停药后刺激症状逐渐消失。有光敏性，用药过程中避免日晒。不要用于眼、口鼻等黏膜附近，以免刺激。宜从低浓度、小剂量开始，逐渐加大用量。给药量不要过多，以免加重刺激症状。不宜与具有收敛作用的物品，如收缩水和碱性物品同时使用。

（四）临床应用

1. 单一治疗

对于皮损面积小于3%寻常型银屑病稳定期，单用at-RA也有较好的疗效。黄庆山等用0.1%维A酸霜（迪维霜）治疗寻常型银屑病患者100例，获良好疗效。迪维霜组治疗4周有效率为80.0%，治疗8周为92.0%，而对照组治疗4周有效率52.0%，治疗8周为63.0%，$P<0.01$，有显著差异。不良反应，迪维霜组治疗观察期间用药局部有温热感1例，干燥感3例，螫刺感1例，未影响治疗，临床观察表明，银屑病患者病变部位直接外涂迪维霜，有疗效高，起效快，不良反应率低等特点，一般患者外涂3天，瘙痒感明显缓解，8周左右自觉不适症状消失，皮损颜色变淡，有50%的患者2周后皮损明显减轻。我们还观察到，迪维霜对进行期寻常型银屑病的疗效明显高于静止期，病程长者，疗程相应延长。

2. at-RA与糖皮质激素合用

两药联合应用的合理性：糖皮质激素发挥作用快，可以弥补at-RA作用慢的不足，可以推断at-RA在一定的程度上能预防停用糖皮质激素后的反跳，并能延长缓解期。此外，at-RA可防止糖皮质激素所引起的皮肤萎缩，而后者又可减少前者对皮肤的刺激。可以认为此种联合应用值得推广使用。

陈怡应用0.1%维A酸乳膏联合派瑞松乳膏（曲安奈德益康唑乳膏）治疗寻常型银屑病56例取得满意疗效，随机将96例病人分为两组，治疗组56例，对照组40例。治疗组：外用派瑞松乳膏薄涂患处，并轻揉数分钟，每日早晚各使用1次，并于每晚睡前半小时清洁患处，待皮肤干爽后，再均匀薄涂0.1%维A酸乳膏，轻轻按摩以促药物吸收，尽量避免涂及正常皮肤，1次涂药面积不超过全身体表面积的20%，如皮损面积大于20%则分批涂药；对照组：仅外用派瑞松乳膏薄涂患处，并轻揉数分钟，每日早晚各使用1次。两组疗程均为4周，每周来院随访1次，观察皮损范围、红斑鳞屑、瘙痒的程度、不良反应等，疗程结束后即判定疗效。结果治疗组有效率85.71%，对照组65.00%，结果显示维A酸乳膏联合派瑞松乳膏治疗银屑病可能有协同作用，具有良好的临床效果，且无严重不良反应，是一种治疗银屑病相对安全、有效的方法。

3. at-RA与紫外线联合

孔应超等采用0.1% at-RA霜外用，同时用UVN（光谱组成包括70% UVA、14% UVB、2% UVC、其余为可见光）照射，管距皮肤80cm，首次用最小红斑量，递增用量，隔日1次，共治疗50例寻常型银屑病，用PASI法评价，治疗8周后PASI的均值从8.02 ± 4.40降至0.78 ± 0.40，表明有效，治疗期间开始照射1～2次出现不同程度的红斑反应，自觉灼痛或瘙痒，一般经2～3次即可耐受与缓解。

刘科峰等采用维A酸霜外用联合窄谱中波紫外线（NB-UVB）照射治疗寻常型银屑病，收到良好疗效。临床诊断为寻常型银屑病共89例，男57例，女32例，将所有患者随机分为三组：治疗组40例，每晚于皮损处外用0.05%维A酸霜（全反式），同时每周2次行窄谱中波紫外线（NB-UVB）全身照射，治疗初期增加速度较快，达显效则维持原量，调整治疗间期为每周照射1次，即为维持治疗；对照1组28例，单纯使用NB-UVB照射，方法同治疗组；对照2组21例，单独外用0.05%维A酸霜，方法同治疗组。治疗4周后有效率治疗组87.9%，对照1组68.5%，对照2组55.6%，治疗12周后治疗组92.5%，对照1组75%，对照2组66.7%。结果提示，维A酸联合NB-UVB治疗寻常型银屑病可以产生很好的协同作用，比单独使用光疗治疗银屑病更为有效。联合疗法起效快，疗效高，累计照射剂量小，降低UV致癌性，安全性好，且费用低，值得临床应用。

二、他扎罗汀

他扎罗汀，又名乙炔维A酸，是第一个由受体选择研制的用于治疗斑块型银屑病的新药，属第三代维A酸类药物。他扎罗汀结构独特，对维A酸分子结构中双键和单键结构加以改造，将多烯键中的双链掺和到双环结构中并再组成一个线型三键系统，将游离酸转换成乙基乙酯前药形式以提高治疗指数。硫原子引入嗜脂环利于药物迅速氧化、代谢，引入烟酸结构目的是使乙基乙酯快速代谢为活性游离酸形式，避免药物在体内蓄积以及嗜脂维A酸乙酯类半衰期长的问题。

（一）药理作用机制

他扎罗汀为受体选择药物，主要作用于皮肤组织，因而大大降低了副作用。有关资料表明，他扎罗汀外用后能迅速吸收角质层和表皮其他层，并有少量蓄积，其系统吸收非常有限，能迅速代谢，转化为灭活的代谢产物，组织中几乎无蓄积，所以很少有系统毒副作用。局部外用他扎罗汀可阻断银屑病的3个主要病理环节：

1. 抗增殖作用

体外实验和临床研究已证实他扎罗汀具有强效的抗增殖作用。它通过拮抗癌基因蛋白AP1所诱导的基因转录而抑制细胞增殖，并可诱导他扎罗汀诱导因子（TIG）-1、2、3的产生，TIG-1可作为细胞黏附分子而改善细胞间的连接和减少角质形成细胞的增殖。经他扎罗汀治疗后，银屑病皮损中升高的细胞增殖标志如表皮生长因子受体（EGFR）、鸟氨酸脱羧酶以及角蛋白K16、K6的表达转为正常。

2. 调节细胞分化

他扎罗汀活性代谢产物他扎罗汀酸与RAR-γ结合，通过“维A酸反应元件”介导，促进某些基因转录，诱导细胞分化。银屑病皮损外涂0.05%他扎罗汀凝胶后，皮损处形态学恢复正常即角化过度和棘层增厚明显减轻，伴细胞分化标志的细丝聚集素表达增加，而转谷氨酰胺酶表达减少并限制在颗粒层或角质层，套膜蛋白表达减少。

3. 抗炎症作用

他扎罗汀在抑制细胞增殖的同时也减少了炎症反应。经他扎罗汀外用治疗后，银屑病皮损组织学检查显示真皮乳头层淋巴细胞炎性浸润明显减少，表达增高的ICAM-1、HLA-DR及IL-6的表达转为正常。

（二）适应证及用法

推荐用于轻度及中度慢性斑块状银屑病。每日1次，局部外涂。剂型有0.05%、0.1%他扎罗汀凝胶。

（三）副作用及注意事项

1. 局部不良反应

常见为局部刺激症状，表现为烧灼、瘙痒、刺痛及红斑，呈剂量依赖性。大多为轻度及中度，一般于治疗1～4周时发生率最高，大约为10%～20%，继续应用症状减轻。未发现有接触致敏、无光毒性及光变应性。局部刺激性反应临床观察表明大多为一过性，随着治疗的持续进行可逐渐消失，有专家认为这是治疗开始有效的标志。

2. 系统不良反应

局部外用他扎罗汀后系统吸收很少，未发现高血脂等系统不良反应。动物实验大剂量口服可致各种维A酸所见的毒副反应。

3. 注意事项

皮疹必须是斑块状，而不是点滴状，病情应该是静止期，而不是进行期；患者年龄必须在18岁以上；有可能妊娠及妊娠哺乳期妇女，红皮病型、脓疱型、关节病型银屑病患者均禁用；育龄妇女有生育要求者在用药结束后应避孕1年；涂药时尽可能不要接触皮损周围的正常皮肤，以减少不良反应的发生；要强调夜间用药，白天尽可能避免日晒；不要盲目加大用药量，涂抹面积不能超过体表面积的20%；面部用药一定要慎重。

（四）临床应用

1. 单一疗法

他扎罗汀可诱导表皮的颗粒层形成，从角化不全变成正角化，并可显著抑制表皮细胞的有丝分裂，可有效抑制表皮细胞增殖，促进炎症消退，可改善银屑病的临床及病理表现。李连平用他扎罗汀凝胶治疗150例银屑病取得满意疗效。150例患者均为寻常型斑块状银屑病，其中轻度70例，中度80例；男93例，女57例，随机分为治疗组（78例），对照组（72例）。治疗组：给予0.05%他扎罗汀凝胶外用，每晚睡前30分钟涂于患处，连续用药12周；对照组：给予恩肤霜（主要成分为0.02%丙酸氯倍他索）外用，治疗12周后，治疗组的有效率为74.36%，对照组的有效率为45.83%，两组疗效有显著差异（P<0.05）。曹玉平等用0.05%他扎罗汀凝胶治疗55例寻常性银屑病，经4～8～12周的疗效观察。结果：12周的有效率为78.2%，其不良反应有瘙痒、灼热、红斑、疼痛、脱屑等局部刺激症状；随治疗时间的延长，逐渐耐受或消失。

2. 与外用皮质类固醇联合使用

从理论角度来看，他扎罗汀凝胶和外用皮质类固醇治疗银屑病的作用机理不同，他扎罗汀凝胶可使皮质类固醇延长治疗持续时间，降低复发率，同时减轻皮质类固醇的副作用；而外用皮质类固醇可使他扎罗汀凝胶起效更快，减轻使用他扎罗汀凝胶而出现的红斑、烧灼、刺痛等局部刺激反应。因此，二者联合可产生叠加或协同治疗作用，目前，已有临床研究证明了这一点。欧柏生采用早上外用0.1%糠酸莫米松、晚上外用0.05%他扎罗汀凝胶的治疗方法，二者取长补短，相得益彰，取得了较好的临床疗效。必须注意的是外用皮质类固醇不宜超过4周，而他扎罗汀凝胶的疗程一般为8～12周。lebwohl等报道每周一、三、五外用他扎罗汀，每周二、四外用丙酸氯倍他索，能使73%患者的皮损至少缓解5个月。

3. 配合光疗可显著提高疗效，减少复发率

娄敏等采用0.05%他扎罗汀凝胶加UVB照射治疗28例轻、中度斑块状银屑病，其治疗的方法为：先用0.05%他扎罗汀凝胶均匀涂于皮损处，30～60分钟后用UVB照射，辐射初量为0.02J/cm^2，照射距离20cm，根据病情逐渐增量，最大照射量不超过0.06J/cm^2，每周3次，12次为一疗程。结果：28例患者，经8周治疗后，治愈15例（53.57%），显效8例（28.57%），总有效率为82.14%。在治疗过程中，有4例发生不向程度的瘙痒、皮肤干燥、灼热、红斑和刺痛。但均比较轻微，不影响治疗，停药即逐渐恢复。

4. 联合系统用药

对于中、重度银屑病可结合系统用药提高疗效。孙力等用阿维A胶囊联合他扎罗汀凝胶治疗斑块状银屑病患者172例，取得较好的效果。按门诊就诊前后随机分为对照组和治疗组，治疗组86例口服阿维A胶囊10～40 mg/d，饭后顿服或分次口服，多喝水，维生素E100 mg，2次/d，外用他扎罗汀凝胶，1次/d，每晚睡前半小时将药物适量涂于患处，涂药面积不能超过体表面积的20%，涂药后应轻轻揉擦，以促进药物吸收。对照组86例口服迪银片5片，2次/d；维生素E100 mg，2次/d；外用蒽林霜1次/d。两组总疗程均为12周。治疗组有效率72.09%，对照组31.40%，差异有显著性（P<0.01）。李烜等用0.1%他扎罗汀联合美能片（复方甘草酸铵片）治疗寻常型银屑病50例，有效率88%，疗效明显，且不良反应小，值得

推广。黄志强选择116例寻常型银屑病患者，按就诊的先后顺序随机分为观察组58例，对照组58例，两组均外用他卡西醇软膏，2次/d；0.05%他扎罗汀凝胶，1次/d，睡前外用。观察组在对照组治疗的基础上给予雷公藤多苷片，30 mg/次，3次/d。观察组基本痊愈率为51.72%，总有效率94.83%；对照组基本痊愈率37.93%，总有效率82.76%。治疗后血清TNF-α、VEGF、IL-18水平均明显降低。因此，他扎罗汀治疗寻常型银屑病具有较好的临床疗效，可降低血清TNF-α、VEGF、IL-18水平，使银屑病患者免疫调节趋向正常，从而达到治疗疾病的目的。

第五节　维生素D3类似物

维生素D是脂溶性药物，常见的维生素D有两种，即维生素D2（骨化醇）、维生素D3（胆骨化醇），人体皮肤中含有维生素D3的前体物质7-脱氢胆固醇，经过日光照射后可转变为维生素D3。维生素D3经肝脏和肾脏羟化酶代谢后，转化为其活性形式1.25-二羟基代谢物，即骨化三醇。其在调节肠道钙吸收、骨钙代谢和预防佝偻病中起重要作用。

1985年，Morimoto等用骨化三醇前体1α（OH）维生素D_3，0.75μg/d口服治疗1例骨质疏松患者，意外发现患者的严重银屑病也得到了改善。随后，作者又给17例银屑病患者口服此剂1.0μg/d，经6周治疗，13例改善。由此人们开始研究骨化三醇治疗银屑病，但由于有明显的钙代谢活性，大大限制其临床应用，因此，人们转入研究维生素D3类似物的外用制剂。近十年来，先后开发并上市了3种有效制剂，即钙泊三醇软育、他骨化醇软膏和骨化三醇软膏，目前已成为治疗银屑病的重要药物。

20世纪90年代初问世的卡泊三醇软膏，其临床疗效相当于中效皮质类固醇（如氟轻松），而卡泊三醇和超强效皮质类固醇联合应用（如卡泊三醇+卤倍他索），则疗效超过任何一种药物单用，又可减轻各自的不良反应（刺激和萎缩等）。卡泊三醇与UVB、PUVA联用也比单用好，因此，该类药物的临床使用日见广泛。现在新的维生素D类似物已问世，如萌尔夫软膏（他卡西醇）和马沙骨化醇等，前者刺激性很低，治疗面部银屑病不但疗效好，而且无卡泊三醇对面部的刺激作用。

一、维生素D3衍生物的生物学作用及机制

维生素D3通过在1α和25位的羟化作用而被活化，活化的维生素D3衍生物作用于肠道、骨和肾脏，通过提高肠道对钙的吸收，促进肾脏回收钙和骨钙的动员来提高血清钙浓度，VDAs除作用于这些典型的维生素D3反应器官外，还作用于几乎

所有类型的细胞，研究发现其受体存在于皮肤中几乎所有细胞，如角质形成细胞、纤维母细胞、黑色素细胞、朗格汉斯细胞、浸润的活化淋巴细胞以及巨噬细胞。

活化的维生素D3和受体即维生素D3受体（VDR）结合。VDR是由维生素D3诱导所致。VDR和维生素D3的复合物通过与特异的DNA结合位点，即所谓“维生素D反应元件”结合，从而调节靶基因转录。在1α，25-二羟维生素D3的靶基因启动子区存在维生素D3反应元件。VDR在结构上与其他类固醇受体如糖皮质激素受体、雌激素受体、甲状腺受体和维A酸受体呈同源性。所有这些受体均为所谓核受体超家族的成员。已有证据表明与其他核受体超家族成员相互作用，不少作者陆续报道过VDR和维A酸X受体-α（RXR-α）的相互作用。VDR被维生素D3激活后，形成同源二聚体与维生素D反应元件结合并激活后者。而活化的VDR和RXR-α异源二聚体亦可与维生素D反应元件结合。维生素D3的表达可能受维生素D3和蛋白激酶的激活而上调。VDR在过度增殖系统中上调。已发现活化的维生素D3通过非核机制诱导细胞钙内流增加。核和非核机制可能与各种分化调节作用有关。

二、维生素D3衍生物抗银屑病机制

1. 对表皮角质形成细胞的增殖抑制作用

活性维生素D3对体外培养正常角质形成细胞的增殖具有浓度依赖性的抑制作用，对于寻常性银屑病患者皮损体外培养系，可以抑制其增殖，改善表皮肥厚，作为增殖标志的K16 mRNA的表达降低。

2. 对细胞周期的影响

磷酸化网膜母细胞瘤蛋白（pRB）是抑癌基因的一种，它在细胞从G1期向S期的转变过程中起着重要的作用。在G1期，pRB与转录因子E2F结合并抑制其活性，从而使细胞保留在G1期，在pRB磷酸化后，相互解离，E2F活性化，从而诱导DNA的复制，细胞从G1期转变为S期。活性维生素D3可以使磷酸化网膜母细胞瘤蛋白减少，从而阻止细胞从G1期向S期的转变。

3. 对表皮角质形成细胞的分化诱导作用

研究发现，活性维生素D3可以使培养的正常人角质形成细胞分化标志之一involucrin mRNA表达增强，同时，分化型角蛋白K1和K10及表皮分化标志loricrin表达也增强。

4. 对细胞因子和淋巴细胞的影响

活性维生素D3可以抑制由于IL-1α刺激所导致的角质形成细胞IL-6的产生，呈浓度相关性；抑制体外培养角质形成细胞和纤维母细胞IL-8的产生；抑制辅助性T淋巴细胞的增殖及IL-2的产生。

5. 对抗原递呈细胞的作用

活性维生素D3可以抑制朗格汉斯细胞的成熟，同时也可以使表皮中的朗格汉斯细胞数量减少。

三、维生素D3衍生物的临床适应证

1. 钙泊三醇

50 μg/g的钙泊三醇软膏用于治疗轻度及中度慢性银屑病患者，每周用量不超过100 g，分早晚两次涂于皮损处，因有刺激性而不宜涂于面部。6周为1疗程，一般6～8周即可达到明显疗效，显效率可达50%左右，有效率可高达90%以上。钙泊三醇软膏长期治疗仍有很好的安全性和持久疗效。

2. 他骨化醇

用于治疗轻度及中度慢性银屑病。推荐2μg/g浓度的他骨化醇软膏，1日2次，4μg/g浓度的软膏，1日1次，外涂皮损处（包括头面部），面部皮损对他骨化醇软膏有特效。慢性斑块状银屑病，大多在治疗2周出现疗效，8周后达到最大疗效。有作者认为，8周后继续外用他骨化醇软膏，既不能进一步改善病情，也不会使病情恶化。但也有资料表明，对于中度的银屑病患者，持续外用他骨化醇软膏24周仍安全有效。

3. 骨化三醇

3～15 μg/g的骨化三醇软膏用于治疗轻度及中度慢性银屑病，早、晚各1次外涂皮损处，获得最好的治疗效果时间约在用药1～2月后。有作者对30例银屑病用15 μg/g骨化三醇软膏治疗，每日给药1次，治疗6周，90%的患者皮损得到消退或改善，未发现副反应及钙代谢变化。3 μg/g的骨化三醇凡士林长期治疗（达78个月以上），结果安全有效。但对3 μg/g及15 μg/g浓度的骨化三醇软膏的安全性及疗效进行比较研究中，皮损治疗面积大于500～1200 cm^2时，高浓度软膏治疗后出现高尿钙症，因此认为该药出现疗效和副作用的浓度较接近。

四、维生素D3衍生物的使用方法

1. 单独使用

单独使用是最为理想的治疗方法，它主要是应用于未经过治疗的患者，特别是没有类固醇制剂外用史者，每日2次，6周后显效。

2. 联合疗法

联合疗法是同时使用几种药物的方法，以期望达到相加或相乘的正疗效，减少各自的使用量，减轻或避免副作用的发生，联合疗法有以下几种：

（1）维生素D3和激素制剂联合外用：典型用法是两者混合外用，可以明显地提高治疗效果，同时又可以减轻维生素D3的刺激性及激素制剂所致类固醇皮炎的危险性。

（2）与环孢菌素（CYA）口服联合使用：环孢菌素2 mg/kg/日，口服联合应用比单独应用环孢菌素（CYA）效果明显改善。138例患者经过6周治疗后的结果显示，PASI评分改善90%以上的患者比例，分别是50%和11.8%，有明显的差异，同时副作用无变化。这和活性维生素D3可以增强环孢菌素（CYA）的免疫抑制作用不无关系。

（3）与维A酸口服联合使用：对86例口服维A酸的患者，一侧同时外用活性维生素D3，3周后PASI评分减少率并用组50.77%，非并用组39%，9周后观察并用组为81.4 %，非并用组70.3%，差异显著。中度及重度患者通过两者的联合使用。不仅可以期待早期出现治疗效果，同时使减少维A酸的用量成为可能。但是，由于维A酸可以使皮肤敏感性增高、皮肤变薄，所以为了减少活性维生素D3的刺激性及高钙血症的危险性，应该以使用低浓度的药物为宜。

（4）与光线疗法及光化学疗法联合使用：活性维生素D3外用联合UVB，较分别单独使用提前2周显效。但是和窄波UVB联合使用报告结果不一，最新的报告显示两者合并应用具有较好的效果。联合PUVA，可以使照射时间缩短，照射量减少。有报告称照射量可以减少26.5%，同时也可以减少PUVA疗法致癌的危险性。这主要是由于活性维生素D3可以使磷酸化网膜母细胞瘤蛋白减少，从而阻止细胞从G1期向S期的转变。同时，由于UVA和UVB对活性维生素D3具有破坏作用，光线疗法应该在外用之前进行。主要副作用是色素沉着较为明显。

3. 序贯疗法

序贯疗法是首先应用显效快，但是不宜长期应用的药物，进而改用起效慢，但长期应用又无明显副作用的药物，从而最大限度地发挥各自特有的疗效，避免副作用的发生，以达到长期控制症状的目的。

目前被广泛推荐的序贯疗法是活性维生素D3和类固醇制剂的并用，具有明显的有效性和良好的耐受性。在缓解导入期，早晚分别使用一次，经过一个月左右达到移行期后，改用平时使用活性维生素D3，周末两天使用类固醇制剂，再应用一个月，达到缓解期后，单独应用活性维生素D3外涂，即可达到良好的效果。

4. 活性维生素D3与类固醇制剂的比较

（1）长期应用不会出现类似类固醇性皮炎样的皮肤萎缩、毛细血管扩张等副作用，儿童也可以安全地使用。

（2）很难出现类固醇制剂长期外用时所产生的耐受现象（tachyphy laxis）。

（3）缓解期长，反跳现象较少出现。

（4）可以改善类固醇皮炎的皮肤萎缩症状。

因此，现在活性维生素D3正在逐渐取代类固醇制剂，而成为银屑病（特别是寻常型银屑病）的首选外用药物，并且逐渐巩固其地位。

五、维生素D3衍生物副作用及注意事项

（一）钙泊三醇

主要为皮损及皮损周围的刺激症状，表现为烧灼、瘙痒、红斑、脱屑、干燥，少见副作用有皮炎、湿疹样改变。面部最容易出现刺激症状，应禁止用药。涂药后应将手彻底洗干净。以免将药带到面部引起刺激。

常规用量，即50 μg/g钙泊三醇软膏，每周不超过100 g，不影响体内钙代谢，一般不需监测血钙、尿钙浓度。但若超大量大面积应用或患者体内已存有钙代谢轻度紊乱，药物经皮吸收后，可出现类似维生素D过量的表现，引起肠道钙吸收增加及骨钙吸收增加，出现高血钙、高尿钙，患者可有头痛、不适、嗜睡、疲乏、肌无力、恶心、呕吐等症状，重者还可致肾衰。Boweke等对20例泛发性斑块状银屑病用钙泊三醇软膏（50 μg/g）治疗，第1周200 g，第2周300 g，患者PASI记分平均改善71%，但平均24小时尿钙从4.798 mmol/L上升到7.27 mmol/L，停药后降至正常，血钙也轻度上升。因此，在临床用药过程中，若出现类似维生素D过量的表现，应及时监测血钙、尿钙、肝肾功能、碱性磷酸酶等，以便及早发现，及时停药。

（二）他骨化醇

局部副作用较为少见，应用2 μg/g他骨化醇软膏局部皮肤刺激反应仅为1.1%，主要表现为局部灼痛、发红、瘙痒等，偶见接触性皮炎。但4 μg/g浓度的软膏局部刺激症状发生率可达12.3%，全身副作用发生率占0.3%，表现为头痛、肝酶值升高、血清磷下降及白细胞增加。

由于本品为活性维生素D3类似物，大面积或超量长期外用可因吸收出现类似维生素D3中毒表现，因此不宜大面积或超量使用。高龄或已有钙代谢轻度紊乱者更应注意，孕妇安全性尚未确定，尚无儿童用药经验。

（三）骨化三醇

3～15 μg/g的骨化三醇软膏，每日2次外涂皮损处，用于治疗皮损范围较小的慢性银屑病。3 μg/g的低浓度软膏相对较为安全，副作用主要为局部刺激症状，约占15%，其中5%的患者可因此而中断治疗。高浓度（15 μg/g）软膏可出现高钙血症，有报道用15 μg/g浓度的软膏治疗32例银屑病，其中3例发生高钙血症。建议治疗面积不应超过600 cm^2，以免药物吸收过量出现中毒症状。

六、维生素D3衍生物临床应用

（一）骨化三醇

由于采用不同的浓度和基质外用骨化三醇得到了不同的结果。一项早期开放性的研究报告，19例患者用0.5 μg/g骨化三醇软膏有16例得到了改善。但用2 μg/g骨化三醇溶液进行双盲研究，与安慰剂比较没观察到改进。其后的研究提高了浓度，用3 μg/g骨化三醇软膏治疗，从每周35 g到142 g似乎是安全的。但用此浓度的软膏在试验中与50 μg/g卡泊三醇比较，不如后者有效。近来表明，外用骨化三醇（含3 μg/g）长期治疗银屑病安全并且有很好的耐受性。骨化三醇外用安全，由于其有升钙的作用，似乎口服治疗银屑病会受到限制。虽然骨化三醇对银屑病口服有效，建议经常监测血钙和尿钙水平，以及每年做肾超声波检查。还应注意，在骨化三醇批准的口服适应证中没有银屑病。

晋红中等用随机、单盲、卡泊三醇平行对照的方法，观察骨化三醇对50例寻常型银屑病的疗效和安全性。试验组与对照组分别入选24例、26例，临床疗效评价病例分别为22例、23例，安全性评价24例、26例。治疗时间为12周。结果发现试验组痊愈率为27.3%，有效率为90.9%；对照组痊愈率为39.1%，有效率为73.9%。2组疗效比较无显著性差异（$P>0.05$）。试验组和对照组药物不良反应率分别为8.3%（2/24例），7.7%（2/26例），主要是局部刺激，未见血钙异常及全身不良反应。说明骨化三醇软膏治疗寻常型斑块银屑病安全、有效。

孙文会观察105例寻常型银屑病患者，随机分为A、B、C三组，各35例。A组以骨化三醇软膏每天早晚外擦1次，连用12周；B组以糠酸莫米松乳膏每天早上外擦1次，连用8周，停药观察4周；C组早期糠酸莫米松每天早上外擦1次、骨化三醇软膏晚上外擦1次，8周后，停用糠酸莫米松，骨化三醇早晚1次维持治疗，4周后停药，共治疗12周。结果发现A组痊愈率为25.71%，有效率为85.71%；B组痊愈率为5.71%，有效率为71.43%；C组痊愈率为37.14%，有效率为91.43%。A组发生皮肤干燥、发红、瘙痒6例（17.14%），B组2例（5.71%），C组0例。结果显示联合较单用治愈率、有效率提高，无不良反应发生，提示二者具有协同作用，

（二）卡泊三醇

外用卡泊三醇出于其比地蒽酚和焦油副作用小、疗效好和在美容上更易接受，因此常用。卡泊三醇软膏的抗银屑病疗效已经在包括数千例患者的临床试验中得到了证实。卡泊三醇软膏（含50μg/g）上市治疗斑块型寻常性银屑病的商品名为达力士，卡泊三醇霜和溶液也有疗效。

1. 单一比较研究

与安慰剂或治疗前后比较：在一项不同剂量、随机、双盲、左右两侧对照的研

究中，对50例寻常性银屑病用卡泊三醇软膏（25、50和100 μg/g）与安慰剂比较，8周治疗后50 μg/g卡泊三醇比安慰剂和25 μg/g卡泊三醇有更大的效果；而在50 μg/g和100 μg/g卡泊三醇之间没有差别。结论是50 μg/g卡泊三醇软膏治疗银屑病最为合适。用此浓度的卡泊三醇1周后能产生一定效果，8周后2/3患者能观察到明显改善。随后，在一项多中心的研究中也证实了其安全性和有效性：用卡泊三醇软膏每日2次，共4周，PASI平均评分从14.2降到6.3，而用安慰剂从14.1降到9.2。国外还有人观察卡泊三醇每日一次用药方案，治疗8周后发现该药有效、耐受性好，而且从第一周起到治疗后的效果和安慰剂比较都有差异。每日一次治疗方案患者的依从性要比每日2次方案好。

涂平等用此软膏治疗76例银屑病患者共6周，结果平均评分从治疗前的7.0降到2.7（降低了61.4%），经统计学分析有显著差异。常宝珠等应用卡泊三醇软膏每日2次共8周，与安慰剂软膏采取自身两侧双盲对照，治疗慢性斑块型银屑病42例。结果按PASI评分计算，卡泊三醇由疗前8.64降到0.46，安慰剂由8.84降到6.32，对卡泊三醇90%～95%患者和医生满意。涂平等用卡泊三醇头皮搽剂每日2次共6周治疗头部银屑病62例，治疗后皮损面积、各种皮损严重程度评分和总评分与治疗前比较，均有明显下降。在安全性方面，患者未发现全身不良反应，仅有48%出现轻度短暂的局部刺激，一般不影响治疗。

2. 联合疗法

卡泊三醇和糖皮质激素：在一项包括169例慢性斑块型银屑病患者参加的研究中，每日 2次卡泊三醇治疗2周，接着87例单用卡泊三醇4周，另外82例联合用卡泊三醇和倍他米松戊酸酯。所有患者随访8周，用PASI评价两组治疗效果。结果说明联合疗法比单用卡泊三醇优越，而且单用组不够有效者再用联合疗法2周后皮损可以消退。加用糖皮质激素可以减少皮肤刺激的发生，卡泊三醇软膏联合超强糖皮质激素如卤倍他索软膏可增加疗效和减少副作用。

序贯疗法：如开始时每早用卡泊三醇软膏1次，每晚用卤倍他索软膏1次，共2周。皮损已有50%以上的改善；然后每日用卡泊三醇软膏2次，在周末用卤倍他索软膏2次；最后再单用卡泊三醇维持，此方法可在较多的患者中延长银屑病的缓解期。丛林等采用卤米松乳膏和卡泊三醇软膏序贯疗法治疗寻常性银屑病90例。序贯疗法组治疗分3个阶段：①清除阶段，每日外用卤米松乳膏和卡泊三醇软膏各2次，共2周；②过渡阶段，周一至周五每日外用卡泊三醇软膏2次，周六和周日每日外用卤米松乳膏2次，共4周；③维持阶段，每日仅外用卡泊三醇软膏2次，共6周。总疗程共12周。卡泊三醇组每日仅外用卡泊三醇软膏2次。卤米松组每日仅外用卤米松乳膏2次。各组观察疗程均为12周，治疗前及治疗后第2、6、12周复诊，并记录皮损消退情况及不良反应。治疗2周后，序贯疗法组患者平均PASI改善率达到52.1%，显著高于单用卡泊三醇组（38.8%）或卤米松组（42.6%）；6周后序贯疗法组患者平均改善率达到75.6%，显著高于单用卡泊三醇组（60.1%）或卤米松组（62.3%）；12周后序贯疗法组患者平均以改善率达到89.8%，显著高于单用卡泊三醇组（72.5%），也高于单用卤米松组（83.4%）。

卡泊三醇和UVB：每日用卡泊三醇2次，每周用UVB（无论广谱或窄谱）光疗3次；为避免UVB光使卡泊三醇失活，卡泊三醇软膏应在光照后或至少光照前2小时使用。用此法8周后发现其比单用卡泊三醇软膏优越。但UVB光疗加卡泊三醇是否一定比单用光疗好尚无定论，需继续观察，特别是光疗加用卡泊三醇是否能延长银屑病的缓解时间。一致肯定的是卡泊三醇引起的皮肤刺激并不因为加光疗而增加：如果卡泊三醇用在光疗进行之后，患者要警惕皮肤刺激的发生，因此先要暂时减少光疗的剂量，其后才能开始用卡泊三醇。刘强等将入选的60例银屑病患者随机分为2组，各30例。治疗组每晚用钙泊三醇倍他米松软膏外搽皮损1次，对照组每日早、晚分别予卡泊三醇软膏外搽皮损1次，且两组同时予NB-UVB照射治疗，3次/周。两组患者的疗程均为4周。分别于治疗过程中每周观察1次疗效。观察用药2周、3周和4周时，治疗组有效率分别为33.33%、63.33%和90.00%，对照组依次为10.00%、36.67%和73.33%，主要不良反应为瘙痒和毛囊炎。说明钙泊三醇倍他米松软膏或卡泊三醇软膏联合NB-UVB治疗寻常性银屑病均安全有效，但钙泊三醇倍他米松软膏起效快于卡泊三醇软膏。

卡泊三醇和308 nm准分子激光：徐雁等将93例寻常型银屑病患者随机分为3组：治疗组33例，对照1组、对照2组各30例，治疗组予308 nm准分子激光照射，每周2次联合外搽卡泊三醇软膏，每日2次；对照1组外搽卡泊三醇软膏；对照2组予308 nm准分子激光照射，方法同治疗组，2个月后判断疗效。结果治疗组、对照1组和对照2组的有效率分别为90.91%、73.33%、63.33%。观察中发现308 nm准分子激光联合卡泊三醇软膏治疗斑块状银屑病疗效明显优于单用308 nm准分子激光或单用卡泊三醇治疗能最大限度地延长缓解期，减少光疗的累积量，缩短疗程，稳定病情，提高患者生活质量。值得临床参考应用。

卡泊三醇和环孢素（CsA）：国外应用小剂量CsA（2 mg/kg/d）加卡泊三醇治疗银屑病发现比CsA加安慰剂效果要好，但不知此联合疗法的优越性是由于卡泊三醇的加合还是协同作用，对CsA引起的IL-2分泌产生抑制。但从一些试验的临床疗效来看，增加卡泊三醇能减少CsA的总量。

卡泊三醇和阿维A：阿维A单用可能还不能明显改善斑块型银屑病的皮损，联合卡泊三醇外用12周比单用阿维A更有疗效。国外临床试验表明，增加卡泊三醇可以清除或改进银屑病皮损，并降低阿维A的累积剂量；出现的副作用只和阿维A有关，即卡泊三醇并不增加阿维A的副作用。

3. 长期疗法

长期应用卡泊三醇治疗银屑病是否能保持疗效，国外观察短期有效的患者，在1年中继续治疗中大多数患者仍然有效（大约有10%患者因疗效不够好不得不停药），不需要随着时间延长而增加剂量，即没有发生耐药的现象。长期治疗不像糖皮质激素发生皮肤萎缩，停药后无反跳。

4. 耐受性

卡泊三醇唯一的局部副作用是暂时的皮肤刺激，约占5%～19.5%，表现为烧灼、瘙痒、红斑、脱屑、干燥。患者治疗开始的几周中，极少需要停药，长期应用时没再观察到皮肤刺激。面部对卡泊三醇特别敏感，因此面部要避免用药。

5. 不良反应

应用卡泊三醇对钙和骨代谢的潜在作用是和其剂量有关的。在临床试验中，每周给患者100g或120g软膏，短期或长期没有发生钙的变化，除非过量应用；文献中有个别患者过量应用后，发生恶心、肌肉无力、腹痛和血钙升高，但停用卡泊三醇后一周内血钙恢复正常。

卡泊三醇和其他维生素D同类物没有致畸作用，但尚无治疗孕妇的临床经验。尚不知卡泊三醇及其代谢物是否进入母乳。如果患者用卡泊三醇治疗，发生妊娠，应停止治疗。卡泊三醇治疗儿童银屑病须慎重。

外用卡泊三醇治疗斑块型银屑病是安全而有效的，可以认为是治疗此病的一线药物。但卡泊三醇可以用来治疗泛发性脓疱性银屑病和红皮病性银屑病的报告还很少。卡泊三醇软膏、霜剂和头水适用于身体所有部位，这3种剂型中以软膏最为有效。卡泊三醇的疗效开始于用药的第一周，8周以后大多数患者可有明显改善。建议用卡泊三醇软膏或霜剂每周最大量不超过100g。

一般来说，停用此药后平缓续解时间颇短，需要重复疗程。长期观察尚无耐药现象发生，和糖皮质激素不同，没有皮肤萎缩的证据，同时停药后也没有银屑病加剧的问题。

第六节　钙调神经磷酸酶抑制剂

钙调神经磷酸酶（CaN）是迄今发现的唯一受Ca^{2+}或钙调素（CaM）调节的丝氨酸苏氨酸蛋白质磷酸酶。CaN在全身组织广泛分布，在神经组织及T淋巴细胞中含量特别丰富，在心脏及骨骼肌中也有较高表达，是能够参与多种细胞功能调节的多功能信号酶。近年来，对CaN生理作用的认识有了长足的进展。当初只知道其为磷酸二酯酶抑制剂，而现今已发现它在免疫系统、神经系统、心血管系统等方面均具有重要作用。由于CaN的脱磷酸化作用在多种细胞增殖与分化过程中均扮演着重要角色，特别是在细胞因子介导的T细胞活化中起着调节枢纽作用，因此该酶的抑制剂在移植免疫方面及自身免疫性疾病治疗的研究方兴未艾。目前临床上应用最多的是子囊霉素衍生物——环孢素A（CsA）、他克莫司（FK506）和匹美莫司。

他克莫司是从链霉菌产物中提取得到的一种具有免疫调节活性的钙调神经磷酸酶抑制剂，其分子量较环孢素A（CsA）小，但免疫活性是CsA的10～100倍。他克莫司最早用于器官移植，后来发现它对多种免疫相关疾病有效，与环孢素不同的是，由于它相对分子质量较小，可以穿透表皮屏障，为避免全身不良反应的发生，可外用治疗各种免疫性和炎性皮肤病。

一、药理作用机制

1. 抑制淋巴细胞的免疫功能

淋巴细胞是他克莫司作用的主要靶细胞，通过抑制早期淋巴细胞相关基因的表达，抑制T淋巴细胞的免疫活性。他克莫司首先与胞内的特异性受体（FKBP）结合，形成一个FKBP-12复合物，抑制钙调磷酸酶的活化，抑制神经钙蛋白去磷酸，阻止激活的T淋巴细胞胞浆中的核因子亚单位转位至细胞核内形成具有转录活性的复合物，干扰基因转录的主要核因子（NF-AT）的组装，使细胞因子如IL-2、IL-3、IL-4、粒细胞-巨噬细胞集落刺激因子（GM-CSF）和肿瘤坏死因子-α（TNF-α）等的转录受到阻遏，由此在细胞发育早期即干扰T淋巴细胞的活性，抑制机体的细胞免疫。

2. 抑制皮损中嗜碱粒细胞、嗜酸粒细胞和肥大细胞释放炎性递质

Paulis等证实，他克莫司可抑制IgE活化的皮肤肥大细胞的组胺释放，这种作用具有浓度依赖性。同时还可破坏前列腺素D2的从头合成。Eberlein，Konig等发现，他克莫司通过抑制IL-3的活性，降低后者对IgE诱导的嗜碱粒细胞释放组胺的作用，从而减轻由此引起的皮肤瘙痒症状。此外，他克莫司还抑制5-羟色胺及白三烯的生成，而这些炎症介质都参与T细胞早期阶段的活化。

3. 抑制炎症，干扰细胞因子的产生

FK-506还能通过抑制细胞免疫中朗格汉斯细胞表面IgE受体的超量表达，从而阻断T细胞的激活和多种细胞因子的产生。体内和体外实验显示，他克莫司可干扰细胞因子网络（TNF-α，IL-1，8）及Th1/Th2失平衡，抑制INF-γ、IL-2、4 mRNA的表达，降低共刺激因子（B7家族）及FcεR的表达。

4. 抑制角质形成细胞的增殖与分化

他克莫司可上调角质形成细胞的转化生长因子（TGF-β），从而抑制Toll样受体（TLR）表达；进而抑制与TLR-细胞核因子κB（NF-κB）信号转导和调控途径

有关的银屑病皮损天然免疫炎症反应。在银屑病中，他克莫司降低角质形成细胞的IL-8及其受体水平，抑制炎症反应。体外可使p53增加，抑制细胞过度增殖。Ockenfels等发现，他克莫司治疗的银屑病角质形成细胞中，cAMP水平明显下降，从而抑制细胞分裂。

二、临床适应证

1. 特应性皮炎（AD）

他克莫司软膏已获美国FDA批准，用作二线药物治疗特应性皮炎，并得到了临床的广泛应用。外用的浓度分别为0.03%、0.1%，每周2次共3周，在应用3 d后即见皮疹和瘙痒明显减轻。一项在351例重度AD患儿（受累面积达10%以上）的临床调查中，用0.03%或0.1%他克莫司或安慰剂治疗12周，结果显示治疗组获中度改善者比例分别为72.6%和78%，而安慰剂组仅26.7%。两种浓度的他克莫司治疗AD的疗效无明显区别。

2. 白癜风

白癜风是一种病因不明、后天逐步获得的、以皮肤色素脱失为表现的皮肤病。在一项随机、双盲研究中，儿童患者经0.1%他克莫司软膏治疗，并与0.05%丙酸氯倍他索乳膏相对照，结果显示两者疗效相当。一项回顾57例白癜风患儿分别接受0.1%或0.03%他克莫司软膏治疗的疗效研究也显示，他克莫司是一种有效的儿童白癜风替代治疗药物，尤其对涉及面颈部皮损者的效果更佳，而对四肢躯干部位的效果要相对差一些。

3. 银屑病

在一项随机、开放性研究中，0.3%他克莫司凝胶和0.5%他克莫司软膏与0.005%卡泊三醇一样有效、安全。外用他克莫司制剂也可用于其他类型的银屑病治疗。在一项随机、双盲、安慰剂对照研究中，0.1%他克莫司软膏成功治疗了166例面部和皱褶部位的银屑病患者。

4. 其他皮肤病

湿疹、慢性光化性皮炎、脂溢性皮炎、扁平苔藓、斑秃、结缔组织病、大疱性疾病及肉芽肿性疾病等。

三、不良反应和禁忌证

1. 系统不良反应

可能会导致肥厚型心肌病、肝肾功损害、血糖升高，还可导致血管收缩引起高血压，免疫抑制过度，神经损害如焦虑、暂时性失语、癫痫、狂躁等，以上副作用与长期系统应用使血药浓度升高有关。因此系统用药需要根据患者情况监测血药浓度以减轻不良反应达到最佳的治疗效果。

2. 局部不良反应

局部外用他克莫司在Ⅰ期及Ⅱ期临床试验证明是相当安全的，在表皮中无药物累积，仅有暂时性的轻度刺激作用如红斑、轻度烧灼感等，未出现持久的刺激反应、过敏、光毒反应、光过敏性反应。

3. 癌症风险

美国FDA在2006年宣布批准更新匹美莫司和他克莫司的标签，以增加可能罹患的黑框警告。这种黑框警告来源于3种实验动物（猴子、大鼠和小鼠）在全身和局部使用他克莫司后出现了29例癌症（其中有12例淋巴瘤和8例皮肤恶性肿瘤）的报告。至目前为止，共有超过700万的患者接受过局部钙调磷酸酶抑制剂治疗，数据显示并没有增加皮肤恶性肿瘤的危险。

4. 禁忌证

（1）银屑病进展期及特殊类型银屑病，包括急性点滴状泛发性银屑病、脓疱性银屑病、关节病性银屑病或红皮病性银屑病。

（2）对他克莫司过敏者。

（3）患有严重的心、肝、肾功能损害者。

（4）患有神经、精神疾病或严重的内分泌疾病者。

（5）正进行光疗、日光浴及其他试验药物者。

（6）妊娠或哺乳期妇女。

四、临床应用

1. 疗效与安全性评价

赵娜等应用开放性、自身左右侧对照的临床试验，观察29例四肢斑块状银屑病患者，方法为四肢皮损左右两侧分别外用他克莫司软膏及卡泊三醇软膏，每日2次外用，治疗后2周及6周时复诊。2周时有13例患者复诊，达到$PASI_{50}$的患者中他克莫司侧4例，卡泊三醇侧5例；达到的$PASI_{75}$患者中他克莫司侧1例，卡泊三醇侧2例。6周时14例患者复诊，达到$PASI_{50}$的患者中他克莫司侧14例，卡泊三醇侧13例；达到$PASI_{75}$的患者中他克莫司侧7例，卡泊三醇侧9例。两者差异无统计学意义。因此，他克莫司软膏也是治疗斑块状银屑病的一种合理选择，有效性与卡泊三醇软膏类似，安全性也较好。

钟彩梅等观察寻常性银屑病患者62例，采用随机平行对照试验分为观察组32例，对照组30例。观察组给予0.1%他克莫司软膏，对照组予以糠酸莫米松软膏。所有患者均在皮损处涂一薄层软膏，每日2次，疗程均为4周。研究表明治疗1、2、4周后，两组PASI评分均低于治疗前，存在显著性差异（$P<0.05$），提示他克莫

司软膏和糠酸莫米松软膏均可有效治疗银屑病，且他克莫司软膏效果优于糠酸莫米松软膏。此外，他克莫司软膏的主要不良反应为局部的刺激症状，且程度较轻，不影响继续治疗，也未见严重全身不良反应。

2.他克莫司联合光疗

李薇等将45例稳定期斑块状银屑病分为治疗组（21例）和对照组（24例），对照组外搽0.03%他克莫司乳膏，2次/d，疗程6周。治疗组在对照组治疗方法的基础上予308 nm准分子激光照射，2次/周，共照射6次。结果治疗组在治疗2、4和6周时的有效率（42.86%、61.90%和85.71%）分别高于对照组（16.67%、29.16%和62.50%），它对头部、皱褶处、背部、腹部和四肢疗效相当，且无严重不良反应。王忠永等将92例银屑病患者随机分为试验组和对照组，每组46例。试验组外用0.1%他克莫司软膏，2次/d，同时采用NB-UVB照射，对照组仅采用NB-UVB照射，疗程均为8周。8周后试验组和对照组的有效率分别为91.30%和65.22%；治愈率分别为63.04%和34.78%，差异有统计学意义（$P<0.01$），观察结果表明，0.1%他克莫司软膏联合NB-UVB光疗治疗中、重度斑块状银屑病具有疗效好、不良反应少等特点，值得在临床应用。

3.系统治疗

欧洲FK506多中心银屑病研究小组采用双盲安慰剂对照，治疗50例中、重度寻常型银屑病患者，口服剂量0.05～0.15 mg/kg/d，分别评价银屑病面积和严重度指数（PASI）下降情况，3周末时两组疗效相当，但6周末和9周末时，治疗组明显高于对照组，且副作用轻微。因此，他克莫司系统治疗严重顽固性银屑病疗效高且耐受性好。

（高　军）

第十一章　物理治疗

第一节　光疗

银屑病是一种慢性炎症性疾病，T细胞介导的免疫异常与其发病有显著的关系，治疗银屑病的方法虽多，但普遍令人满意的方法尚少。光疗因为其效果显著及花费少，成为一种较好的选择，尤其对于那些病情较重、皮损广泛、反复发作、治疗困难的患者。在银屑病治疗中，光疗主要产生局部免疫抑制效应和抗增殖效应，其主要的免疫抑制机制是降低抗原提呈细胞的运动性和抑制T淋巴细胞的激活。紫外线用于银屑病等皮肤疾病的治疗已长达半个多世纪，临床主要以长波紫外线（UVA）和中波紫外线（UVB）为主。20世纪80年代发现波长在311～313 nm的UVB能够特别有效地治疗银屑病，后来被称为窄谱中波紫外线（NB-UVB），NB-UVB在银屑病的治疗中取得了较好的疗效，目前已成为银屑病治疗最有效、最简单和最安全的治疗方法之一。1997年，新的紫外线疗法——308 nm准分子激光开始用于临床，它可以选择性地作用于病变皮肤部位，安全高效，现已被广泛用于银屑病的治疗，是当今紫外线疗法在临床研究中最新进展之一。另外，光疗联合应用，如光化学疗法、光动力疗法（PDT）不仅可以提高疗效，还可减少不良反应，目前也取得了很大的进展。

一、长波紫外线（UVA，波长320～400nm）

（一）作用机制

1. 紫外线照射使细胞核DNA形成光聚物，抑制表皮细胞DNA合成，继而抑制银屑病患者表皮细胞的增殖。

2. UVA照射后可诱导角质形成细胞产生具有抗炎或免疫抑制作用的介质如神经多肽、细胞因子（白介素IL-1、IL-6等）、前列腺素E2等发挥免疫调节作用。

3. 降低朗格汉斯细胞的抗原递呈功能。

4. UVA 照射还可调节细胞因子、黏附分子、生长因子诸多受体的表达及功能，通过抑制表皮分泌细胞间黏附分子-1 的表达阻止炎症细胞的浸润。

（二）适应证

主要用于治疗中、重度银屑病。包括泛发性寻常性银屑病、局限性斑块状银屑病（可外用补骨脂+UVA）、红皮病性银屑病和脓疱性银屑病。单独应用较少，UVA 治疗最常用作PUVA治疗的组成部分。

（三）副作用

1. 皮肤改变：主要表现有皮肤干燥、萎缩脆弱、皱纹增加等过早老化症状，还可见皮肤红斑反应，有的还可伴有缓慢加剧的疼痛、皮肤瘙痒、细薄的鳞屑、雀斑样和斑驳样色素沉着等症状。在大剂量照射之后，照射区皮肤出现红斑、水肿、甚至水疱，严重可出现全身反应。

2. 眼睛视力的影响：如防护不当可致电光性眼炎甚至白内障的发生。

3. 免疫功能的损害：PUVA 有优先杀死T细胞的作用，对多形核白细胞、单核细胞、巨噬细胞和朗格汉斯细胞的数量和功能都有抑制作用。因此，要注意免疫功能情况的变化。

4. 增加皮肤癌变可能：特别是鳞癌。Strober 等报告在美国光化学疗法合作临床试验的1380例患者5～10年的随访研究，发现在治疗超过260 次的银屑病患者中，鳞癌危险度比少于160 次的患者明显增高。

二、宽谱UVB（BB-UVB，波长290～320nm）

（一）作用机制

1. UVB能干扰过度增殖表皮细胞的DNA、RNA和蛋白质的合成，抑制其增生。

2. 使内皮细胞、角质形成细胞、肥大细胞等产生白介素、激肽、组胺等细胞因子，导致血管扩张，产生红斑。

3. 275～325 nm的紫外线使皮肤表面的7-脱氢胆固醇形成维生素D_3。

4. 对免疫功能的影响：

（1）紫外线能够降低照射部位的朗格汉斯细胞的数量和功能，使皮肤抗原提呈细胞功能减弱，抑制免疫反应；

（2）使尿刊酸由反式转为顺式，产生抑制免疫活性细胞的作用；

（3）诱导免疫活性物质白介素-6、前列腺素、肿瘤坏死因子等的释放，调节机体的免疫反应。

（二）治疗方法

1. 红斑量测定

紫外线治疗时的剂量常用红斑量计算，其单位可用时间（秒）或毫焦耳平方厘米（mJ/cm^2）表示。最小红斑量（MED）的定义为在固定光源和一定距离下照射，引起皮肤产生刚可见的红斑所需要的时间或紫外线剂量。临床上治疗时根据需要常选择的照射剂量分为：

（1）亚红斑量：此剂量低于1MED，不引起皮肤的红斑反应。

（2）红斑量：为1～3MED，可引起皮肤的红斑反应。

（3）超红斑量：>3MED，此剂量照射时可引起皮肤明显的红斑反应。

在实际工作中，应根据具体情况，选择合适的照射剂量，才能取得预期的疗效。

2. 治疗剂量和方法

（1）首先测定患者的MED。

（2）初始剂量以亚红斑量～红斑量（0.5～1MED）照射，每日或隔日一次，根据每次照射后皮肤的反应情况而调整照射剂量，一般为增加原剂量的15%～25%。通常初始剂量以1MED时产生的疗效最好，但易致烧灼、痛性红斑等反应，因此，临床多主张以0.8 MED为初始剂量。

（3）在实际工作中，如果患者较多，每个个体均测量MED则相对烦琐、耗时，常可根据患者的皮肤类型及既往的治疗经验决定初始剂量，观察患者照射后的反应而调整剂量，直至皮损消退90%以上，进入维持治疗。

3. 疗效

如每周治疗3～5次，大多数患者（50%～80%）20次左右即可有明显疗效，表现为皮损变薄、鳞屑减少、红斑消退，并出现色素沉着。如治疗频率低于3次/周，会使疗效降低；低于2次/周，则无明显疗效。

该方法避免了系统用药所带来的各种副作用，与PUVA相比，虽然疗效稍差，但没有系统应用光敏剂产生的恶心、头痛、头昏等副作用，远期发生皮肤肿瘤的危险性也小，易被患者接受。

（三）适应证

常用于治疗中、重度银屑病或局部顽固性斑块。宽谱UVB可以和内用药和（或）外用药联合应用以增加疗效。但可致红斑、晒伤、色素沉着。长期照射有致癌的可能性。

（四）临床联合治疗应用

单用UVB照射疗效欠佳者，临床上常通过局部或系统用药来增加疗效。

1.局部用药

（1）角质剥脱剂：厚的、云母状的鳞屑能散射光波而降低疗效。用角质剥脱剂后可减少鳞屑而提高疗效。临床上常用的是2%～10%水杨酸制剂，与凡士林混合后用在角质层较厚的手掌、肘、胫前等部位，使用面积不应超过体表面积的20%。如能耐受，可用封包疗法，增加剥脱效果；如不能耐受水杨酸，可换用乳酸。未成年人不适合用水杨酸制剂，可用低浓度的维A酸来减轻角化过度。

（2）焦油：焦油与UVB联用，最经典的是Goeckerman疗法，它是指在焦油水浴后，照射紫外线，再外用焦油制剂。此疗法中，焦油的浓度、涂药次数、保留时间对产生的疗效并无明显差异，有效率可达95%左右。所使用的焦油也有很多剂型，可配制成软膏、水剂，甚至做成洗发香波。但要注意UVB剂量偏大时，加用焦油后患者容易出现红斑、疼痛等不适感。因此，临床常用亚红斑量UVB照射加用焦油，以增加疗效，减少不良反应。

（3）地蒽酚：临床应用较多的是Ingram疗法，即煤焦油水浴后照射UVB，再外用0.4%地蒽酚软膏，此法也能提高疗效。对角质层特别厚的患者，地蒽酚可以和3%水杨酸混合，保留30～60分钟，顽固的皮损可以用高浓度封包，增加疗效，并减少UVB剂量。对能耐受的患者，地蒽酚还可以和焦油联合使用，两者没有严格限制，均能促进UVB的疗效。也可大皮损用地蒽酚，小皮损用焦油，以减少地蒽酚的使用。

（4）卡泊三醇：卡泊三醇是维生素D衍生物，它和紫外线联合治疗银屑病不仅可以提高疗效，而且可减少紫外线的累积剂量，降低皮肤肿瘤发生的可能性。Ramsay等研究发现2次/周UVB+2次/天卡泊三醇外用与3次/周UVB+2次/天卡泊三醇外用疗效相等，但前者UVB累积量减少1/3，不良反应也较少，而且患者的依从性明显增加。由于紫外线能够使卡泊三醇迅速降解，失去活性，另外，卡泊三醇及其基质也可阻止紫外线的穿透，抑制紫外线产生的红斑，所以在联合治疗时，卡泊三醇应在照射后使用。

（5）他扎罗汀：他扎罗汀属于维A酸类药物，能使角质形成细胞正常分化，抑制增生，降低炎症介质、细胞因子的表达。Koo等研究发现3次/周UVB+3次/周他扎罗汀外用（只在治疗后外用），可增加疗效，使UVB累积量减少1/4。将他扎罗汀增加次数或疗前使用，是否会增加光敏及产生的疗效如何，目前还不十分清楚。娄敏等将UVB联合0.05%他扎罗汀凝胶治疗寻常性斑块型银屑病28例，总有效率82.14%，优于单独治疗的疗效，且副作用较轻，未见光毒反应。

（6）其他：①可外用矿物油或凡士林，改变皮肤表面的折射指数，增加UVB的穿透深度，其疗效相当于5%煤焦油；②也有作者建议在银屑病的早期联合UVB+局部糖皮质激素外用，可很快起效，迅速缓解症状。但经观察该法与UVB+基质对照相比，达到痊愈时所需治疗次数和UVB剂量两组间并无明显差异。

2. 系统用药

（1）维A酸类：目前常用的维A酸类药物主要是阿维A和阿维A酯，两者联合UVB治疗在临床上均取得了较好的疗效。经观察发现：小剂量维A酸+UVB比大剂量单一的维A酸治疗效果更好，维A酸使增厚的角质层变薄，利于UVB穿透，从而能减少UVB的累积量，两者间有很好的协同作用。需要注意的是生育期的女性患者可能有致畸的副作用存在，应向患者说明，并采取相应的避孕措施。

维A酸联合UVB治疗有两种方法：①在UVB照射之前，先予维A酸类药物1～2周，可按1 mg/kg · d口服；②小剂量维A酸（10～25 mg/d）+UVB照射。两者疗效相似，但后者治疗时要注意维A酸所致的延迟光敏反应，应在加用小剂量维A酸5～10天后，降低UVB的照射剂量，如无异常反应，再逐渐增加至常规剂量。

（2）甲氨蝶呤（MTX）和环孢素：MTX与UVB联用，能增加疗效，减少UVB的累积剂量，常用的有三种方法：①MTX控制炎症后开始UVB照射，适用于不能用环孢素治疗的住院患者；②在UVB照射初期，短期口服MTX；③对UVB治疗反应较差，加用MTX，增加疗效，达到疗效后，可停用MTX，单用UVB。由于MTX有光敏作用，治疗后48～72小时应避免接受光疗，常用的方法是：周一、三、五UVB照射，周五口服MTX。

环孢素和UVB联用，也可以增加疗效，但可能增加了皮肤肿瘤的危险性，应慎重考虑。虽然曾有MYX、环孢素与紫外线联用的报道，但缺少大样本的观察研究，远期疗效尚不清楚，故不推荐常规使用。

三、窄谱UVB（NB-UVB）

1981年Parrish和Jaenike研究发现311～313nm波长的UVB（称为窄谱中波紫外线，NB-UVB）治疗银屑病起效快，疗效等同甚至优于PUVA，且副作用低。目前该疗法已成为治疗银屑病最主要的方法之一。

（一）作用机制

除NB-UVB产生的生物效应外，NB-UVB能够直接诱导T细胞凋亡，使表皮、真皮中CD3细胞计数均减少；抑制表皮朗格汉斯细胞的数量和功能，降低其活性，抑制免疫反应；抑制淋巴细胞的增殖，降低IL-2、IL-10、IFN-γ的产生；使反式尿刊酸转变为顺式尿刊酸，降低NK细胞的活性，达到治疗目的。

（二）治疗方法

1. 测定患者的MED。

2. 初始剂量以0.5～0.7 MED照射。也可根据患者的皮肤类型、治疗经验确定初始剂量。

3. 每周治疗3次；根据患者照射后的红斑反应，递增10%～20%前次剂量成固定剂量（0.0 5J/cm²或0.1 J/cm²）。治疗后如出现轻度红斑，维持原剂量照射；出现中、重度红斑，如治疗时红斑已消退，可继续治疗，但是照射剂量需减前次剂量的10%～20%；出现痛性红斑或水疱，应暂停治疗，并做对症处理。Dawe等比较每周3次和5次NB-UVB治疗慢性斑块型银屑病，结果显示5次/周疗法虽然起效稍快，但总体疗效两者间无明显差异，且3次/周疗法累积剂量相对较小。

4. 患者皮损消退90%以上后，延长治疗间隙期并进入维持治疗，一般需要3个月或更长时间。

（三）疗效

治疗3～6次后，多数患者皮损可明显好转，6～9次后出现色素沉着，总有效率在79.48%～85%左右。同时NB-UVB可联合局部用药，如他扎罗汀、地蒽酚、卡泊三醇等，提高疗效，降低UVB的累积量；也可联合口服小剂量阿维A（25 mg/d），加快皮损消退，减少不良反应，提高患者的耐受性。

商永明等联合每日1次外用0.05%他扎罗汀凝胶与窄谱UVB照射，每周2次，共8周，治疗35例斑块状银屑病；结果痊愈率达94.29%，有效率100%，只有6例发生皮肤刺激反应。

NB-UVB与BB-UVB相比，有着起效快、疗效高的优点；有报道在停止治疗后1年，NB-UVB治疗者有38%仍处于缓解期，62%患者3个月后出现复发；而BB-UVB治疗者只有5%仍处于缓解状态。然而这是一个不同时期的比较结果，今后还需要进行大样本、同期对照研究。

与PUVA相比，不同的临床观察结果亦不相同：部分研究结果显示，NB-UVB的疗效等同于甚至优于PUVA，但也有个别作者发现其疗效不如PUVA。总的来说，四肢皮损以PUVA效果好，而躯干皮损以NB-UVB效果好，对病情严重、顽固的皮损仍以PUVA疗效为好。

（四）安全性

1. 不需要补骨脂素，操作简单，治疗时间相对较短。

2. 无光敏剂引起的恶心、头昏、光毒反应，不需要进行治疗后的眼睛防护，对病人无过多的行为限制。

3. 对怀孕妇女、儿童相对较为安全。

4. 未发现远期皮肤肿瘤的发生。

NB-UVB是目前治疗银屑病的主要方法之一，已在临床上广泛使用，所报道的副作用也较少，未见发生肿瘤的报道。关于NB-UVB的致癌性与PUVA相比，不同的动物试验所得到的结果亦不相同，尚无统一定论。Wulf等也在动物实验研究中发现，到达MED的NB-UVB的致癌性是BB-UVB的2～3倍，这些均提示我们应认真考虑NB-UVB的致癌性。

四、308 nm准分子激光

308 nm紫外线激光是氯化氙准分子激光器发出的脉冲激光，通过硅纤维光纤传导到发射手柄，聚焦成几厘米直径光斑的紫外线光束，用于临床治疗。

（一）作用机制

308 nm准分子激光属于UVB的范畴，除UVB能产生的生物效应外，最主要的作用机制是诱导皮损内T细胞凋亡，且引起凋亡的能力是NB-UVB的数倍，因此治疗银屑病的临床疗效也较高。

（二）适应证

由于其光斑相对较小，仅适合于皮损面积小于体表面积10%的局限性斑块型银屑病。对其他治疗方法不适合的皱褶部位，如腋窝、乳房下、腹股沟、会阴部，也可用此法治疗。

（三）治疗方法

由于308 nm准分子激光是近年来发展的一种新疗法，至今尚未确定公认的、固定的治疗方案。Asawanonda等研究发现：308 nm准分子激光治疗银屑病的疗效与治疗剂量密切相关，呈正相关，其次与治疗次数相关，但是大剂量照射所产生的不良反应也相应增多。Trehan等对20例局限型银屑病患者每周治疗3次，中等剂量（2～6MED），发现95%患者平均治疗10.6次即明显好转，累积剂量也较低，因此推荐使用每周3次的中等剂量照射的治疗方案，认为此疗法不仅疗效显著，产生的不良反应也较少。

308 nm准分子激光疗效高，缓解期也较长，平均4月，最长可达2年，但由于其治疗面积较小、对皮损分身泛发者则无法治疗，故临床上应用受到一定限制。

（四）副作用

如照射剂量过高，在治疗局部可出现红斑、水疱等。关于其致癌性，由于其累积量相对较小，故理论上其皮肤肿瘤形成的危险性也相对越小。但由于该疗法应用于临床的时间较短，其远期副作用还需通过长期临床实践观察。

五、光化学疗法

1974年Parrish等首先提出了光化学疗法，它是将光敏剂和紫外线照射结合起来治疗疾病的一种方法，主要用于银屑病的治疗。目前，我们所指的光化学疗法是将补骨脂素结合长波紫外线（UVA）照射，简称PUVA。

（一）作用机制

1. 口服或外用光敏剂补骨脂素后，在UVA的照射下，表皮细胞DNA双螺旋链上的胸腺嘧啶发生光化学反应，形成光化合物。由于细胞需要进行切割、修复，延缓了DNA的复制过程，核分裂减少，使表皮增生减慢。

2.改变组织和血液循环中的淋巴细胞的组成、分布和功能，抑制中性粒细胞的趋化、肥大细胞脱颗粒，减少细胞因子的产生。

3.补骨脂素还可以通过能量传递产生活性氧（单态氧、氧过氧化离子等），引起细胞膜、细胞浆的损伤。

（二）治疗方法

1.适应证：适用于病史较长，需要维持治疗的寻常型银屑病，尤其是肥厚斑块型、手足部位、指甲损害者。一般治疗无效或因副作用较大不能继续原治疗的红皮病型、脓疱型银屑病患者，无明显禁忌证，可考虑使用。单纯UVB射疗效不满意或对UVB高度敏感者，也可考虑PUVA治疗。但既往有砷剂、X线治疗史的患者，不宜使用。

2.治疗方法：在治疗之前，应让患者了解整个过程，认识维持治疗的重要性，以保证治疗的顺利进行，同时应采取必要的预防措施减少不良反应的发生。

目前常用的光敏剂有3-甲氧沙林（TMP）、5-甲氧沙林（5-MOP）、8-甲氧沙林（8-MOP），我国以8-MOP最为常用。给药途径有三种：①口服：0.6～0.8 mg/kg，UVA照射前2小时开始服用，如有胃肠反应，可分两次服用；②水浴：0.4～1 mg/L，37℃，浸泡20分钟后照光，此法可减少口服光敏剂引起的胃肠道反应；③局部外用：皮损部外搽0.1%～0.2%8-MOP酒精溶液1～2小时后，照射UVA，外用光敏剂时切勿涂在正常皮肤，以免引起光毒反应。以上三种光敏剂的给药方法，经比较各有利弊，口服法的痊愈率（90.5%）要明显高于外用法（45.5%），但前者副作用相对较多；水浴法与口服法疗效相当，且避免了系统副作用。目前临床上多主张使用水浴法。

治疗前，应测定患者的最小光毒剂量（MPD），由于PUVA产生光毒反应的高峰期在照光后48～72小时，因此，在光敏试验后72小时内应避免接受治疗。治疗以0.75MPD为初始剂量，每周2～3次。每次治疗前要观察上次治疗后的反应，如无红斑出现，可增加剂量（0.25～0.5 MPD）；有红斑，但已消退，则维持治疗；有红斑发生，且持续不退，应暂停治疗，直至红斑消退后再予以治疗。

皮损控制之后开始减量，每周1次持续1月，隔周1次持续2月，最后每月1次维持治疗。维持的时间取决于疾病严重程度、皮肤类型和患者个人对治疗的要求等。通常PUVA的疗程至少需要6个月，个别慢性、严重的银屑病可持续1年。

3.注意事项

（1）治疗期间应注意眼睛的防护，包括患者和工作人员，应佩戴防护眼镜，以预防白内障的发生。

（2）男性生殖器部位、面部等非照射部位也应尽量注意防护（如有皮损者除外）。

（3）口服光敏剂患者，照射当日应避免日晒，减少户外活动，防止光毒反应。

（4）反复接受PUVA照射后，可使皮肤发生光老化、干燥、瘙痒，甚至皮肤肿瘤。因此，平时应使用润肤剂，在户外活动时，应使用宽谱防晒霜。

4. 联合治疗：对PUVA疗效欠佳者、Ⅴ或Ⅵ型皮肤、厚的斑块型银屑病患者可考虑采用联合疗法，以缩短疗程，提高疗效。常用的方法有：

（1）PUVA+UVB：由于UVB的红斑反应在治疗当天出现，而PUVA的则出现于治疗后24小时左右，因此联合治疗不但不会累积红斑反应，且可同时提高两者的疗效。其方法为：①每周3次UVB+PUVA，初始剂量0.7MED，并以前次剂量的15%递增；②对PUVA治疗反应较慢的患者，且UVA的剂量已接近上限时，予小剂量UVB30ml/cm^2，以前次剂量的20%递增。两种方法治愈时所需总剂量均小于单独治疗的剂量。

（2）PUVA+维A酸（Re-PUVA）：两者有协同作用，维A酸可使角质层变薄，皮屑减少，利用PUVA治疗，可减少治疗次数和UVA的累积剂量，降低副作用，延长缓解期。特别适用于肥厚的斑块型银屑病患者。常用方法是阿维A 1 mg/kg/d，在PUVA治疗前7～14天起口服，皮损消退后，单独用PUVA进行维持治疗。阎国富等研究发现，联合治疗较单一PUVA的紫外线累积量减少1/3～1/2，且疗程缩短一半，同时由于减少了两者的使用量，降低了各自的不良反应。他认为阿维A用量小于0.5 mg/（kg·d）即可达到治疗效果。

（3）PUVA+MTX：PUVA治疗前3周起每周口服MTX2.5～5 mg，q12h.×3次；治疗至皮损基本消退时，MTX减量；皮损完全消退后，单用PUVA维持治疗。此方法可增加疗效，减少照射次数和累积剂量，但发生鳞癌的危险性也相应增加。治疗期间要注意监测血常规，防止发生光毒反应。如MTX用量过小，则达不到联合治疗的疗效。

（4）其他：Behrens等将他扎罗汀（或基质）每日1次联合PUVA每周4次，3周后与基质-PUVA组相比，疗效明显提高，增加了患者的耐受性。Tzaneva等比较了单用PUVA、PUVA联合卡泊三醇或他扎罗汀的治疗结果，发现后者能提高疗效，减少UVA累积量；

5. 疗效：PUVA较单纯UVB照射疗效好，大多数患者接受6～10次治疗起效，20～30次后，皮损消退80%左右；有报道其对甲损害则需3～4个月方能奏效。PUVA与其他疗法相联合可将疗效提高到90%以上。

（三）副作用

1. 近期副作用：8-MOP口服可引起恶心、呕吐等胃肠道不适，偶见药疹、头痛。PUVA可引起红斑、水肿、疼痛甚至水疱。前两者对症处理或减少剂量、改变光敏剂的给药方法后可有一定的缓解作用；后者则应根据具体情况，减少UVA照射剂量或暂停治疗，对不良反应严重的患者应于对症处理。

2. 远期副作用

（1）白内障：8-MOP在UVA的照射下，能与晶状体蛋白发生结合，引起白内障。临床上治疗时应告知患者在口服药物后12小时内佩戴能阻断UVA的眼镜，以降低白内障的发生率。

（2）光老化：长期接受光疗后，皮肤会出现光老化的改变，这取决于皮肤的类型和累积照射剂量。早期出现皮肤干燥、细小皱纹等，这是可逆的；晚期出现斑点、毛细血管扩张，则成为不可逆的，因此治疗期间应尽量减少户外活动，注意防护，以延缓光老化的发生。

（3）皮肤肿瘤：主要是鳞癌和黑素瘤，其机制可能与P53抑癌基因突变、皮肤免疫功能下降有关。美国曾对1380例PUVA患者随访5～10年，有11例出现恶性黑素瘤，鳞癌的发生率是正常人群的10倍，且发生率与累积剂量呈正相关。这些患者几乎都有大面积的皮肤光老化改变，提示我们在临床上遇到这部分患者要密切监测其肿瘤的发生，最好在治疗之前对患者皮肤光老化进行一次评价。另外，既往曾接受砷剂、X线治疗的患者，其发生肿瘤的危险性大大增加，对于这些患者应慎重考虑PUVA治疗。有作者建议将PUVA与其他药物联用或交替使用，来降低其致癌的危险性。

（四）局部PUVA

对局部顽固的、其他治疗反应不好的皮损，可考虑局部PUVA。用局部浸泡、外用软膏和溶液等方法给予光敏剂，15～20分钟后照射UVA，此法不仅能增加疗效，降低胃肠道反应和白内障的发生，而且远期引起肿瘤的危险性也相对较小。其主要副作用是局部光毒反应。

六、其他方法

（一）日光浴疗法

主要是指在死海治疗，该处水中含有高浓度的矿物质，日光通过矿物烟雾时滤过了短波紫外线，患者可先行海水浴，再行日光浴；或直接行日光浴、海水浴。治疗效果以联合治疗最好（83%），其次日光浴（73%），海水浴只有28%。目前已有人工海水浴（3%～5%）是指盐水浴+UVB光疗，但不广泛应用，疗效不确切。

（二）光动力学疗法（PDT）

光动力学疗法是近二十年发展起来的新方法，它是指用光敏药物后，予特定波长的光波照射，产生一系列光化学和光生物学变化，选择性作用于病变组织而产生治疗作用，且对周围正常组织无损伤。目前临床应用较多的光敏剂是5-氨基酮戊酸（5-ALA），光源有铜蒸气激光、氩离子激光、He-Ne激光等，主要用于治疗皮肤肿瘤，对银屑病的治疗还处于试验阶段。国外Boehncke、Nelson曾将ALA-PDT疗法治疗银屑病，取得了一定疗效。国内尚未见PDT治疗银屑病的相关报道。

银屑病疗法一般治疗后的缓解期很少达到3个月以上，但光疗可能除外。光疗也有其局限性，需要一定的设备，患者治疗所需费用、时间和对工作的影响也要考虑。总之，银屑病的光疗方法较多，应根据患者的具体情况，选择最合适的治疗方案，以取得最佳的临床疗效，包括对患者生活有较小的影响。

第二节　水疗

水疗是指利用水的温度、清洁作用以及加入水中的药物来治疗皮肤疾病的方法。在银屑病的治疗中，这是一种常用且较为有效的辅助疗法。临床治疗时多采用盆浴。

一、作用机制

（一）清洁作用

1. 水疗能去除银屑病患者表面的鳞屑，清洁皮肤。

2. 在外用药物或进行紫外线照射之前，水疗能清除皮损上的痂皮和陈旧的药物，有利于外用药物的吸收，增加紫外线的治疗作用。

3. 对红皮病型或脓疱型银屑病，水疗不仅有收敛作用，减少渗出；还可清除渗出物，减少渗出液分解产物对皮肤的刺激和过敏作用。

（二）温度作用

1. 温水浴：水温36 ℃～37 ℃，主要是镇静、止痒、安抚作用。

2. 热水浴：水温38 ℃～40 ℃，能促进新陈代谢、改善皮肤血液循环。

（三）药物作用在水浴的同时加入药物，不仅有清洁、保温作用，更能发挥药物的作用，提高治疗效果。

二、适应证

适用于各种类型的银屑病。在无禁忌证的前提下，应根据患者的具体情况选择不同的水疗种类。

三、水疗种类

（一）人工海水浴

人工海水浴是将日光浴疗中的海水浴改为人工海水浴，同样能促进皮肤血液循环、增加新陈代谢、提高对紫外线的敏感性。具体方法是将粗制盐溶成3%～5%的溶液，38～40 ℃，全身浸泡治疗20分钟。

（二）高锰酸钾浴

高锰酸钾浴可用于有渗出的脓疱型银屑病，将高锰酸钾3～5 g溶于水中，水温37～38 ℃，治疗10分钟，达到减少渗出、除臭的作用。

（三）补骨脂素浴

补骨脂素浴是将3-甲氧沙林（TMP）或8-甲氧沙林（8-MOP）配制成0.1%～0.5%的酒精溶液，按每升浴水中含0.4～1 mg补骨脂素计算，将配制溶液倒入浴水中，搅匀，水温37～38 ℃，治疗20分钟后进行光疗。它与口服法同样有效，但避免了口服药引起的胃肠道反应，易被患者接受。此法对掌跖部位皮损的局部光化学行法尤为适用。

（四）矿泉浴

由于矿泉浴中含有多种化学元素、气体及放射性物质，能通过多种作用机制达到治疗的目的。苏正林等曾概括了矿泉浴治疗银屑病的特点：适应证广、疗效好、缓解期长；副作用少；改善、调整内脏的活动；治疗作用的多方位。王广文等检测了汤山温泉水疗前后患者的T细胞、免疫球蛋白的变化，发现治疗后患者的T淋巴细胞和T_H细胞均增加，T4/T8比值上升，IgG、IgA、IgM也有较大幅度的增加，认为这两方面的作用是治疗银屑病的关键所在。王青银等发现半汤矿泉浴能显著调节银屑病患者的交感神经功能，可能也是治疗银屑病的机制之一。

（五）中药浴

中医传统的理论认为银屑病属于“血瘀”，采用活血化瘀的药物能改善病情。临床上应根据患者的具体病情及中医辨证施治的原则，选择不同的治疗类别。

四、治疗效果

临床上报道较多的是矿泉浴的疗效，总有效率90%以上，最高99.58%，副作用也较少。丁继才检测了温泉浸浴前后患者血液流变学的指标，发现治疗前全血黏度、血沉指标高于正常者，而在治疗后有所下降，接近于正常水平，但血浆黏度、全血还原黏度、血球压积三项治疗则无明显变化，临床上比较安全。（水浴后PUVA的疗效见光疗）。

五、注意事项

药物水疗后，不宜用清水冲洗，以延长药物作用时间：年老体弱和严重心脑血管疾病者，不宜用热水浴；治疗用浴盆应严格消毒，以防交叉感染；在治疗过程中，应密切巡视病人，一旦有不良反应，立即采取相应处理措施。

（高　军）

第十二章　生物治疗

银屑病是一种反复发作的红斑鳞屑性皮肤病，特征性的损害是慢性、境界清楚的银白色鳞屑性红色斑丘疹及斑块，病理以表皮增殖和炎性细胞浸润为特征。其病因尚未完全明确，目前较为公认银屑病是在多基因遗传背景下发生的、以T细胞为主的多种免疫细胞共同参与的免疫功能调节异常的疾病，其中T细胞的活化及其功能的异常发挥对疾病的发生、发展、转归有着重要的作用。虽然临床上有诸多的治疗药物及方法，但仍没有根治的方法，使该病反复发作，迁延不愈。随着对银屑病发病机制及免疫学机制研究的不断深入，人们陆续开发出多种生物制剂，可以特异性作用于T细胞活化过程中不同的信号转导分子及途径，从而阻断疾病进程，在临床试验或临床治疗中取得了良好的效果。免疫生物制剂因为没有靶器官毒性，具有更好的安全性，因而为长期控制银屑病带来了希望。

靶位特异性生物制剂无论在银屑病病情的缓解、复发间歇期的延长还是在安全性方面都表现出独特的治疗优势，给银屑病的治疗提供了更多的选择。随着对银屑病发病机制（特别是关键环节）的深入研究，相信会有更多的可供治疗用的生物制剂问世，这也是今后药物研究与开发的一个方向。但是，银屑病的发病机制复杂，靶位多样，所以单靠某一个靶位特异性药物难以达到很满意的效果，而且应用时间短，对人体的影响不完全清楚。因此，生物制剂在银屑病治疗选择中应慎之又慎，严格掌握适应证，密切关注治疗过程中副反应的发生。

第一节　银屑病生物治疗概述

一、银屑病生物治疗的免疫病理基础

1. T细胞的增殖、分化过程

若要皮肤产生T细胞应答，则抗原提呈细胞（表皮中的langerhans细胞）加工

处理自身抗原并迁移至局部淋巴结，接触天然T细胞（CD45RA+）。分子间的相互作用激活T细胞，后者分化为CD45RO+记忆T细胞并表达皮肤归巢受体-皮肤淋巴细胞相关抗原（CLA）。活化后的T细胞（CD45RO+和CLA+）再次进入循环并移行至皮肤炎症部位。针对不同的抗原，T细胞发挥不同的效应功能，包括分泌炎症性细胞因子。

银屑病的细胞免疫过程可简单归纳如下：（1）朗格汉斯细胞、树突状细胞等抗原呈递细胞（APC）捕获抗原，加工处理后呈递于细胞表面。（2）活化的APCs经毛细血管后静脉丛进入皮肤淋巴结。（3）在淋巴结内，APC将抗原呈递给自然T细胞（CD45RA+），T细胞活化增殖分化成为记忆效应性T细胞（CD45RO+）。（4）活化的T细胞表面表达皮肤淋巴细胞相关（CLA）抗原，促进T细胞进入外周皮肤组织（表皮主要为CD8+T细胞，真皮内为CD4+T细胞）。（5）活化的T细胞在病灶内诱导产生各种炎症因子和细胞因子，而发生级联反应，导致了银屑病一系列特征性病理改变的发生如角质形成细胞增殖和分化不全、血管内皮细胞的改变等。

2. 固有免疫细胞和获得性免疫细胞相互作用诱导和促进炎症发生、发展

固有免疫细胞主要分泌肿瘤坏死因子α（TNF-α）、干扰素α、干扰素γ、IL-1β和IL-6，它们可以使髓样树突状细胞活化。激活的树突状细胞表达抗原并分泌介质IL-12和IL-23，分别导致Th1和Th17的分化，即固有免疫诱导获得性免疫应答的发生和发展。活化的T细胞分泌IL-17A、IL-17F、IL-22，上述细胞因子可以激活角质形成细胞，并诱导其产生抗微生物肽、致炎细胞因子、化学趋化因子和S100蛋白，以上可溶性介质加重炎性反应，即获得性免疫作用于固有免疫并进一步放大固有免疫应答效应。

3. 细胞-炎性因子网络

目前认为IL-23 /Th-17轴在银屑病免疫机制中发挥关键作用。抗原成分或损伤相关分子模式（DAMP）活化树突状细胞和巨噬细胞产IL-23、IL-1β和其他炎症细胞因子（IL-6、TNF-α）。这些细胞因子诱导真皮γδT细胞活化和增殖，分泌IL-17、IL-22和TNF-α，它们进一步促进传统的CD4+T细胞（Th-1、Th-17、Th-22）和CD8+T（Tc-1）细胞介导的获得性免疫应答。此外，皮肤浸润的炎细胞，如肥大细胞、中性粒细胞、NK细胞、NKT细胞通过分泌细胞因子（IL-17）、抗菌肽和细胞毒性颗粒也参与了银屑病的发病。另外，Treg细胞失去其抑制活性，以及一部分Treg细胞能转化成Th-17效应细胞也促进了局部皮肤炎症反应。前炎症细胞因子和趋化因子作用于KC诱导其增殖。活化的KC可以产生细胞因子，如CCL20和CX-CL，吸引了更多免疫效应细胞浸润局部皮肤，形成了一个放大正反馈循环，导致银屑病皮损形成。

二、适应证

选用本药治疗必须为中、重度银屑病，PASI评分≥10分，并明显影响患者的生活质量（DLQI>10）；病情持续6个月。治疗无效，需要系统治疗。除此之外至少要满足下列一条：①病情处于高风险的水平，由于药物相关毒性，难以使用标准治疗；②不能耐受标准系统性治疗；③标准治疗疗效不好；④必须反复住院才能控制病情；⑤因患有并发症而妨碍系统性治疗药物的使用；⑥患有严重的红皮病性和脓疱性银屑病；⑦患有关节病性银屑病。

三、禁忌证

1. 存在严重感染灶的患者，例如活动性肺结核。若患者存在严重感染，则应首要恰当治疗感染。在予以生物制剂治疗之前，应对患者行病毒检测，例如乙型肝炎病毒（HBV）和丙型肝炎病毒（HCV）。

2. 心功能Ⅲ级或以上的充血性心力衰竭患者。对心功能分级Ⅱ级或以上的患者，使用生物制剂时，应谨慎评估疗效与不良反应，应对接受治疗患者密切随访。

3. 正在接受恶性肿瘤治疗的患者。

4. 既往或目前患有脱髓鞘疾病的患者（例如多发性硬化）。众所周知，TNF-α抑制剂可导致脱髓鞘疾病患者病情复发或加重。

四、不良反应的预防和监测

1. 明确或疑似感染的患者

（1）生物制剂能够减弱免疫反应，亦有可能影响正常的免疫反应。因此，应首要治疗感染，在感染得到恰当控制后方可行生物制剂治疗。如果患者患有慢性感染性疾病，例如非典型结核分枝杆菌感染，若治疗收益明显大于风险，医师应征得患者同意，谨慎评估后方可考虑行生物制剂治疗。

（2）生物制剂治疗过程中，对于细菌、真菌、原虫和病毒感染应相当谨慎。必要时，可行适当检测。当出现发热、咳嗽、呼吸困难时，应考虑到细菌性肺炎、肺结核、卡氏肺囊虫肺炎并采取相应措施。对于伴有以下风险因素的患者，例如老年患者、患有肺病病史、因并发症正在接受系统皮质类固醇治疗者，由于这些因素可致严重感染，可考虑预防性使用复方磺胺甲恶唑。

（3）目前尚无接受生物制剂治疗过程中，活疫苗导致感染的报道。然而，由于不能排除这种情况发生的可能性，在生物制剂治疗过程中，不应使用活疫苗。

2. 既往有肺结核病史患者或胸部影像学存在陈旧性病灶（如钙化、条索化、胸膜增厚），结核菌素试验（直径≥10 mm），IFN-r释放试验（T-SPOT）均阳性者

（1）生物制剂可激活潜在感染。对于结核激活存在高风险的患者，从首次治疗后的第三周开始，应预防性口服异烟肼（IHN）；通常剂量为300 md，对于低体质量患者，予以5 mg/（kg·d），连续服用6个月。若患者同时患有糖尿病，或疑似免疫功能不全患者，IHN应连续服用9个月。预防性给药仍不能完全排除发生结核的可能性。因此，应定期（每8～16周）复查胸片及IFN-r释放试验（T-SPOT），必要时，可再次行IHN治疗。

（2）生物制剂治疗过程中，应相当谨慎，以预防肺结核的发生。应定期行胸部影像学检查（如每6个月行胸部X线检查），必要时，可行T-SPOT检测。通常在肺结核感染的8周后，出现结核菌素皮肤检测的变化和呼吸道症状。生物制剂治疗过程中，T-SPOT均为结核再激活的快速敏感指标。

（3）即使结核菌素试验和IFN-r释放试验均阴性的患者，在开始行生物制剂治疗后，亦可能发生活动性肺结核。因此，只要患者持续接受生物制剂治疗，应谨慎关注肺结核的发生。

（4）应密切关注肺外结核发生的可能性，推荐与呼吸科、放射科和（或）感染科专家及时沟通、合作。

3. HBV感染患者（包括HBs-Ab阳性或HBc-Ab阳性患者）

（1）HBs-Ag阴性 HBs-Ab或HBc-Ab阳性者为HBV既往感染，现已临床治愈患者。然而，有报道显示，这些HBV既往感染者，在很长一段时间内，HBV-DNA在肝脏和外周血单核细胞中持续以低水平复制，因此，在移植或者使用强效免疫抑制剂后，由于病毒的再激活，可能发生严重肝炎。因此，根据该指南，推荐接受生物制剂患者均应进行HBs-Ag、HBs-Ab和HBc-Ab检测。

（2）如果HBs-Ab或HBc-Ab阳性，推荐行HBV-DNA定量检测。若HBV-DNA水平高于检测值，患者应转诊至肝病科，可考虑行核酸类似物治疗。若HBV-DNA水平小于检测值，可开始行生物制剂治疗；然而，甚至在开始行生物制剂治疗后，应定期检测肝功和HBV-DNA复制水平，如果生物制剂治疗期间，HBV-DNA水平高于检测值，应与肝病医师协商，谨慎决定是否继续或中断治疗。

4. 有症状提示或有脱髓鞘患者家族史的患者

（1）TNF-α可诱发脱髓鞘疾病或导致其病情复发、加重。通过神经系统检查和影像学诊断，谨慎权衡风险和疗效之后，方可考虑行生物制剂治疗，且首次行生物制剂治疗后，应对患者密切观察。

（2）迄今为止，虽然尚无临床研究显示乌司奴单抗可诱发脱髓鞘疾病，但推荐首次乌司奴单抗治疗后，对患者进行适当随访。

5. 有严重血液系统疾病的患者（如全血细胞减少证、再生障碍性贫血等）

虽然罕见，但有文献报道了TNT-α抑制剂相关的血液系统不良事件，包括严重的全血细胞减少证（例如血小板减少证、白细胞减少证）。如果患者出现任何症状和体征提示血液恶液质（例如持续发热、皮下出血、皮肤出血或苍白），患者应立即前往血液科检查和咨询。

6. 既往有恶性肿瘤病史或治疗史以及存在癌前期病变患者

（1）由生物制剂作用机制推断，其有增加恶性肿瘤发生率的可能性，但由于缺少足够的数据，目前尚未达成定论。因此，对于既往有恶性肿瘤病史或治疗史以及存在癌前期病变（如食道、宫颈、结肠的病变）的患者，应在权衡利弊基础上，谨慎使用生物制剂。在生物制剂治疗过程中，应密切关注是否出现新的恶性肿瘤。

（2）在恶性肿瘤根除术5年后，及确认目前无病情复发或转移后，方可使用生物制剂。

（3）据指出，长期频繁接受紫外线疗法的患者，其皮肤癌发生率明显增高。如果长时间紫外线疗法之后使用生物制剂，建议持续密切观察患者皮肤癌的发生。

7. 患有先天性或获得性免疫缺陷综合征，或由于使用其他系统免疫抑制剂导致免疫功能受损的患者

生物制剂减弱免疫反应，可能影响正常免疫反应。如果患者使用其他免疫抑制剂造成免疫功能下降，则生物制剂的使用可能增加感染的风险。因此，应在谨慎评估风险与收益基础上，方可考虑使用生物制剂，治疗开始后，亦应密切观察患者。

8. 老年患者

由于65岁及其以上的银屑病老年患者纳入临床研究的数量有限，关于老年患者（≥65岁）和非老年患者（<65岁）的严重不良事件发生倾向，目前尚无定论。然而，生物制剂治疗类风湿关节炎的临床研究显示：老年患者严重不良事件的发生率有增加趋势。鉴于老年患者生理功能，包括免疫功能普遍下降，因此，老年患者使用生物制剂时，有必要进行密切观察，并注意不良反应，包括感染。

9. 儿童

由于目前尚未建立生物制剂治疗儿童的安全性资料，因此，一般来说，不应对儿童使用该类药物。

10. 妊娠、分娩或哺乳期患者

动物实验研究显示，英夫利息单抗和乌司奴单抗可通过胎盘屏障，并可通过乳汁排泄（阿达木单抗并未得到确定），目前尚未建立胎儿和婴儿使用生物制剂的安全性资料。因此，生物制剂治疗期间，应避免妊娠和哺乳。

11. 接受手术的患者

生物制剂可能影响术后伤口愈合和感染预防。因此，推荐阿达木单抗末次治疗至少2周后、英夫利西单抗末次治疗至少4周后、乌司奴单抗末次治疗至少8周后方可行外科手术。术后，在确保伤口已经全部愈合以及无感染并发症情况下，方可

再次行生物制剂治疗。

第二节 阻断T细胞活化的生物制剂

一、依法利珠单抗（Efalizumab）

1. 药理作用

该药商品名为raptiva，是一种针对CD11a的人源化单克隆IgG1抗体。LFA-1是T细胞的表面分子，它通过与抗原呈递细胞膜表面的CD54相互作用，为T细胞活化提供共刺激信号。这对于T细胞的活化以及向皮肤的迁移、T细胞与血管内皮和角质形成细胞的黏附均发挥重要的作用。CD11a和CD18是组成LFA-1的亚单位，抗CD11a单克隆抗体通过阻断T细胞表面的LFA-1与抗原呈递细胞、血管内皮和角质形成细胞表面CD54的相互作用，减少T细胞向皮损内的迁移、抑制皮损内促炎细胞因子的分泌而发挥治疗作用。

2. 用量及用法

用于治疗成人慢性中度至重度斑块状银屑病，效果较好。一般用法：皮下注射1 mg /kg，每周1次。

3. 不良反应

依法利珠单抗在少数患者于最初几天有轻到中度流感样症状，如头痛、恶心、寒战、疼痛和发热等，注射3次后症状往往消失；有暂时腹部不适，白细胞升高的报道，未见感染并发症的出现。

4. 临床应用研究

Goudon KB等进行的一项依法利珠单抗的Ⅲ期临床试验观察中，采用皮下注射该药1～2 mg/kg，每周一次，连续用药12周，停药后再观察12周；对PASI评分下降未超过50%者再进行另外一个12周的重复治疗。结果，第12周时，PASI评分下降50%以上者1 mg/kg治疗组为22%，2 mg/kg组达28%，而安慰剂组为5%，治疗组与安慰剂组间有非常显著性差异（$P<0.001$）；再次接受依法利珠单抗治疗的患者中77%继续进步，并维持疗效达24周，而安慰剂组仅为2%。

Craig L等报告在一项用依法利珠单抗治疗银屑病的临床Ⅲ期试验研究中，约2 700名银屑病患者参加，试验分为短期（12周）、中期（24周）、长期（36月）及安慰剂对照组，其临床PASI 75%下降率分别为27%、44%和47%。该药治疗过程中可出现轻度流行性感冒样症状、血小板减少等副作用。

二、阿法塞特（Alefacept）

1. 药理作用

商品名阿米维福（Amevive），阿法塞特是第一个被FDA批准的用于治疗成年人中度或严重皮肤银屑病的生物制品。阿法塞特是由二硫键连接的糖蛋白，是人类白细胞功能相关抗原-3（LFA-3）与CD结合的细胞外部分与人免疫球蛋白IgG重链的铰链区和稳定区部分融合而成的二聚体蛋白。阿法塞特通过特异性与淋巴细胞抗原CD结合并抑制LFA-3/CD相互作用而影响淋巴细胞活化。主要作用于CD2+细胞（主要为活化的T淋巴细胞和CD45RO+记忆-效应T淋巴细胞），LFA-3膜外区部分与T淋巴细胞表面的CD2+结合后，Fc部分与自然杀伤（NK）细胞表面的Fc受体结合，刺激NK细胞释放颗粒酶B，再与穿孔素共同作用使桥联的CD2+靶细胞发生胞内级联反应，最终导致靶细胞凋亡。此外，该药还可以阻断CD2+分子与LFA-3结合，减弱促使T淋巴细胞活化的协同刺激作用，减少银屑病患者病灶局部和周围血循环中活化T淋巴细胞和记忆-效应T淋巴细胞，由此达到缓解银屑病的治疗目的。

2. 用量及用法

每周1次15mg静脉或肌内注射，连续用药12周后病情有明显改善，未缓解者间隔12周后可进行下一轮治疗。病情缓解期平均在10个月左右，部分患者可超过1年。

3. 不良反应

用该药治疗的患者中最常见的副作用是偶见的头痛、皮疹、感染（如感冒）、咽喉病和鼻炎。阿法塞特治疗可获得较长的缓解期，平均7个月以上，部分患者甚至超过1年。主要缺点是起效慢，每周注射，需8～10周或更长时间才开始显效，个别患者在3～4周时出现效果。可选择性地减少T细胞数目，而不影响正常的免疫功能，该药是一个对银屑病的免疫应答的修正者，但即使在用药期间也不影响机体的正常免疫应答。

4. 临床应用研究

2005年Kormam等指出应用阿法塞特每周1次，每次15 mg肌内注射，共12周，随后观察12周。当CD4计数<250/mm3或临床有严重感染现象时停止用药。用药期间必须停止其他治疗方法。1个疗程后，约25%的患者达到医师总体评价消退或几乎消退，33%的患者PASI减少75%，超过50%的患者PASI减少50%，应用第2疗程后约33%的患者达到医师总体评价消退或几乎消退，40%的患者PASI减少75%，超过70%的患者PASI减少50%。

一项由51个研究中心、553例患者参与的临床试验，阿法塞特用药12周并随访12周为一个疗程，共2个疗程。24周时，银屑病皮损面积及严重程度指数（PASI）

评分达到比治疗前降低75%（PASI 75）和50%（PASI 50）者分别占28%和56%，48周时，分别占40%和71%，均显著高于安慰剂组。阿法塞特能够使患者获得长期缓解，许多患者缓解可达7个月到1年。一旦病情复发，只要距最后一次治疗间隔达到12周，就可再给予1次12周的治疗。这使得阿法塞特成为治疗银屑病的一种长期选择。

Kraan等曾用阿法塞特治疗银屑病关节炎，11例患者每周以7.5 mg阿法塞特静脉注射，共12周，然后停药12周观察。在此期间除用非甾体抗炎药（NSAID）外，不用其他药。发现该药对关节肿胀和触痛，以及C-反应蛋白（CRP）有明显改进；PASI在4周降低13%，在12周降低23%，在16周降低28%；免疫组化分析表明滑膜下组织巨噬细胞、$CD4^+$T细胞、$CD8^+$T细胞明显降低。6例符合疾病活动评分有效者在滑膜组织和周围血中的记忆T细胞亚群和5例无效者相比有下降。因此阿法塞特治疗后的临床关节评分、皮肤银屑病的改进和滑膜组织的改变支持T细胞活动在银屑病关节炎中起重要作用。

三、希普利珠单抗（Siplizumab）

该药是人源化的抗CD2单克隆抗体，是一种可用于治疗移植物抗宿主反应的生物制剂。其作用机制是与活化T淋巴细胞上高表达的CD2+结合，从而抑制CD2+与LFA-3的结合，通过阻断CD2与LFA-3共刺激通路，选择性地干扰记忆性T细胞（CD45RO+）的激活过程，并刺激抗体依赖的记忆性T细胞溶解，促进临床恢复。且主要是通过抗体依赖细胞介导的细胞毒作用（ADCC）及补体依赖性细胞毒性（CDC）作用，而不是通过促凋亡机制优先杀伤高表达CD2的活化T细胞，因而对CD45RO+细胞的作用更强。

临床试验（Ⅰ/Ⅱ期）结果显示，对中到重度银屑病患者在试验剂量下PASI均有改善，高剂量更为明显。其耐受性良好，不良事件通常均为轻度，最常见的是寒战和头痛。

四、达克利珠单抗（Daclizumab）和巴斯力莫（Basillmab）

1. 药理作用

CD25是T细胞上IL-2受体的α链，与银屑病的发展和持续有相关性。达克利珠单抗为人源化抗CD25的单克隆抗体，90%为人Ig G1，10%为鼠源性。巴斯力莫则是75%的人源性和25%的鼠源性的嵌合蛋白。二者均可特异性地作用于激活的T细胞上白介素-2（IL-2）受体的α亚单位（Tac/CD25），通过竞争性地与IL-2受体结合，拮抗IL-2与IL-2受体结合所介导的T细胞活化和增殖。

2. 临床研究

Krueger等进行了一项Ⅱ期临床研究，采用达克利珠单抗静脉注射治疗19例寻常型银屑病，初始剂量为2 mg/kg，第2、4、8、12周分别给药1 mg/kg，抗体注射后1 h外周T细胞表面的CD25即被封闭，第8周PASI评分平均下降30%，第16周IL-2受体α链的表达下降44.8%。在前4周的治疗中，达克利珠单抗对CD25的阻断作用较为稳定，随着用药剂量的减少，阻断作用也有所减弱，同时临床病情缓解率也相应下降。整个治疗期间，外周血细胞和皮损内T淋巴细胞的绝对计数无明显变化，也未引起明显的药物不良反应，患者均能较好耐受。

五、巴利昔单抗（Basiliximab）

1. 药理作用

该药是一种抗CD25的嵌合单克隆抗体，商品名为Simulect，其作用机制类似于达克利珠单抗，与活化T细胞的IL-2R特异性结合，强有力地抑制T细胞增殖。能特异性地结合CD25，抑制T细胞介导的炎症反应。1998年美国FDA批准本品用于肾移植。临床试验中发现它还可用于治疗脓疱型、泛发型等严重的银屑病。

2. 临床研究

Mrowietz等应用巴利昔单抗治疗2例慢性顽固性银屑病患者，1例在第0d、21d各静脉注射此药20 mg，皮损未见好转：而另1例迅速恶化的银屑病患者在第0d，21d，42d分别静脉注射其20 mg、40 mg、40 mg，第1周瘙痒即显著减轻，PASI积分下降83.5%，治疗后银屑病的复发间隙延长至4个月。这说明此药的疗效与剂量有明显关系。

六、CTLA4 Ig

1. 药理作用

CTLA4 Ig是一种可溶性嵌合蛋白，由CTLA4的胞外区和人IgG1 Fc部分组成。该药可与CD80及CD86高亲和力结合，阻断两者与T细胞上CD28结合从而抑制T细胞活化所需的协同刺激作用，从而抑制T淋巴细胞活化，主要用于寻常型银屑病的治疗。

2. 临床应用研究

在Ⅰ期临床试验中，43例稳定的寻常型银屑病患者分成8个剂量组0.5 mg/kg、1 mg/kg、2 mg/kg、4 mg/kg、8 mg/kg、16 mg/kg、25 mg/kg、50 mg/kg，5周内静脉给药4次，观察随访到26周，病情获得50%以上缓解者为46%，且临床疗效随剂量递增，最高剂量组效果最好。随着临床症状的改善，该药还能减少病灶内T淋巴细胞数量，减缓角质形成细胞增生，但T淋巴细胞凋亡未见明显增多。皮肤活检发现，

CTLA4Ig可以降低病灶区角质形成细胞表面CD40、CD54和MHC-Ⅱ类HLA-DR抗原的表达，同时可以降低病灶区树突细胞表面CD80、CD86、CD40、MHC-Ⅱ类分子，CD83及CD11c的表达通过多种途径抑制病灶内T淋巴细胞的活化，改善病理状态，从而达到缓解病情的目的。

七、抗CD4抗体

抗CD4抗体是一种抗CD4的人源化单克隆抗体，通过封闭细胞表面CD4分子，妨碍T细胞与主要组织相容性复合体Ⅱ类分子结合，导致T细胞活化无能。该药对其他药物抵抗的斑块型银屑病效果满意，治疗4周后患者PASI评分平均下降46%。

第三节　抑制炎症介质的生物制剂

一、抑制TNF-α其生物学作用

（一）英夫利西单抗（Infliximab）

1. 药理作用

美国FDA在2006年批准该药用于治疗斑块状银屑病。英夫利西单抗是人鼠嵌合的抗TNF-αIgG1κ同型链单克隆抗体，由人体恒定区和鼠类可变区构成。其中75%为人源化，25%为鼠源化。英夫利西单抗可与TNF-α的可溶形式和透膜形式以高亲和力结合，抑制TNF-α与受体结合，从而使TNF失去生物活性。但该药并不抑制TNF-β的活性。研究表明英夫利西单抗使TNF-α的下列生物活性受到抑制：产生致炎细胞因子，如IL-1和IL-6；增加内皮层通透性和内皮细胞及白细胞表达黏附分子以增强白细胞迁移；活化嗜中性粒细胞和嗜酸性粒细胞的功能活性；诱生急性期反应物和其他肝脏蛋白质以及诱导滑膜细胞和/或软骨细胞产生组织降解酶。

2. 用量及用法

静脉注射每次5 mg /kg，在0、2、6周用药1次，此后每隔8周用药1次。对于那些不能耐受依那西普或有使用禁忌的患者，以及疾病发展较快的PsA患者，英夫利西单抗可使患者病情得到显著改善。

3. 不良反应

该药的不良反应较轻，部分患者服药后可能感到疲劳，另有1%的患者发生了严重的输液反应。偶可引起结核病复发，因此建议有结核病史者慎用，给药时须准备抗过敏急救药物。

4. 临床应用

Chandhari 等人在一项随机对照实验中将33例病程> 6个月，皮损面积≥5 %体表面积，局部应用皮质类固醇无效的斑块型银屑病患者，随机分为对照组（11例）、低剂量组（5 mg/kg，11例）、高剂量组（10 mg/kg，11例）。在第0、2、6周分别静脉给药，首剂治疗后每2周评估临床效果和其他实验室检查，一共5次，结果在10周后三组的有效率分别是18%、82%、91%。患者对药物的耐受性良好，最常见的副反应是头痛和上呼吸道感染，没有严重的副作用发生。Gottlieb等进行的一项临床研究表明，本品的$t_{1/2}$为10天左右，且不通过细胞色素P450酶代谢，与其他药物之间的相互作用较少。治疗中至重度银屑病时，本品可以在短期内显著地减轻银屑病皮损的炎症，促进角质形成细胞正常分化。

（二）阿达木单抗（Adalimumab）

1. 药理作用机制

阿达木单抗是全球第一个完全人源化的TNF-α单克隆抗体，是在中国仓鼠卵巢细胞中表达的人单克隆D2E7重链和轻链经二硫键结合的二聚物。阿达木单抗可与TNF-α的可溶形式和透膜形式以高亲和力结合，通过阻断TNF与p55和p75细胞表面TNF受体的相互作用而消除其生物学功能。该药还能在补体的参与下溶解表达TNF的细胞。另外，阿达木单抗还可以下调其他促炎因子（如IL-6、IL-8和粒细胞集落刺激因子）的表达。

2. 用量及用法

用于治疗类风湿关节炎及其他自身免疫性疾病，也适用于中度、重度慢性斑块性银屑病，半衰期为12～14d，一般第1周起始剂量80 mg皮下注射，第2周40 mg，以后每2周1次40 mg，疗效不明显时可以每周1次40 mg皮下注射。

3. 不良反应

除局部注射反应（大多数注射部位反应轻微，因此无须停药）外，经常报告的有：鼻咽炎、上呼吸道感染、头痛、恶性、支气管炎、腹泻、咳嗽、血压升高、鼻窦炎、流感、尿路感染、背痛和皮疹，较严重的不良反应有重度感染、活动性结核、充血性心力衰竭、心肌梗死、脱髓鞘性疾病、视神经炎、全血细胞减少、多发性硬化、神经功能影响以及淋巴系统的某些恶性肿瘤。

4. 临床应用

Menter等对1 212例中重度银屑病患者进行了长达52周的阿达木单抗（40mg）多中心随机对照Ⅲ期临床试验，前15周每隔1周给予阿达木单抗或安慰剂，第16周时阿达木单抗组71%（814例中的578例）和安慰剂组7%（398例中的26例）达到PASI75%的改善；全程试验结果显示，约1/2患者PASI评分较治疗前降低90%以上，约1/4患者达到皮疹完全消退，表明阿达木单抗治疗慢性斑块性银屑病是有效的。其不良反应发生较少，患者依从性及耐受性较高。

与甲氨蝶呤的对照研究中，阿达木单抗隔周皮下注射于治疗后第4周时，其PASI 50、PASI 70、PGA达清除或几乎清除者明显多于安慰剂或甲氨蝶呤治疗者，提示阿达木隔周皮下注射起效较快，于治疗后第4周时即已达到较为满意的疗效。随着治疗持续到第8周，获PASI 50、PASI 70、PGA达清除或几乎清除者进一步增多，且获PASI 90者增多至显著多于安慰剂治疗者、PASI 100者增多至显著高于甲氨蝶呤治疗者；治疗持续到第12～16周时，阿达木隔周治疗组达上述指标的患者数量进一步增多且显著高于对照组，说明随着治疗的继续阿达木疗效在进一步加强。研究至24～60周时，阿达木单抗隔周治疗组（阿达木总体治疗时间为24～60周）与安慰剂继以阿达木隔周治疗组（此组于治疗12周时开始应用阿达木隔周治疗，此时阿达木总体治疗时间为12～48周）的PASI 75、PASI 100无显著差异，提示阿达木治疗12周与24周及48周与60周的疗效相仿，即继续延长治疗时间不能获得更好的疗效

（三）依那西普（Etanercept）

1. 药理作用机制

依那西普是利用中国仓鼠卵巢（CHO）细胞表达系统产生的人肿瘤坏死因子受体p75 Fc融合蛋白。二聚体由人肿瘤坏死因子受体2（TNFR2/p75）的胞外配体结合部位与人IgG1的Fc片段连接组成。依那西普包括934个氨基酸，分子量约为150kD，其在人体的半衰期约为102小时。由于其结构中具有可溶性的p75 TNF受体，依那西普可以竞争性地抑制TNF-α与细胞膜表面的受体结合，使TNF-α的生物学活性丧失，它还可以和TNF-β结合，后者与TNF-α具有相似的生物学活性。依那西普还能结合淋巴毒素（LT）α3、LTα1β2、LTα2β1等多种淋巴毒素，并降低患者外周血中IL-23、IL-17、IL-22等重要炎症介质的水平。

2. 用量及用法

原为类风湿性关节炎（RA）治疗药物，2002年用于治疗银屑病性关节炎。2004年用于治疗中至重度寻常型银屑病。它用于治疗类风湿关节炎等适应证已达5年之久，所以安全性相对可靠。用法是每周2次，每次25 mg。

3. 不良反应

最常见的副作用有轻度感染、注射部位反应、头痛等。可能引起肺结核复发和多发性硬化，因此需要监测X线胸片以及感染与神经症状，做结核菌纯蛋白衍生物（PPD）皮肤试验。

4. 临床应用

多项Ⅲ期临床试验显示，低剂量组（25 mg）和高剂量组（50 mg）患者治疗第12周时达到PAS1 75的比例分别为28%～34%和47%～49%。一项随机对照试验

中，治疗组（25 mg）和对照组治疗第12周时关节病性银屑病患者达到ACR20改善的分别为59%和15%（P<0.0001），持续治疗2年后，治疗组的这一比例增至64%。Mease等治疗60例银屑病关节炎和银屑病患者，随机分成治疗组和对照组各30例，治疗组每周2次，每次25 mg皮下注射，间隔72小时，疗程12周：结果治疗组87%患者达到银屑病关节炎综合疗效指标，而对照组仅23%（P<0.0001）。

Leonard等报告在一项临床研究，有652例中、重度斑块状银屑病患者参加，分为四组：依那西普25 mg每周1次，25 mg每周2次，50 mg每周2次和安慰剂组。在连续治疗12周后，PASI减少75%的患者数量分别为14%、32%、47%和4%。连续治疗24周后达到PASI减少75%的患者数则分别为21%、41%和54%，但对照组无改善。Papp KA等报告在依那西普治疗24周后，54%银屑病患者PASI积分可以降低75%，尤其对关节型银屑病疗效好，其典型副作用是注射部位的反应。

（四）戈利木单抗（Golimumab）

戈利木单抗是TNF-α的全人源化IgG1单克隆抗体，与阿达木单抗的作用机制相同。其半衰期长达2周，推荐剂量：每月1次50 mg皮下注射。从经济角度分析，每月1次的戈利木单抗治疗活动性PsA具有较高的效价比。

（五）赛妥珠单抗（Certolizumab）

赛妥珠单抗是一种聚乙二醇人源化抗原结合片段的抗TNF-α单克隆抗体，能抑制人类的TNF-α，但不能中和TNF-β。2008年，美国食品药品管理局已批准该药用于治疗克罗恩病。目前也可用于成年活动性PsA的治疗。一般剂量200 mg或400 mg皮下注射，隔周1次。

（六）奥那西普（Onercept）

奥那西普是基因工程重组人TNF-α受体p55单体的人源性蛋白，主要有50 mg和100 mg两种剂量，用法为皮下注射。

二、IL-12/IL-23拮抗剂

（一）优特克单抗（Ustekinumab、乌司奴单抗）

乌司奴单抗是一种全人源性IgG1单克隆抗体，通过与IL-12和IL-23的共同亚单位p40的特异性结合，可阻断IL-12和IL-23在炎症反应中的作用，并可阻断初始T细胞向Th1及Th17分化。2009年，经美国食品药品管理局批准用于治疗中、重度斑块状银屑病。其半衰期为15～45 d，推荐剂量45 mg（体质量100 kg）或90 mg（体质量＞100 kg）皮下注射（0周、4周），此后每12周用药1次，若疗效欠佳，可增加剂量或改为每8周用药1次。有研究显示，乌司奴单抗治疗银屑病的有效性优于依那西普。

（二）布雷奴单抗（Briakinumab、ABT-874）

布雷奴单抗是IL-12、IL-23的共同亚单位p40的全人源化单克隆IgG1抗体，作用机制类似于乌司奴单抗。

除了乌司奴单抗和布雷奴单抗，炎性介质IL-23另一亚单位p19的拮抗剂（SCH900222）以及IL-23受体拮抗剂（APG2305）也在进行Ⅱ期临床试验。

三、IL-17及其受体拮抗剂

目前，有3种不同的IL-17拮抗剂在进行银屑病临床评估，ixekizumab和secukinumab的作用位点均为IL-17A，而brodalumab则是通过阻碍IL-17受体IL-17RA起作用。IL-17中和银屑病的疗效数据是相当令人印象深刻的。Ⅱ期临床试验表明70%以上接受抗IL-17A或抗IL-17RA抗体治疗的患者都达到了PASI-75反应，且它们都进入了第3阶段，其安全性是初步的。

（一）Secukinumab（AIN 457）

Secukinumab是一种高度选择性的IL-17A全人源化单克隆IgG1k抗体。靶向IL-17A具有减轻炎症反应的作用，同时机体其他免疫功能不受影响，如Th1分泌的干扰素γ或Th17其他细胞因子IL-22和IL-21。用于治疗中重度银屑病，Ⅲ期临床试验结果表明该药在疗效上优于依那西普，经过12周治疗后皮肤明显变洁净的患者中，secukinumab用药患者数几乎是依那西普用药患者数的2倍。特别指出的是，临床试验证实77%的300 mg剂量secukinumab用药患者经过12周治疗后，其PASI评分下降；相比之下，50 mg剂量依那西普用药患者有44%患者PASI评分下降；安慰剂组仅有4.9%患者获得75% PASI下降，而150 mg剂量secukinumab用药患者有67%患者能达到这种结果。整个临床研究持续了1年，300、150 mg剂量secukinumab均达到次要终点，完成52周治疗后证明secukinumab比依那西普有更好的疗效。secukinumab改善皮肤症状的结果也令人满意，其PASI评分有90%下降。经过12周治疗后，超过一半的300 mg剂量secukinumab用药患者达到了这种皮肤洁净水平，而依那西普用药患者只有21%。

（二）Ixekizumab（LY2439821）

Ixekizumab是一种皮下注射的人源化IgG4抗IL-17A单克隆抗体。Ixekizumab可选择性地结合并中和IL-17A，以此阻断角质形成细胞产生细胞因子、β防御素、抗菌肽及趋化因子，此药正在进行Ⅱ期临床试验。近期发表的Ⅱ期临床试验显示，与安慰剂对照相比，ixekizumab对中重度银屑病患者疗效更好，接受ixekizumab治疗12周后，PASI 75达到82%（150 mg）、83%（75 mg）、77%（25 mg）；相比之下，安慰剂组中该项数据仅为8%。在接受相同剂量ixekizumab治疗20周后，药物组表现也比安慰剂组更好。而接受最低剂量（10 mg）治疗的患者，并不比安慰剂组表现更好。试验中患者在前2个月每2周注射一次ixekizumab，之后每4周注射1次。最常见的副作用为鼻腔炎症、上呼吸道感染、注射部位的反应及头痛，没有观察到严重的副作用。

（三）Brodalumab

Brodalumab是能阻断IL-17受体的全人源性抗体。2期临床试验显示抗IL-17受体brodalumab可有效缓解中重度斑块状银屑病。研究共纳入160例中重度斑块状银屑病患者，122例随机入试验组，3组第1天和第1、2、4、6、8、10周分别sc 70、140、210 mg或每月280 mg的brodalumab，安慰剂组38例，随访20周。12周时各剂量组PASI评分改善分别为45.0%、85.9%、86.3%、76.0%，安慰剂组为16.0%（$P < 0.001$）；与安慰剂组（0%）相比，140 mg治疗组PASI评分至少改善75%和90%的病例分别占77%和72%，而210 mg组则为82%、75%（$P < 0.001$）。各治疗剂量组疾病完全清除率分别为26%、85%、80%、69%，安慰剂组为3%（$P < 0.01$）。表明brodalumab可安全有效改善斑块状银屑病病情。

第四节 调节细胞因子平衡的生物制剂

一、地尼白介素-2（Denileukin diftitox，Ontak）

1. 药理作用

该药是通过DNA重组技术构建的融合蛋白毒素，由IL-2的受体结合区与具有酶活性的白喉毒素的跨膜片段融合在一起组成，具有3个功能域：与靶细胞受体结合的靶域，刺破细胞膜的分子注射域和包含进入细胞的作用物的毒性域。药物与IL-2R结合后使白喉毒素分子部分进入到表达IL-2R的细胞中，导致细胞凋亡。它对活化T细胞上IL-2R的亲和力是静息T细胞的1 000倍，故能选择性地杀伤活化T细胞，抑制Th1介导的炎症反应，并能导致Th1向Th2发生漂移，从而控制银屑病的发生。

2. 临床应用研究

Bgael J等进行的Ⅱ期多中心临床试验对41例银屑病患者采用静脉给药的方法观察它的疗效及安全性。患者被随机分成安慰剂组、5μg/kg、10μg/kg及15μg/kg治疗组，每周连续用药3天，共治疗4周，停药后再观察4周。结果显示：治疗结束时，安慰剂组、5μg/kg、10μg/kg、15μg/kg剂量组的PASI评分下降超过50%的分别有0%、9%、20%和20%；停药4周后则分别为13%、36%、10%和25%，与安慰剂相比，治疗组效果明显，有显著统计学意义。

3. 不良反应

常见的不良反应包括发热、无力、皮疹、背痛、恶心和呕吐，高剂量组不良反应的发生率高于其他两组。剂量不能太高，不适作为常规药物治疗。

二、重组人IL-10

重组人IL-10是一种重要的免疫细胞调节因子，具有调理免疫刺激、抑制免疫反应、抗炎及调节免疫的功能，主要作用是清除感染和感染的颗粒，限制和终止炎症反应，调节多种免疫细胞的分化和增殖。1995年，重组人IL-10第一次用于银屑病的治疗，IL-10治疗银屑病的机制是具有强大的抗炎作用；可抑制Th1型T细胞的免疫应答，增强Th2型T细胞的免疫应答，调节Th1与Th2型T细胞的平衡；还可抑制抗原呈递过程，抑制CD4+细胞的增殖。

奥普瑞白细胞介素（Oprelvekin）是一种重组人IL-11，通过抑制IL-12诱导干扰素γ产生，阻断Th1型反应，加强Th2型反应，并通过作用于巨噬细胞，减少TNF-α、IL-1β、IL-12等多种炎性因子的产生，临床上用于治疗节段性肠炎、RA和银屑病等炎症性疾病。

三、T肽

T肽是一种人体免疫缺陷病毒和CD4细胞结合的拮抗剂配体，可促进人Th2细胞系产生IL-10。临床上T肽主要用于治疗艾滋病，偶然中发现患有银屑病的艾滋病患者在使用T肽后，其银屑病皮损逐渐消失。有报道，14例银屑病患者注射T肽处组织学显示，9例明显改善，3例中度改善。

四、ABX-IL-8

在银屑病的发病机制中，IL-8既能趋化中性粒细胞和T细胞向表皮迁移，又能刺激角质形成细胞异常增殖和角化不全。另外，IL-8能下调表皮血管生成抑制因子的活性，促进表皮组织中微血管形成。ABX-IL-8是全人抗IL-8单抗，对银屑病的治疗有很好的针对性。抗IL-8鼠单抗的外用剂型已经于2005年12月在中国批准上市，商品名为恩博克，是世界上第一个外用单抗新药。

第五节　磷酸二酯酶抑制剂

磷酸二酯酶4是一种环磷酸腺苷特异性磷酸二酯酶，而且是炎性细胞中的主要磷酸二酯酶。磷酸二酯酶（PDEs）具有水解细胞内第二信使（cAMP/cGMP）的功能，降解细胞内cAMP或cGMP，从而终结这些第二信使所传导的生化作用。PDE4抑制剂的抗炎作用机制主要涉及：抑制多种炎症介质/细胞因子的释放，能够抑制Th2细胞IL-4、IL-5基因的表达；抑制白细胞的激活（呼吸爆发），抑制白细胞游走；抑制细胞间黏附因子（ICAM）的表达或上调；诱导产生具有抑制活性的细胞因子，如IL-6；诱导细胞凋亡；刺激内源性激素和儿茶酚胺类物质的释放。

阿普司特是PDE4抑制剂类新型小分子口服药，它通过调节胞内促炎与抗炎因子作用网络而发挥作用，这种化合物减少促炎细胞因子（如IL-12、IL-23和TNF）的释放，并产生抗炎细胞因子（IL-10）。第2阶段数据表明，阿普司特治疗已确切能显著地改善银屑病和银屑病关节炎。通过随机、有安慰剂对照的试验，受试者为此前接受过一项口服型疾病改善抗风湿药、生物治疗或对TNF-α制剂不起作用的银屑病关节炎患者。试验中阿普司特单独给药或与疾病改善抗风湿药联合用药，接受阿普司特的患者病情获显著改善，研究人员还在接受阿普司特的患者中观察到多种生理功能指标均有显著且持续的改善。

第六节 JAK抑制剂

Janus激酶/信号传导及转录激活因子（JAK/STAT）是近年来新发现的一条与细胞因子密切相关的细胞内信号转导通路，参与细胞的增殖、分化、凋亡以及免疫调节等许多重要的生物学过程。Janus激酶是一种非受体型酪氨酸蛋白激酶。有4个家族成员，分别是JAK1、JAK2、TYK2和JAK3。前3者广泛存在于各种组织和细胞中，而JAK3仅存在于骨髓和淋巴系统。Janus激酶是一类非常重要的药物靶点，针对这一靶点而研发的JAK抑制剂主要用于筛选血液系统疾病、肿瘤、类风湿性关节炎及银屑病等治疗药物。

2010年10月辉瑞公司公布口服Tasocitinib治疗中重度斑块状银屑病Ⅱ期临床试验结果，该研究共197例中重度斑块状银屑病患者参加。Tasocitinib给药方案为口服2 mg每天2次、5 mg每天2次、15 mg每天2次。4周后5 mg和15 mg显著改善健康相关生活质量；12周后，达到PASI75评分的2 mg组为25.0%、5 mg组为40.8%、15 mg组为66.7%，而安慰剂为2.0%（所有剂量P<0.001）。主要不良反应是上呼吸道感染和头痛，另外观察到剂量相关性中性粒细胞数和血红蛋白值降低以及LDL、HDL及总胆固醇升高。

2011年，Ruxolitinib完成双盲、随机、空白对照Ⅱb临床研究，共200例轻中度斑块状银屑病患者参加。Ruxolitinib的给药方案为外用0.5%乳膏每天2次、1.0%乳膏每天2次、1.5%乳膏每天1次，持续12周，主要研究终点是84天后总皮损评分同安慰剂相比减少超过2倍情况及PSAI评分，结果显示0.5%、1.0%、1.5%剂量组在上述指标方面均取得显著性效果。安全性和耐受性良好。

生物制剂，特别是TNF-α封闭剂的研制和临床应用是在银屑病治疗史上一大进展。虽然达不到根治本病的目的，一些制剂在近期疗效上已显示出其独特的优势。然而，这一类制剂价格非常昂贵。另外还存在不良反应等问题。据Scheinfeld查阅大量文献认为，TNF-α封闭剂并发的副作用通常很轻、耐受好、自限和少有理由停药，但确偶有副作用；该剂与发生淋巴瘤只有微弱的联系，应在严重充血性心衰患者中避免使用和在轻度心衰患者中慎重使用。如果预先监测有结核，要避免促进结核活动发生。这些制剂，特别是英夫利西单抗是致免疫性的，能导致发生中和抗体，其作用必须评估和再评估。少见的系统和皮肤副作用的发生、危险和好处必须与患者讨论。总之，在银屑病的发病机制上，针对一种细胞因子，设法改变其活性，但也难免影响到人体整个免疫系统的不平衡状况，其后果尚难预料。因此，生物制剂在临床观察中，值得慎重选择适应证，权衡其利弊。

（高　军）

第十三章　银屑病的中医药诊疗

第一节　银屑病的中医学病因病机

一、内因

（一）七情

喜、怒、忧、思、悲、恐、惊等情志变化，是人体对外界环境的一种生理反应，正常情况下一般说来是不会致病的，但如果情感过度兴奋或抑制，就会伤及五脏，造成五脏的病证，使五脏失调，而反映到皮肤表面发生皮肤病。所以说七情变化，主要是思想情绪的过激或过度抑郁而引起的，这个因素在皮肤病的病因学上也确实占一定的位置，应当予以重视。

情志因素与银屑病的发病较为密切，主要是其导致了气机的壅滞。气机壅滞，郁久化火，形成血热内蕴，而血热是发生银屑病的主要根源。临床上银屑病有较明显的紧张、易怒、过分忧思等精神刺激症状。其发病急骤，皮损多弥漫，泛发全身，甚或全身皮肤潮红，可伴有失眠多梦，心烦急躁，食欲不振等症状。

（二）饮食不节

饮食是营养的源泉，但如果没有节制，暴饮暴食，或过食肥甘厚味，或过于偏食，都会造成疾病，如《黄帝内经》五脏生成篇说："多食苦则皮槁毛拔，多食辛则筋急爪枯，多食甘则骨疼发落，此五味之所伤也。"一般来讲过食肥甘厚味，容易生热、生湿、生痰造成致病因素。暴饮暴食可使脾胃运化功能失常，过饮醇酒可致湿热内蕴、醇酒中毒等。过于偏食可引起维生素缺乏等。中医书籍记载："藜藿之亏""膏粱厚味，足生大疔"的病因即属此。这些都是饮食不节的致病因素。

饮食不节而导致银屑病的发生或加重，主要是过食或偏嗜腥发动风的食物（如鱼、虾、蟹、羊肉、酒等）使脾胃失和，气机不畅，郁久化热或与六淫、七情等因素共同作用而引发本病。

（三）劳倦过度

劳动是人的本能，是改造客观世界，创造物质财富的必要手段，但是过度疲劳，不注意休息或贪图安逸，不热爱劳动，都能使气血壅滞，肌肉、脏腑失其生理常态，而形成发病的因素，特别在这里还有一个意思是指房劳过度，同样可以反映到皮肤上来。如“肾气游风”就多生于肾虚之人，由于肾火内蕴，外受风邪所致。

（四）体内脏腑功能失调

脏腑功能失调对银屑病的发生、发展有明显的影响，如脾主运化，若脾失健运，则有腹胀、食少、便溏等症。脾虚不能运化水液，则湿邪蕴久成毒，聚于肌肤，则可发生脓疱，见于脓疱型银屑病。肺主气，外合皮毛，风热或风寒外侵，肺气不宣，则可有发热、咽痛、咳嗽等症；邪袭肌表，则可突然发生皮疹，色鲜红，呈点滴状，多见于急性点滴型银屑病伴发上呼吸道感染者。肾藏精，肾阴不足可有颧红盗汗、耳鸣耳聋、五心烦热、腰膝酸痛等症；肾主骨，肾虚则骨失所养，故可致关节僵硬、肿大、畸形。活动受限，可见于关节病型银屑病。

二、外因

外因虽多，但集中表现六淫邪气，疫疠触犯禁忌等方面，此外金、刀、虫、兽所伤，水火烫伤等均属外因。

（一）六淫致病

风、寒、暑、湿、燥、火，本是自然界四季正常气候的变化，称为六气。春风、夏暑（火）、秋燥、冬寒、长夏湿，六气的不断运动变化，决定了一年四季的气候的不同。人类在长期和自然做斗争的过程中，逐渐摸索到自然界四时六气的变化规律，并对它具有一定的适应能力。当人体由于某种原因而致抵抗力降低，不能适应气候变化，或气候的急剧异常变化，超过人体的适应能力时，六气就成为致病的条件，侵犯人体而引起疾病的发生，这种情况下的六气称六淫或六邪，或称六淫邪气。因此，六淫在习惯上是泛指一切外感病的致病因素。

六淫为病，多与季节气候、居住环境有关，如：春季多风病，冬季多寒病，夏季多暑（火）病，居住潮湿易感受湿邪等。六淫邪气既可单纯作用机体而致病，也可以两种或三种邪气同时侵犯机体而发病。如：湿热熏蒸皮肤，风寒湿合而成痹等。在发病过程中，六淫邪气不仅常互相影响，并可在一定条件下，相互转化，如风寒不解可以化热化火；暑湿久羁以化燥伤阴等。

1. 风

外风是指自然界风的影响而导致的病症，它多见于春季，但四季均可发病。且燥、寒、湿、热诸邪多依附于风而侵入人体，如风寒、风湿、风燥、风热之类。所以风邪实为外感疾病之先导。

（1）风邪的性质和特点

①风为阳邪，其性开泄：风为春季的主气，具有升发，向上、向外的特点，故属阳邪，由于风性向上，向外具有阳性散发的作用，所以风邪伤人，容易侵犯人体的上部（如头面）和肌表，并使皮毛腠理开泄，出现汗出、恶风等症状。

②风性善行数变，风性善行，是指风病的病位无定处，游走不定，变动无常的症状。如常见的荨麻疹，祖国医学叫它隐疹，是上下左右走窜不定的，这属风邪偏胜的表现，可以遍身瘙痒、起风团、散漫无定处、此起彼伏，这就是风善行数变的一个具体表现。

（2）常见的风症：风邪侵袭人体，其主要见症是发热、恶风、汗出，脉象浮缓或并见咽痒、咳嗽、鼻塞、流涕等。前者是风邪袭表，后者是风邪犯肺，由于肺主皮毛，因此，风邪袭表，往往与风邪犯肺的症状同时并见。在皮肤病中一些瘙痒性、脱屑性皮肤病常与外风有关。

2. 寒

寒是冬季的主气，有内寒与外寒的区别。外寒即由外界寒邪侵袭而发生的病变；内寒是机体的机能衰退，阳气不足的反映。虽然外寒与内寒不同，但它们又是相互联系，互相影响的，如阳虚内寒的人容易感受外寒，外寒侵入机体，常损伤人的阳气，导致内寒的产生。这里只谈外寒。

（1）寒邪的性质和特点

①寒为阴邪易伤阳气，如寒邪外束，卫阳受损就会出现恶寒。若寒邪中里，直伤脾胃或肺肾之阳，以致不能发挥温养肢体、腐熟水谷、蒸化水液的作用，便会出现肢冷、身寒、下利清谷、小便清长、呕吐清水、痰涎稀薄等症。

②寒性凝滞主痛：凝滞即凝结阻滞，不通畅的意思。故寒邪可使机体的气血凝结阻滞，不能通畅流行，往往发生疼痛、硬结等。

③寒性收引：收引即收缩牵引的意思。“寒则气收” 气收也就是气机闭塞，寒客血脉，使血脉收缩、凝涩，可见肢冷、疼痛、脉紧甚溃烂久不收口等症。

（2）常见的外寒证

外感寒邪：寒邪束表，卫阳不得宣发，所以发热，恶寒无汗，“肺合皮毛”，寒邪内合于肺，肺气宣降失调，则鼻塞咳嗽、喘息，随之而作。寒邪滞于经脉，经脉拘急收引，气血凝滞不通，常见肢节痛、皮肤硬结冷硬等症。

寒伤脾胃：恣爱生冷或腹部受凉，寒邪损伤脾胃阳气，致升降失调，不能运化腐熟水谷，除见肠鸣、脘腹疼痛、呕吐、泄泻等症外，并可见皮肤干燥粗糙，脱屑等现象。

3. 暑

暑是夏天之主气，乃火热之气所化。暑病独见于夏天。

（1）暑邪的性质和特点

①暑为阳邪，其性炎热，暑是夏令自然界炎热之气，所以居于阳邪。正因为它是炎热之气，故感其而病者，就可出现高热、口渴、脉洪、汗多等火热症状。

②暑性开散，耗气伤津，暑邪有升散的性质，所以侵入则使腠理开而多汗，因暑而多汗，本是机体适应外界高温环境的生理现象，但开泄太过津伤则见口渴喜饮、心烦胸闷、小便短赤等症状。不仅伤津，而且伤气，可以出现突然晕厥。

③暑多挟湿，暑夏季节，尤其是长夏，在气候炎热的同时，雨量也较多，因热的蒸发，气候常较潮湿。所以在感受暑热的同时，常兼感湿邪，因而有“暑多挟湿”的说法。暑邪挟湿，除暑的见症外，还可见四肢困倦、食欲不振、胸闷、呕恶、大便溏、小便少、脉儒、苔腻等“湿”的症状，暑湿郁于皮肤可生疮、疖、臁疮等症。

（2）常见的暑症

①伤暑：是伤于夏季暑热的病症，症见身热多汗、心烦、口渴喜饮、气少、储怠无力、脉虚数等。

②中暑：有轻重之分，轻症只有头晕、恶心等症状。重症可见突然昏倒，不省人事，喘、渴、冷汗不止，手足厥冷，脉大而虚等症。

③暑湿症：主事见症是身热不解，午后为甚，并有胸闷恶心、食欲不振、四肢困倦、大便溏、小便黄、脉濡、苔黄腻等。

4. 湿

湿也有外湿与内湿的区别。外湿就是指存在于自然界的湿气，四季中以长夏时期湿气最盛，所以长夏多湿病，外湿伤人，除与季节有关外，还与工作性质、生活环境有关。如水上作业，涉水淋雨，居处潮湿等都可能成为感受湿邪的条件。内湿是由于脾失健运，水谷津液运化转输的功能受到阻碍，蓄积停滞而成。所以《素问》有云：“诸湿肿满皆属于脾。”皮肤可有肥厚、肿胀、水疱、糜烂等如湿疹、天疱疮等症状出现。

（1）湿邪的性质和特点

①湿性重浊，重即沉重。凡湿邪发病，常见肢体沉重，酸困的症状。如头部有湿，清阳不升，则头重如裹；若湿留关节，则疼痛滞着不移，肢体沉重难举。浊即秽浊，指分泌物、排泄物有秽浊不清的特点，如小便混浊，大便溏泄，痢下胀垢，妇女赤白带下，以及疮疡疱疹、破流脓水等，均属于湿浊的病变。

②湿性黏滞；表现在两个方面一是指症状，表现为大便黏滞不爽，小便滞涩不畅等，一是指病变过程长，多缠绵难愈者，如湿疹、臁疮等病。

③湿为阴邪，易伤阳气，阻碍气机，因为湿与水同类，且具有重浊、黏滞的特点，所以湿邪的性质属阴，人体运化水湿的功能主要在于脾，所以脾的阳气不足，常是导致水湿停聚的主要原因。但反过来说，由于湿为阴邪，又能耗伤脾的阳气，所以有“湿困脾”“脾恶湿”之说，脾阳既为湿邪所困或耗伤，更会使水湿不运，溢于皮肤而为肿胀或湿烂在肠胃而为泄泻，更因湿邪重浊并有黏滞不畅等特点，加以脾阳受遏，不能运行，所以在湿病的症候中，往往出现胸闷、腹胀或脘满痞闷等症（气机不畅所致）。

（2）常见的湿病

①外湿：其症见恶寒、发热，虽汗出而不退，头身酸重、胸闷、口不渴，皮肤水疱湿烂、舌苔薄白而滑、脉濡而缓。

②湿痹：亦称“着痹”，为痹症中以湿邪为主的疾病，其症为肢节酸痛沉重，则难以转侧或肿痛有定处，肌肤麻木皮肤出现结节、硬结、红斑等。

③内湿：多由脾失键运所引起，临床表现一般都有小便不利、苔腻、脉濡等症，若湿在上焦，可见胸膈满闷，如阻遏清阳，可见头目眩晕；若湿阻中焦，可见脘腹痞满，不欲饮食、恶心、口粘或甜，使溏下利，四肢沉重或湿注下焦，可见足肿，小便淋浊，妇女带下等症。湿阻皮肤，可见皮肤肥厚瘙痒、抓流津水或起水疱等症。

5. 燥

燥是秋季的主气，人感外界燥邪发病，则属外燥症。因它多见于秋令，故又称“秋燥”，燥邪多从口鼻而入，其病常从肺卫开始。外燥症有温凉之分。初秋尚热，秋阳暴烈，故易成温燥，而深秋即凉，则易成凉燥。内燥与外燥不同，它是居于机体津血内亏所表现的症候。在皮肤上可表现有干燥、脱屑、瘙痒、皮肤皲裂等。

（1）燥邪的性质和特点

燥邪其性干燥，易伤津液，燥邪伤人或伤津化燥，均以津液亏耗的症候为主要临床表现。常见症状有口鼻干燥、皮肤干枯皱裂、毛发不荣、大便干结、小便短少、干咳少痰或无痰、苔燥、脉细等。

（2）常见的燥病

凉燥是属燥而偏寒的。症见发热恶寒、头痛、无汗、口干咽燥、皮肤干燥、咳嗽少痰或无痰、舌苔薄白而干等症状。皮肤干燥、脱皮、裂口等。温燥是属燥而偏热的，症见发热、微恶风寒、头痛、少汗、干咳或痰粘、量少咳而不爽、胸胁疼痛、皮肤及鼻咽干燥、口渴、心烦、舌质光红等症。皮肤亦可出红斑肿胀。

6. 火

火与热常互称，火证常见热象，但火与热又有些不同，火多由内生，火的热象较热更为明显，且多表现为“炎上”的特点。

火病的发生可直接由感受温热邪气引起，也可由风、寒、暑、湿、燥、化热、化火而成，或由于脏腑机能失调和情志过激所变化而生，所以有“五气皆能化火”与“五志皆能化火”之说。如临床上遇到肝火、胆火、心火等。常因情志变化，气机壅塞不通，郁积而成。因此火邪虽属六淫之邪，但在临床上除了直接感受火热之邪时，多由其他外邪或内脏某些因素转化而来，不可不予重视。

（1）火的性质和特点

①火为热之极，其性炎上，火为热象，且较热甚，其症可见发热、恶热、烦躁不安、面红目赤、舌红苔黄、尿赤、脉数或咽喉红肿热痛等症状。由于火有炎上的性质，所以临床有心火上炎、口舌糜烂、胃火上攻、牙龈肿痛、肝火上冲、目赤肿痛等症状。反映在皮肤上则潮红水肿、灼热、瘙痒、疼痛等。

②消灼津液，火热邪气最易消耗津液。故火热病症除见到热象外，常同时并见口干渴、喜冷饮、舌干少津、小便短少、大便干燥、津干液少等症状。

③迫血妄行，火热邪气易灼伤脉络，迫血妄行，故引起出血与发斑。临床上见到的吐血、尿血以及红斑紫斑等症状，虽有其他原因，但因火热者居多。

（2）常见的火证

①实火：其证多起病急、病程短，而机体正气尚盛，主症为面红目赤、心烦发热恶热、口渴喜冷饮、大便秘结、小便短赤、舌红苔黄、脉数实有力，甚则神昏谵语，狂躁不安或见疮疡红肿热痛或见吐、便、尿血以及发斑出血症。

②虚火：多起病缓慢，病程长，虚火之产生主要在于机体的正气虚衰。其中常见的是阴虚火旺证，主要症状是两颧潮红、五心烦热或骨蒸潮热、心烦失眠、盗汗、尿短赤、口燥咽干、舌红少苔或无苔、脉细数等。

（二）疫疠

疫疠是外来的致病因素之一，它不同于六淫，是一种传染性很强的急性传染病的致病原因。疫疠的名称，即为它伤人极为毒烈的意思。祖国医学文献很早就有疫疠的记载，如“异气”“戾气”“疠气”和“毒气”。《素问》中说：“五疫之至皆相染易，无问大小，病状相似。”说明我国的医学家早已认识到疫病致病具有强烈的传染性与临床表现大体相同的特点。在《温疫论》中明确提出疫病的传染途径是“自口鼻而入”，在明代能有这样的认识是非常可贵的。疫疠侵犯皮肤可见潮红发斑、皮下出血等。

（三）触犯禁忌

古人对人体皮肤对某些外界物质不能耐受或过敏所引起的皮肤病均列入触犯禁忌，如臁疮。金刀、虫犬所伤，水火烫伤，古人列入于外因，这些因素自然应归入外因之内。

（四）虫

至于虫的概念一下很难准确说明，但根据古书记载，特殊的气候变化，加之污秽湿浊等脏的东西，腐败熏煎而产生，根据目前所了解到的，除了昆虫刺咬外，广义上来讲，它还应包括细菌、病毒、真菌、寄生虫等一些传染性因素在内。

第二节　银屑病的皮损辨证

中医学通常用望、闻、问、切四种诊病方法，四诊合参加以综合分析、辨别和判断所属病证，确立治疗法则，再依据治疗法则选方用药，即辨证论治。由于银屑病的病因病机复杂，临床表现变化多端，所以出现的病症也是多种多样的。每个病证在皮肤损害、全身症状和舌象脉象等方面有不同表现，辩证方法与内科相同。本节仅仅简述中医对银屑病皮损的辨证方法。

一、辨皮损颜色

银屑病的皮损以大小不等的斑块和丘疹为主，斑疹的颜色在辨证中具有重要意义。根据《灵枢·五色篇》“黄赤为热”理论，斑疹色红为有热。由于内热外壅肌肤，故斑疹色红。斑疹色红而压之褪色，是银屑病皮损特征之一。这表明是局部充血，而不是出血，是血热充斥脉络的表现。所以，《素问·皮部论》说“络脉盛色变”，为我们皮损辨证提供了理论依据。

由于脉络充盛的程度和时间不同，所以斑疹的颜色也有变化。初发病时，血热偏盛，脉络充斥时间较短，斑呈鲜红或深红色，辨为血热证。若日久血热壅滞不退，热久成瘀、脉络阻滞，斑疹则呈暗红或紫红色，辨为血瘀证。有的患者体质虚弱或病程日久，虽然体内有热，终因气血虚弱，脉络充斥不足，斑疹呈浅红或淡白色，总体上应辨为血虚证。通过皮损颜色辨证，为确立治疗法则提供了临床依据。如血热证应清热凉血，血瘀证应活血化瘀，血虚证应补血养血。在临床上，还要注意皮损面积大小和多少，如血热证中，皮损面积大而多者则表明血热偏盛，皮损面积小而少者则为一般血热证，那么在同样清热凉血法则下，前者选方用药剂量宜加重，后者剂量宜适中。另外也应注意观察皮损颜色的动态变化，如血热证，初发病时色鲜红或深红，经过治疗，逐渐转化为淡红或红褐，这表明血热的热势有减轻，其方药用量也要相应减少。因此，皮损颜色辨证对临床是有实际指导意义的。

二、辨鳞屑

银屑病的鳞屑是银白色的，在表皮层中角质增厚，主要为角化不全，此种角化不全细胞结合成片状，其间隙内充有空气而具折光性，故临床上表现为银白色多层干燥鳞屑覆盖在皮损基底上。中医认为鳞屑是肌肤失养后形成的，血热、血瘀、血虚等均可使局部失去正常荣养而出现鳞屑。血热，热盛生风；血瘀，经脉阻滞，新血不生，可形成血瘀生风；血虚，荣养不足，也可生风。风胜化燥，燥胜则干，因此鳞屑干燥，层出不穷。但是，辨鳞屑应与辨皮损颜色结合起来，综合分析，就可以分辨出血热风燥证、血瘀风燥证和血虚风燥证。

三、辨皮损部位

《素问·皮部论》说："皮有分部，脉有经纪，凡十二经脉者，皮之部也。"就是说体表各部均为十二经脉所分属，若皮损泛发周身，则与十二经脉及所属脏腑有关，即整个机体机能偏旺，阳热偏盛。若皮损以四肢屈侧和背部较多，提示诸阳经及所属脏腑阳热偏盛有关。头为诸阳之会，头部皮损与诸阳经及所属脏腑阳热偏盛有关。阳明主面、面部皮损标明阳明胃经热偏盛，这样，可以注意选择与某经某脏相应的清热药物。银屑病皮损的发病部位没有十分明显的界限，因此，以上所述仅作为辨证参考。

皮损辩证仅是银屑病辨证方法的一部分，在临床上，我们应四诊合参，视病型、病期、病况等多种因素实施辨证，且应灵活掌握。当然，银屑病的皮损表现是复杂的，有些皮损并不典型或处于两种典型证候的中间状态，需视其发展和当时的皮损状态而定。若能知常达变、不断积累临床经验，辨证水平将会不断提高。

第三节　银屑病的中医辨证分型

银屑病病因复杂，病情多变，中医诸家观点不同，缺乏统一的辨证标准和理论依据，根据对文献整理和临床流行病学调查结果，血热证、血燥证和血瘀证是基本证型，在此基础上可加用其他辨证方法，以反映本病的复杂情况。如外感因素明显可兼用六淫辨证，如夹毒、夹湿热、夹风寒、夹风热等；如脏腑失调明显，可兼用脏腑辨证，如兼肝郁、肝火旺盛、脾虚等。

一、风热证

异名风热型、风热郁肤证。本证系机体内有蕴积之热，外感风热邪气，内不得疏泄，外不得宣透，佛郁肌肤，出现红斑、丘疹为主症的症候，本证多见于寻常型银屑病进行期。

1. 临床表现

初发或复发病不久，皮疹发展迅速，红色或深红色丘疹、斑丘疹散布于躯干、四肢，亦可见于头皮、颜面，表面覆有银白色鳞屑，易脱落，剥刮后有点状出血，或偶见同形反应。伴瘙痒、发热、周身不适、口渴、咽干、咽痛、舌质红、苔薄黄、脉浮数等。

2. 辨证要点

（1）红斑、丘疹、银白色鳞屑、点状出血或同形反应为主要诊断依据。

（2）具有发热、口渴、咽干或咽痛、舌红、脉数等风热病证特点。

（3）发病前有感冒、咽炎、扁桃体炎病史有一定参考价值。

3. 治疗法则

疏风解表、清热凉血。

4. 方剂举例

消风散、银屑病1号方、槐花汤等。常用药物：银花、连翘、桑叶、牛蒡子、板蓝根、北豆根、黄芩、槐花、凌霄花、牡丹皮、紫草、草河车、白鲜皮等。又根据中医传统认识银屑病与风有关，虫类药长于祛风、搜风，故近年来用虫类药治疗本病者日益增多。代表方剂：蝉蝎四物汤、复方乌蛇散、五蛇酒、四味解毒丸等。

5. 主要药物

乌梢蛇、全蝎、蜈蚣、蝉衣。虫类药多属有毒之品，所以在组方时常配用相应的辅佐药物，蝉蝎四物汤即是。虫类药灵动透发走窜，善搜剔隐伏之邪，故适用于顽固之症。

二、血热证

异名血热型、血热风燥型、血热风盛证，相当于西医银屑病的进行期。本证由于机体蕴热偏盛，时值青壮年，血气方刚之际，或因性情急躁、心绪烦扰（精神因素），心火内生；或因恣食鱼腥、辛辣之品，伤及脾胃，郁而化热；或复感风热邪气，均可致使血热内盛，热盛生风化燥，外发肌肤，出现红斑、丘疹为主症的症侯。

1. 临床表现

初发或复发病不久，皮疹发展迅速，呈点滴状、钱币状或混合状，常见丘疹、斑丘疹、大小不等的斑片，鲜红或深红色，散布于体表各处或几处，以躯干、四肢多见，亦可先从头而开始，逐渐发展至全身。新皮疹不断出现，表面覆有银白色鳞屑，干燥易脱落，剥刮后有点状出血，可有同形反应；伴瘙痒、心烦口渴、大便秘综、小便短黄、舌质红赤、苔薄黄或根部黄厚等，脉弦滑或滑数。

2. 辨证要点

（1）红斑、丘疹、银白色鳞屑、点状出血或同形反应为主要诊断依据。

（2）伴有心烦口渴、便秘溲黄、舌质红赤、脉弦滑数为内热病证。

（3）病程短，精神及饮食因素、感冒、扁桃体炎及咽炎病史等，具有一定参考价值。

3. 治疗法则

凉血化斑、清热解毒。

4. 方剂举例

克银一方、凉血泻火消风汤、白疕一号方、消银一汤、牛角地黄场、生地凉血方等。

5. 常用药物

生地、赤芍、丹皮、丹参、紫草、白茅根、黄芩、黄连、生石膏、知母、板蓝根、大青叶、忍冬藤、北豆根、苦参、草河车、白鲜皮等。

三、血瘀证

异名血瘀型、血瘀风燥型。本证由于病程较长，气血运行失畅，以致经脉阻塞、气血瘀结，肌肤失养，出现皮损硬厚、色紫暗或黯红为主症的症侯。本证多见于寻常型银屑病静止期。

1. 临床表现

病程较长，皮损硬厚，多为钱币状，大小不等斑块状，少数为蛎壳状，色紫暗或黯红，覆有较厚干燥银白色鳞屑，不易脱落，新皮疹较少出现；伴有不同程度瘙痒或不痒，口干不欲饮，一般全身症状不明显，舌质暗紫或暗红有瘀斑。苔薄白或薄黄，脉弦涩或沉涩。

2. 辨证要点

（1）皮损硬厚，色紫暗或黯红，银白色鳞屑干燥较厚为主要诊断依据。

（2）舌质暗紫或黯红有斑，脉涩有重要参考价值。

（3）病程较长。

3. 治疗法则

（1）活血化瘀法

立法根据：银屑病除血热、血燥外，尚有血热久留而致。“血受热则煎熬成块”（《医林改错》），使血行不畅，瘀热不化而成瘀血之证。还有人在《医林改错》有关“肌肤甲错、关节不利，血府逐瘀汤主之”的提示下，通过研究总结出银屑病有以下几种血瘀指征：肌肤甲错、关节不利，损害处鳞屑刮除后可见点状出血；35%银屑病患者舌质偏紫，并有瘀斑；皮肤毛细血管镜检查可见有毛细血管扭曲；血液物化特性测定常有全血黏度增高；皮损广泛的银屑病患者血管通透性明显升高；皮肤病理检查显示真皮乳头毛细血管扩张僵直，并有小脓肿形成，据此，确立活血化瘀法来治疗银屑病。代表方剂有：消银汤、平肝活血方、乌梅活血方、牛皮癣方等。主要用药有：当归、丹参、川草、赤芍、茜草、桃仁、红花、三棱、莪术、乳香、没药等。活血化瘀是近年来引人注目的治疗法则，在治疗银屑病中得到广泛应用。在辨证论治中，除了被血瘀证型直接采用外，有些专家在治疗其他证型中也加用了活血化瘀药，在辨病论治中，活血化瘀法则占有重要地位。上述列举的代表方剂均以活血化瘀为主。适当配以清热解毒、清热凉血等药物，通过观察，疗效满意。

（2）理气活血法

立法依据，考虑到银屑病多因风、热之邪结聚于机体而引起，邪气聚结则肌肤运行失畅，气血不畅则皮肤失去濡养，此外，还由于营血亏耗、生风生燥。更兼风寒外袭，营血失调，这些因素均能导致经络阻隔、气血凝滞而成本病。从发病机理来说，气滞血瘀是发病转归中的一个重要环节：根据中医理论“气为血帅”“气行则血行”“理气可以加强活血”的作用，因此确立理气活血法治疗本病。

4. 代表方剂

冠心苏合九、黄芪丹参汤、丹参活血方等。

5. 常用药物

黄芪、丹参、赤芍、红花、泽兰、三棱、莪术、茜草、凌霄花、王不留行、石打穿、丝瓜络、乌蛇、青皮等。

四、血虚证

异名血虚型、血虚风燥型。本证因素体虚弱，气血不足，或由病久耗伤营血以致血虚化风化燥，出现皮损较薄、色淡红、银白色干燥鳞屑为主症的证候，本证多见于寻常型银屑病静止期。

1. 临床表现

患者体质虚弱、病程迁延日久，皮损较薄，多为斑片状或皮损泛发全身，色淡红或暗淡，覆有大量干燥银白色鳞屑，层层脱落，新发疹较少出现。伴瘙痒或轻或重，面色无华，体倦肢乏，或头晕、少眠、食欲不振，舌质淡红，苔少或净，脉弦细或沉细。

2. 辨证要点

皮损较薄，色淡红或暗淡，大量银白色干燥鳞屑为主要诊断依据。伴有体弱肢乏，面色无华、头晕、纳呆、舌质淡红，脉弦细或沉细等气血虚弱病证。病程较长。

3. 治疗法则

养血和营、益气祛风。

4. 方剂举例

养血祛风汤、克银二方、元参养血方等。

5. 常用药物

炙黄芪、党参、元参、当归、白芍、熟地、鸡血藤、麦冬、天冬、麻仁、白鲜皮、白芷、白吉力等。

五、血燥证

血燥证异名血燥型、血燥阴伤型。本证由于血热内蕴或热毒蓄久，内不得疏泄，外不得透达，以致津液营血耗伤，阴虚血燥，肌肤失于润养，出现易于干裂的皮损，色暗红、红褐或淡红、银白色干燥鳞屑为主症的症候，病程缠绵，多见于寻常型银屑病静止期。

1. 临床表现

病程缠绵，皮损经久不消退，散布躯干、四肢等处，多为混合状、斑块状或环状，色暗红、红褐或淡红，干燥易裂，覆有或薄或厚的银白色干燥鳞屑，不易脱落，新皮疹较少出现；伴瘙痒或痒不甚，咽干唇燥，五心烦热或掌心发热，口干不欲饮、大便秘结；舌质红少律、苔薄黄而干，脉弦细或细数。

2. 辨证要点

（1）皮损易干裂，色暗红、红褐或淡红，银白色干燥鳞屑为主要诊断依据。

（2）咽干唇燥、口干、便秘，舌红少津、脉弦细数等阴虚血燥病证。

（3）病程较长。

3. 治疗法则

滋阴润燥、清热祛风。

4. 方剂举例

养阴润肤饮、消银三汤、银屑病Ⅱ号方、三参润肤饮等。

5. 常用药物

当归、丹参、何首乌、生熟地、天冬、麦冬、赤白芍、丹皮、川芎、鸡血藤、草河车、北豆根、白鲜皮、白吉力等。

六、湿热证

异名湿热型、风湿血热型。本证有少数患者湿热内蕴、偶受外邪侵扰，或恣食色腥、辛辣之品，助湿化热，内外风湿热邪博结，发于肌肤，出现皮肤潮红、局部湿润或有渗液、鳞屑少为主症的症候。本证见于寻常型渗出性银屑病。

1. 临床表现

皮损好发于皮肤皱褶处，如腋窝、乳房下部、股沟、会阴部、腘窝、肘窝及阴部，皮损基底较薄、潮红或淡红，常互相融合成大斑片，局部湿润或有渗液、鳞屑少而薄；伴微痒，口干不渴、身热体倦；舌质红、苔黄或根腻，脉滑数。

2. 辨证要点

（1）皮肤皱褶处起红斑，局部湿润或少量渗液，鳞屑少而薄为主要诊断依据。

（2）有身热、口干不渴、体倦、舌红苔腻，脉滑数等湿热病证特点。

（3）病程较短。

3. 治疗法则

清热利湿，凉血解毒。

4. 方剂举例

消银二汤、萆薢渗湿汤、黄连解毒汤加减等。

5. 常用药物

龙胆草、黄芩、黄连、黄蘗、苦参、茯苓、泽泻、苍术、萆薢、生地、丹皮、茵陈、苡仁、土茯苓、草河车、北豆根、蒲公英、白鲜皮等。

七、风湿痹阻证

风湿痹阻证异名风湿痹阻型、湿热久羁证。本证由于湿热内蕴、外受风湿、内外湿热互结、痹阻经络，佛郁肌肤，出现红斑、银白色鳞屑、关节肿痛为主症的症候，本证多见于关节型银屑病。

1. 临床表现

除有寻常型银屑病的红斑、丘疹、银白色鳞屑、点状出血等皮损外，有时可出现脓疱，尚有关节肿痛、屈伸不利、受累关节以手足等小关节多见，特别是指（趾）末端关节受累较为常见，舌质红，苔黄腻，脉弦数或滑数。

2. 辨证要点

（1）具有寻常型银屑病的皮损特点。

（2）具有关节肿痛等症。

（3）初发或病程相对较短。

3. 治疗法则

祛湿清热、解毒通络。

4. 方剂举例

独活寄生汤化裁。

5. 常用药物

羌活、独活、防风、秦艽、桑寄生、防己、半技莲、豨签草、雷公藤、透骨草、络石藤、乌蛇等。

八、肝肾不足证

异名肝肾不足型、肝肾阴虚证。本证主要由风湿痹阻证久治不愈发展转化而成，即湿热久羁、损伤筋骨，内舍肝肾；或因肝肾虚弱，筋骨不健，湿热博结筋骨，外发肌肤，出现红斑、鳞屑、关节变形为主的症候，本证多见于久治不愈的关节型银屑病。

1. 临床表现

病程缠绵，反复发作，久治不愈，除寻常型银屑病皮损存留外，关节疼痛，日渐加重，骨质破坏，以致关节变形，活动受限，腰膝酸痛。舌质淡红或暗红、苔薄少或净，脉沉滑、细弱。

2. 辨证要点

（1）具有寻常型银屑病的皮损特点。

（2）具有关节变形、活动受限等症状。

（3）病程缠绵，反复发作。

3. 治疗法则

补益肝肾、祛风除湿。

4. 方剂举例

健步虎潜丸化裁。

5. 常用药物

熟地、山萸肉、当归、丹皮、杜仲、续断、木瓜、狗脊、龟板、虎骨、乌蛇、土茯苓、豨签草、伸筋草等。

九、湿热蕴毒证

湿热蕴毒证异名湿热蕴毒型、湿热化毒证、毒热型。本病乃由于湿热内蕴，郁久化毒。毒热互结，壅郁肌肤，出现红斑、脓疱为主症的症候，本证多见于脓疱型银屑病和脓疱性红皮症型银屑病。

1. 临床表现

起病急，全身迅速出现大片红斑，斑上有密集的脓疱，针灸至粟粒大小，成批出现，此起彼伏，疱壁薄，破后融合成片，结疵与鳞屑相兼附于表面，皮肤皱褶处湿烂，结脓痂。甲板受损破碎缺损或肥厚、浑浊；伴壮热，心烦口渴，颜面红赤，或关节肿痛，便秘、溲赤；舌质红、苔黄腻，脉弦滑或滑数。

2. 辨证要点

（1）全身泛发大量红斑、脓疱、结痂与鳞屑为主要诊断依据。

（2）伴有壮热、心烦口渴，舌红苔黄腻，脉弦滑数等毒热病证。

（3）发病急。

3. 治疗法则

祛湿清热、凉血解毒。

4. 方剂举例

克银一方、苦参解毒方、五味消毒饮、芩连地丁汤、犀角地黄汤等。

5. 常用药物

犀角（水牛角）或羚羊角粉、龙胆草、苦参、黄芩、车前子、泽泻、草河车、北豆根、生地、赤芍、丹皮、知母、生石膏、银花、连翘、野菊花、地丁、天葵子、蒲公英等。

十、脾虚毒恋证

脾虚毒恋证异名脾虚毒恋型。本证是由湿热蕴毒证变化而来，即上证经过苦寒清热解毒药治疗后湿热得以清利，而余毒未能尽除，脾气渐虚出现体倦肢乏，饮食减少、残留少量脓疱等症状。本证多见于脓疱型银屑病恢复期。

1. 临床表现

上一证经过治疗后，红斑基本消退，或转为暗红色、红褐色，脓疱大部分消失，偶有新起或残留少量脓疱、结痂、鳞屑明显减少，出现体倦肢乏、饮食减少、便稀、舌质红、苔黄根腻等症状，脉濡或滑。

2. 辨证要点

①局部残留少量脓疱、结痂、鳞屑，或时有少量新起脓疱为主要诊断依据。

②伴有体倦、肢乏，饮食减少，苔腻脉濡等脾虚病证。

③有急性发病史，过去的主要症状基本控制。

3. 治疗法则

健脾除湿，清解余毒。

4. 方剂举例

除湿胃苓汤化裁。

5. 常用药物

苍术、炒白术、茯苓、厚朴、陈皮、泽泻、栀子、黄芩、薏苡仁、土茯苓、草河车、半枝莲等。

十一、毒热伤营证

毒热伤营证异名毒热伤营型、毒热型。本证由于血热偏盛，复受外界毒邪侵扰，如外涂刺激性较强的药物或其他不适当的治疗，以致血热沸腾，壅郁肌肤，出现全身性弥漫性红斑，大量鳞屑脱落（毒热伤阴耗液所致）为主的症候。本证多见于红皮症型银屑病。

1. 临床表现

发病迅速，全身及颜面遍及弥漫潮红斑，或为深红、紫红斑，触之灼热，压之褪色。略有肿胀，鳞屑层叠，反复脱落；伴有壮热、恶寒、心烦口渴，精神萎靡，肢体乏力，舌质红赤或红绛少津，苦薄或净，脉弦数或滑数。

2. 辨证要点

（1）全身性弥漫性红斑，大量鳞屑层层脱落为主要诊断依据。

（2）伴有壮热、心烦口渴、舌质红绛；脉弦滑等毒热内盛病证。

（3）发病迅速，有较明显的诱发因素。

3. 治疗法则

清热凉血，化斑解毒。

4. 方剂举例

清瘟败毒伙、羚羊化斑汤等。

5. 常用药物

犀角、羚羊角、生地、赤芍、丹皮、银花、连翘、黄芩、黄连、知母、生石膏、元参、沙参、麦冬、竹叶等。

由于本证病情较重，难以速愈，在病理变化方面，发病初期由于毒热盛可以伤阴耗血，发病日久毒热亦可伤阴耗血。因此，虽经过治疗病情日趋好转，但仍可出现阴伤血燥病理变化，这时应以滋阴润燥，兼清余热法进行善后调理，可参考前面提到的血燥证方药灵活变通。

辨证论治是中医临床的基本原则，能有效地指导中医防病治病，上述的症侯是银屑病的常见症侯，除此之外，还有一些其他症侯，如有人报告对银屑病肾阳虚证采用温补肾阳法而治愈。此外，还应注意以下两点：第一，要把握疾病的动态变化，在发病的全过程中，有些病例是以一种症侯为主的，有些病例在不同时期常表现出不同症侯，这就要求我们对该病进行辨证论治时，了解和把握其动态变化，根据症状变化而随时辨证。第二，要分辨疑似证和临界证，在临床过程中，所遇到的病症并非都与典型症候相符，疑似证或临界证也是常见的，就是说当患者就诊时所表现出的种种症状，近似于某一证或界乎于某二证之间。若正确分辨之，必须熟练地掌握基本症候的有关内容，必须有大量的临床实践，熟能生巧，辨证论治水平和临床疗效才能不断提高。

第四节　银屑病的中医药治疗

一、雷公藤

雷公藤为祖国传统的中草药，为卫矛科雷公藤属植物，其根、叶及花入药，产于中国南部地区，其活性成分主要在根部，在我国使用已有近2 000年的历史。其味苦、有大毒，具有祛风除湿、活血通络、消肿止痛、杀虫解毒的功效。近年发现该药有抗炎和抑制免疫的功效，开始用于自身免疫系统疾病的治疗，包括类风湿性关节炎、强直性脊柱炎、肾病综合征、成人各种肾炎、系统性红斑狼疮、血管炎和银屑病等多种皮肤病。

（一）雷公藤的种类与成分

雷公藤根据产地来源不同，主要分为：（1）雷公藤：为木质藤本，主要生长在浙江、福建、安徽、江西、湖南、湖北、广东、广西、台湾等地。（2）昆明山海棠：主要生长在云南、贵州、四川、广西、湖南等省。（3）黑蔓：主要分布在我国东北，朝鲜和日本等地也有分布。（4）苍山雷公藤：主要产地为我国南方部分省区如云南西双版纳。

目前已从雷公藤中分离出160余个单体化学成分，主要有生物碱类、二萜类、三萜类、倍半萜类及糖类。二萜类化合物有：雷公藤内酯二醇（T8，又名乙素）、雷公藤内酯醇（T10，又名甲素）、雷公藤内酯三醇（T11）、雷公藤氯内酯醇（T4）、雷公藤内酯二醇酮、16-羟基雷公藤内酯醇（L2）、雷藤内酯酮（T7）、雷醇内酯（T9）等。三萜类成分有：雷公藤红素、雷公藤内酯甲、雷公藤内酯乙、雷公藤三萜酸A、雷公藤三萜酸B、雷公藤三萜酸C等。生物碱类成分有：雷公藤次碱、雷公藤吉碱、雷公藤春碱、雷公藤新碱、雷公藤特碱。其中分离得到的属生物碱类、二萜类和三萜类的单体大多具有抗炎和免疫抑制活性。

（二）雷公藤的药理作用

1. 抗炎作用

（1）能拮抗并抑制炎症介质的释放，阻断组胺与5-羟色胺引起的平滑肌收缩和毛细血管通透性增加，因此它对早期毛细血管通透性增加所造成的渗出和水肿有明显的抑制作用。

（2）雷公藤各制剂对慢性或急性炎症第三期的成纤维细胞增生和肉芽组织形成均有抑制作用。

（3）对下丘脑—垂体—肾上腺轴有兴奋作用。其抗炎效果与糖皮质激素类似。

目前从TⅡ提出不少单体，如T3、T6、T28等单体，而T4具有TⅡ的抗炎，抑制抗体生成和抗生精作用，其相关效价比TⅡ组分高100～200倍。

（4）通过抑制抗体的生成，可减少抗体抗原复合物的沉积，减少补体的激活从而减少各种炎性细胞因子的释放。

2. 免疫抑制作用

（1）对细胞免疫的影响：

①雷公藤红素可逆性抑制T淋巴细胞的增殖，无显著的细胞毒作用。雷公藤煎剂（10g/kg）及TI（400 mg/kg）对DNCB所致小鼠耳朵迟发型皮肤超敏反应（DCH）均有强抑制作用，抑制力与地塞米松相似。用OT所致鼠DCH，用TⅡ及生物碱均能抑制DCH，其强度与硫唑嘌呤相等。口服TⅡ 1周的患者外周血中$CD4^+$细胞明显减少，$CD8^+$细胞明显增高，使$CD4^+/CD8^+$比值下降。

②对同种异体移植排斥反应有抑制作用。

（2）对体液免疫的影响：

①TⅠ能抑制小鼠脾细胞产生IL-2，而IL-2能促进T细胞增殖分化，从而间接影响B细胞对抗原的抗体应答。由于IL-2是Th细胞产生的，因此说明Th的功能受到抑制，大剂量时对脂多糖（LPS）诱导的单个核细胞产生的IL-1也有抑制作用。也能抑制IL-6、IL-8的产生。这都表明此药的抗炎与免疫抑制和抑制IL的产生相关。

②TⅡ对早期生成的IgM和晚期出现的IgG抗体有明显的抑制作用。

（3）免疫调节作用：

①T4单体呈剂量依赖性双向调节作用，即小量则增强NK细胞毒的百分比，大量则有抑制作用。对巨噬细胞的吞噬功能有双向调节作用，小量可促进，大量则抑制。

②它能抑制抗原诱导的Ts细胞的产生，进而抑制细胞免疫，但在不同的浓度下，对人的T细胞活化增殖为双向作用，它也能使诱发自身免疫反应后所升高的Th/Ts比值恢复正常，亦即它能调解免疫失衡。

（4）对环核苷酸代谢的影响：TⅠ明显降低小鼠血浆cGMP，从而提高cAMP/cGMP的比值，使B细胞陷于反应迟钝状态，减轻自身免疫性疾病的发生和所造成的组织损伤。

（5）对生殖系统作用：TⅡ对雄性生殖系统，是使曲细精管内精子，精子细胞及精母细胞脱落、退化、消失，并累及精原细胞。动物实验表明，用雷公藤10md/（kg·d）×8周，可使雄性大鼠可逆性不育。但对雌鼠生殖系统的作用轻，雌鼠长期服用雷公藤可导致性周期不规则，未发现胎毒作用。TⅡ所致闭经的观察，提示其作用部位在卵巢，可能为细胞毒作用。也不排除药物对子宫内膜的直接作用。

（6）抗肿瘤作用：甲素和乙素可以同时抑制RNA和蛋白质的合成，干扰DNA的复制。

（7）活血化瘀作用：经动物实验证明雷公藤可以降低血液黏度、抑制血小板聚集，有活血化瘀作用。

（三）雷公藤临床常用制剂

1. 雷公藤片（TⅠ）

雷公藤片是雷公藤去皮全根乙醇提取药，其有效成分主要为二萜类，包括雷公藤内酯醇、雷公藤内酯三醇、16-羟基内酯醇、雷公藤内酯酮、雷公藤内酯二醇和雷公藤氯内酯醇，具有抗炎、免疫抑制及抗生育作用。每片含20 mg，相当生药0.8g左右，每次2片，每日3次。

2. 雷公藤多甙片（TⅡ）

雷公藤去皮根蕊木质部的水—氯仿提取物制成，其有效成分与TI不同之处是，去掉了雷公藤内酯醇（甲素）以及雷公藤内酯酮（毒酮）。其相对的抗炎活性比TI强，但免疫抑制作用相对稍弱。每片含提取物10 mg相当生药250g，每次1～2片，每日3次。

3. 昆明山海棠片：为昆明山海棠全根的乙醇浸膏片，相当生药2.5 mg每次2片，每日3次。

4. 雷公藤缓释片：为雷公藤片进行改良，采用固体分散剂和阻滞剂制成，服用后在胃部吸收30%，70%在肠道释放，既保持了有效血药浓度，又明显地减少了消化道的不良反应。用法为每次2片，每日2次。

5. 其他制剂

①雷公藤煎剂：取雷公藤带皮全根，每日10～12g，最多不能超过15g，去皮的根蕊木质部，每日15～25g，最多不超过30g，水煎后分3～4次口服。

②雷公藤糖浆剂：生药是与水煎剂基本相同，所得水煎液经浓缩处理后加入适量的糖或蜂蜜而成，并加入适量防腐剂。一般含生药浓度为10%，每次服20～30ml（如用去皮根木质部则每次可服40～50ml），每日3次。

③三藤糖浆：系雷公藤复方制剂（雷公藤去皮根、红藤、鸡血藤所组成，三药等量）含雷公藤生药浓度为100%，每次服10～15ml，每日3次。

（四）雷公藤临床使用适应证

雷公藤治疗银屑病最佳适应证为关节病型和脓疱型银屑病。较好的适应证为药物刺激引起的银屑病型红皮病，能停止其发展，使红皮症消退，但银屑病皮损仍存在。一般性适应证为寻常型银屑病，对急性进行期的疗效显著，另外对点滴状银屑病疗效明显，对慢性斑块状银屑病效果不佳。

（五）雷公藤的禁忌证

1. 心、肝、肾有器质性损害，功能异常者。

2. 严重心率紊乱者。

3. 严重贫血患者，血红蛋白<80g/L，白细胞数低于正常值（4×10^9/L）。

4. 胃、十二指肠活动性溃疡者。

5. 孕妇及哺乳期妇女。

6. 过敏体质。

7. 新近患者有全身感染疾病者。

（六）雷公藤的不良反应

雷公藤的根、茎、皮、叶及花均有剧毒，其最敏感的靶器官是胃肠道、皮肤黏膜、生殖和骨髓造血系统，但常规用量无明显的不良反应。不良反应发生率较高，但严重脏器损害或严重功能障碍者少，多数为可逆性，停药后对症处理可迅速好转。

1. 消化道反应

最常见，一般服药3～5天后获效时出现，大部分在1周之内，个别患者服药一次即可出现。发生率的报告差别较大，15%～70%不等，与制剂、剂量、服药对象以及用药前胃肠状况有关。胃肠道反应有纳差、胃灼热疼痛、恶心腹胀、腹泻、口唇及舌尖灼痛、食道灼痛有轻有重。一般处理，轻者不需停药，可选用胃舒平、硫糖铝，重者立即停药。

2. 皮肤黏膜的不良反应

常发生在用药7～15天后，轻症表现为口干、咽干、眼干涩、眼结膜充血、皮肤干燥、瘙痒以及毛细血管扩张等表现。此时可服维生素C、B_2及E，可不停药。重症出现咽痛、口角糜烂、口腔黏膜糜烂、口腔溃疡，此时应停药，口服维生素E。此外尚可出现皮痛、全身皮疹、颈、胸背部瘀斑；长期服用可出现毛发干枯、毛周角化、皮肤粗糙。青年可出现痤疮，约16%患者服药20～40天内面部出现色素斑，停药1～3个月可消退，有不同程度的脱发、甲变白，一般停药后可恢复。

3. 心血管系统

多数报告常规剂量对心脏无不良影响，少数报告服此药后有心悸、胸闷、血压升高或下降，心率快或不齐，以及心电图的改变。出现上述情况应立即停药，对症处理，一般绝大多数反应并不严重。

4. 肝脏

一般发生在服药一个月之后，主要以ALT升高为主。视升高程度减量或停药，分别予以联苯双酯滴丸，加服葡醛内酯100 mg每日3次、肌苷200 mg每日3次、维生素C，重者立即停药，按中毒性肝炎处理，静滴葡萄糖、能量合剂、大量维生素

C、肌苷等。

由于肝脏是雷公藤的主要分解代谢的脏器，所以在治疗期间要保护肝脏，严格掌握禁忌证，有肝功异常者，护肝用药一段时间视复查结果再考虑是否用药。用药前应常规检查肝功能。要以ALT为重点观察指标，治疗中要定期复查，初服者应每月检查，超过3个月以上者，如无不适可适当延长至每2～3个月一次。

5. 泌尿系统

由于肾脏是此药排泄的主要器官，大多数报告治疗用量无不良影响。但广泛应用以来，也有肾损的报告，轻者出现面部水肿，尿常规变化不大，酚红排泄率降低，BUN或NPN轻度升高；重者有蛋白尿、红细胞、管型、肾区叩痛；特别重者有少尿、NPN升高、急性肾衰表现，不管轻重均应停药，全面查肾功。

6. 造血系统

多数表现为白细胞减少，一般在4×10^9/L以下3×10^9/L以上，停药4～14天可回升。再用药不一定出现，发生再障者少见。对红细胞系统影响不大，一般不一定停药，可加用维生素B4、维生素B6，鲨肝醇25 mg每日3次，利血生20 mg每日3次等。长期服药个别也有引起造血系统严重的抑制作用，应给予注意。

7. 生殖系统

对育龄妇女月经有明显影响，一般用药2～3个月后，个别可在当月出现，初期为月经不调，以月经减少，闭经发生率高（0～74%）。昆明山海棠的闭经发生率较低（15.11%）。年龄超过40岁者发生率高，年轻者低。个别出现阴道干痛，对性生活有一定影响，一般停药2～3个月后可复经。闭经者可选用中药处理，如当归养血膏、归脾汤、逍遥散等。

对男性生殖系统的影响，初期主要影响精子的活动能力，用治疗量维持2周以上引起精子数显著减少。服药1～2个月精子全部消失。超过半年者引起睾丸体积缩小，性欲减退：此剂对精子的影响为可逆性，停药3个月可恢复正常。对恢复者复查育后的后代无明显影响。

8. 感染

常见的并发症为上呼吸道感染，发生率60%。表现在服药期间易感冒、咽炎、扁桃体炎、支气管炎等，严重者可发生肺炎，部分可发生败血证等，其他如肠道感染肠炎、菌痢等，皮肤感染有毛囊炎、疖、带状疱疹等：

（七）注意事项

1. 雷公藤有效治疗量与毒性剂量相近，安全范围小，应用时要严格控制剂量，以及适应证，避免滥用。

2. 严格控制制剂的标准及用药量，避免超常用量，及过长时间用药，待病情缓解时宜逐步递减药量。

3. 用药前要常规检查血象、肝、肾功能及心电图，用药2周复查血常规，1～2月复查肝、肾功能。

4. 用药时间应避孕。

5. 在用药过程中及时注意不良反应，并及时处理。

二、复方中成药

（一）郁金银屑片

郁金银屑片主要成分有秦艽、当归、石菖蒲、黄檗、香附（酒制）、郁金（醋制）、雄黄、莪术（醋制）、乳香（醋制）、玄明粉、马钱子粉、皂角刺、木鳖子（去壳砸碎）、桃仁、红花、硇砂（白）、大黄、土鳖虫、青黛，具有疏通气血、软坚消积、清热解毒、燥湿杀虫功效。郁金银屑片中郁金是其核心成分，能够疏通气血、软坚消积、清热解毒、燥湿杀虫，偏重于软坚消积，郁金银屑片含有毒中药马钱子及重金属硇砂，临床应谨慎使用，儿童、孕妇禁用。

张辉观察郁金银屑片联合复方氨肽素片治疗82例寻常型银屑病患者，对照组口服复方氨肽素片，5片/次，3次/d。治疗组在对照组基础上口服郁金银屑片，6片/次，3次/d。两组患者均连续治疗8周。结果治疗后，两组患者的总有效率分别为80.49%和95.12%，两组比较差异具有统计学意义（$P<0.05$）。PASI评分均显著降低，治疗后，两组血清白细胞介素-6（IL-6）、IL-17、IL-23和肿瘤坏死因子-α（TNF-α）水平均明显降低；治疗后，两组患者血管内皮生长因子（VEGF）和碱性成纤维细胞生长因子（bFGF）水平均明显降低。说明郁金银屑片联合复方氨肽素片治疗寻常型银屑病的疗效显著，可能与降低机体炎性因子和促血管生成因子水平有关，具有一定的临床推广应用价值。

（二）复方青黛胶囊（丸）

复方青黛胶囊（丸）主要成分有青黛、乌梅、蒲公英、紫草、白芷、丹参、白鲜皮、建曲、绵马贯众、土茯苓、马齿苋、绵萆薢、焦山楂、南五味子（酒蒸）等，具有清热凉血，解毒消斑的功效。方中青黛、蒲公英、贯众、马齿苋清热解毒散瘀；紫草、丹参凉血活血，去瘀生新；白鲜皮、土茯苓解毒祛湿；白芷发表以散风祛湿；萆薢走下以利湿去浊，两药一表一下给邪以出路。共奏清热解毒、凉血消斑、祛风止痒之功。多用于进行期银屑病、玫瑰糠疹等。

卢庆芳等比较复方青黛胶囊与复方青黛丸治疗银屑病的疗效。120例病人随机分成2组，胶囊组66例，给复方青黛胶囊4粒；丸剂组54例，给复方青黛丸6g。疗程均为1月。结果显示总显效率胶囊组77%，副作用发生率3%；丸剂组76%，副作用发生率11%。提示两种剂型治疗银屑病疗效无差异，但胶囊服用方便，起效快，副作用小，病人依从性大。

（三）克银丸

克银丸主要成分有土茯苓、白鲜皮、北豆根、拳参，具有清热解毒，祛风止痒功效。用于皮损基底红、舌基底红、便秘、尿黄属血热风燥型的银屑病。

（四）消银颗粒（消银胶囊）

消银颗粒（消银胶囊）主要成分有地黄、牡丹皮、赤芍、当归、苦参、金银花、玄参、牛蒡子、蝉蜕、白鲜皮、防风、大青叶、红花，具有养血活血，疏风止痒功效。清热凉血、养血润燥、祛风止痒，用于血热风燥型银屑病和血虚风燥型银屑病。症见皮疹为点滴状，基底鲜红色，表面覆有银白色鳞屑或皮疹表面附有较厚的银白色鳞屑，较干燥，基底淡红色瘙痒较甚等。一次3.5g，一日3次，一个月为一疗程。

（五）紫丹银屑胶囊

紫丹银屑胶囊主要成分有紫硇砂、决明子、附子（制）、干姜、桂枝、白术、白芍、黄芪、丹参、降香、淀粉，具有养血祛风、润燥止痒功效，用于血虚风燥所致的银屑病。口服，一次4粒，一日3次。孕妇忌服。

（六）银屑灵颗粒

银屑灵颗粒主要成分有苦参、甘草、白鲜皮、防风、土茯苓、蝉蜕、黄檗、生地黄、金银花、赤芍、连翘、当归等，具有祛风燥湿、清热解毒、活血化瘀的功效，用于寻常型银屑病。口服，每次一袋，一日两次。孕妇慎用，忌食刺激性食物。

（七）消银片

消银片主要成分有地黄、牡丹皮、赤芍、当归、苦参、金银花、玄参、牛蒡子、蝉蜕、白鲜皮、防风、大青叶、红花等，有清热凉血，养血润燥，祛风止痒的功效。方中地黄、丹皮、赤芍凉血散瘀，清解郁热；当归养血和营；苦参清热燥湿；金银花、大青叶、玄参清热解毒凉血；防风、牛蒡子、蝉蜕疏风止痒；白鲜皮清热燥湿；红花活血祛瘀，诸药合用，共奏清热凉血、养血润燥、祛风止痒之功。用于血热、血虚风燥型银屑病，症见皮疹点滴状，基底鲜红色，表面覆有银白色鳞屑，或鳞屑较厚，瘙痒。口服，一次5～7片，一日3次，一个月为一疗程。

三、中药针剂

（一）双黄连注射液

此注射液由金银花、黄芩、连翘提取物制成的无菌粉末，功能清热解毒、辛凉解表。对多种病毒、细菌引起的感染均有显著的治疗作用。多用于寻常型银屑病进行期及点滴型银屑病。

（二）清开灵注射液

此液是牛黄、金银花、栀子、黄芩、水牛角、珍珠母、板蓝根等制成的复方制剂，功能清热解毒、化痰通络、醒神开窍，有抑制病毒复制、改善脑循环、保护肝脏及退热等作用。多用于寻常型银屑病、脓疱型及红皮病型银屑病高热的治疗。

（三）茵栀黄注射液

此液成分为茵陈、栀子、金银花提取物和黄芩苷，具有清热、解毒、利湿功效。脓疱型银屑病辨证为湿热蕴积，可予茵栀黄清热解毒利湿。

（四）脉络宁注射液

此液由牛膝、玄参、石斛、金银花等组成。功能清热养阴、活血化瘀。可用于寻常型银屑病静止期及关节病型银屑病的联合治疗。

（五）灯盏花注射液

此液有效成分为灯盏花总黄酮，有散寒解表、祛风除湿、活血化瘀、通经活络、消炎止痛的功效。可用于寻常型银屑病消退期及关节病型银屑病的辅助治疗。

（六）当归注射液

此液功能为补血活血、调经止痛，具有明显的抗炎、抗损伤、镇痛作用。寻常型银屑病静止及消退期或红皮病型、脓疱型银屑病后期热势渐退，气阴两伤，肌肤失养，治宜养血滋阴润燥，可予当归注射液。

（七）参麦注射液

此液成分为人参、麦冬，具有益气固脱、养阴生津、生脉之效，广泛用于心血管疾病、免疫功能低下及各种慢性疾病的辅助治疗。

（八）丹参注射液

此液成分为丹参酮，具有凉血化瘀功效，本药可减少血小板聚集，抑制血栓形成，改善微循环，促进纤溶。

（九）黄芪注射液

此液是黄芪经提取后所得的灭菌水溶液，具有益气养元、扶正祛邪、养心通脉、健脾利湿之功，本药对免疫系统的作用明显。

四、外用中药

（一）0.03%喜树碱软膏或0.02%酊剂

为从喜树的根皮、果实提取的生物碱，此药与DNA结合，使DNA易受内切酶的攻击，破坏DNA的结构，同时抑制DNA聚合酶而影响DNA的复制。它主要对增殖细胞敏感，为细胞周期特异性药物，作用于S期，对G_1、G_2与M期细胞有轻微的杀伤作用。

喜树碱治疗银屑病有显著疗效。刘承煌综合国内喜树碱局部治疗银屑病资料共226例，其中临床痊愈79例（34.96%），显效64例（28.32%），有效44例（19.47%）、无效39例（17.25%）。不良反应包括部分患者用药后有皮肤发红、瘙痒和肿胀等刺激作用。赵捷等用0.03%喜树碱乳剂型软膏每日1次，涂于患处，共8周，治疗47例寻常型银屑病患者；并用0.02%丙酸氯倍他索霜对照治疗30例患者，两组皮损面积、发病部位和治疗时间相同。结果：治疗组总有效率为87.2%，对照组为90.0%（$P>0.05$），两组疗效相似。

（二）冰黄肤乐软膏

冰黄肤乐软膏是一种纯中药制剂，内含大黄、姜黄、硫黄、黄芩、甘草、冰片、薄荷脑七味药，不含激素。其中大黄、姜黄、黄芩、冰片等经现代药理研究证实对金黄色葡萄球菌、绿脓杆菌等革兰氏阳性和阴性细菌及常见致病性真菌均有抑制作用，并具有抗炎作用。而硫黄外用有杀菌杀虫抗炎作用和促皮肤角质剥离及角质促成等作用。

王鹏等采用冰黄肤乐软膏外用治疗64例银屑病，将患者随机分为观察组和对照组，每组32例。观察组：首先予以双下肢冰黄肤乐软膏外用，数天后如未出现刺激性症状，改为全身皮损处外用，每天3次；对照组：全身外用10%硫黄软膏或10%硼酸软膏。两组同时辅以甘利欣注射液30 ml加入5%葡萄糖注射液250 ml中静滴，每天1次，均15天为1个疗程，连用1～3个疗程。疗程结束及治疗后4周时观察疗效。观察组总有效率96.88%，对照组25.00%，差异有极为显著性意义（$P<0.01$），说明冰黄肤乐软膏联合甘利欣治疗银屑病疗效高，安全性好。

（三）克银膏

克银膏组成：乳香、没药、血竭、复方紫草浸膏（内含紫草、白花蛇舌草、半边莲、山慈菇）等，涂擦于皮损处，用手反复摩擦10～15分钟，每日3～4次。若患者病变局部皮疹较厚、面积较小可厚涂药物然后以纱布覆盖，每天换药1次，1个月为1疗程，一般以2个疗程为限。方中乳香、没药、血竭行血通络、止痒除烦，复方紫草浸膏抑制细胞增生，减缓细胞代谢速度，消除脱皮、脱屑，全方合用共同达到理血解毒、润燥止痒、消除脱屑之功效。

李宗明等观察克银膏治疗寻常型银屑病患者258例，男性139例，女性121例，痊愈189例，治愈率为73%，总有效率为93%。其中点滴状的103例，痊愈93例，总有效率为99%；皮损形态为钱币状的92例中，痊愈76例，总有效率为95%。进行期共93例，痊愈72例，总有效率为98%；稳定期86例，总有效率为97%；退行期79例，痊愈52例，总有效率84%。

（四）其他外用药膏

1. 黄连软膏

内含黄连面10g、凡士林90g，调和成膏。直接外用或摊在纱布上贴敷。功效清热解毒、消肿止痛。用于银屑病进行期皮损。

2. 普连软膏

含黄檗面30g、黄芩面30g、凡士林240g，功效清热除湿、消肿止痛。用于银屑病进行期及红皮病型皮损。

3. 清凉膏

含当归30 g、紫草6 g、大黄4.5 g、香油500 g、黄蜡120～180 g，以香油浸泡当归、紫草三日后，用微火熬至焦黄，再入黄蜡加火熔匀，待冷后加大黄面，搅匀成膏。功效清热解毒、凉血止痛。用于银屑病进行期皮损。

4. 黑红软膏

药用黑豆馏油6 g、京红粉6 g、利马锥6 g、羊毛脂42 g、凡士林120 g。功效软坚杀虫、润肤脱厚皮、收敛止痒。用于银屑病静止期肥厚皮损。银屑病进行期和对汞过敏者禁用。因含汞剂不宜大面积使用，全身性用药时可分区交替外用，或间日外用。

5. 青黛散麻油

药用青黛、黄檗各60 g，石膏、滑石各120 g，共研细末和匀，用麻油调敷，外涂患处，每日3～4次。功能为清热解毒、除湿止痒。用于银屑病进行期皮损。

6. 玉黄膏

药用当归30 g、白芷9 g、姜黄90 g、甘草30 g、轻粉6 g、冰片6 g、蜂白蜡90～125 g，先将前四种药浸泡麻油内三天，然后炉火上熬至枯黄，离火去渣，加入轻粉、冰片（预先研末），最后加蜂蜡熔化，调搅至冷成膏。有润肌止痒的功效，外搽，每日1～2次。用于银屑病进行期皮损。

第五节　中医名家辨证治疗银屑病的经验

一、赵炳南治疗银屑病的经验

赵老认为血热是机体和体质的内在因素，是银屑病发病的主要根据，而血热可因七情、饮食、风邪或风邪夹杂燥热之邪客于皮肤，内外合邪而发病。对寻常型银屑病主要分为血热和血燥两型。热壅血络，风热燥盛，皮疹潮红不断出现者为血热型；病程日久，阴血内耗，血枯燥而难荣于外，皮疹呈硬币或大片状者为血燥型。

临床可分为四型论治。

1. 血热型

多见于进行期银屑病。皮损潮红，皮疹不断出现，舌红脉眩或数。证属郁热内蕴，积于血分。治宜清热解毒、凉血活血。用白疕一号加减。生槐花30 g、生地黄30 g、紫草根15 g、赤芍30 g、鸡血藤20 g、丹参15 g、白茅根30 g。

加减：风盛痒甚者，加白鲜皮、刺蒺藜、防风；夹湿者，加苡仁、茵陈、防己、泽泻；大使燥结者，加大黄、栀子；因咽炎、扁桃体炎诱发者，加大青叶、板蓝根、连翘、元参。

2. 血燥型

多见于静止期银屑病。病程较长，皮损多为斑片状，屑多干燥。证属阴血不足、肌肤失养。治以养血滋阴润肤。用白疕二号加减。土茯苓30 g、当归30 g、干生地黄30 g、山药30 g、鸡血藤30 g、威天仙30 g、蜂房15 g。

加减：风盛痒甚者，加白鲜皮、刺蒺藜、苦参；血虚脉细者，加熟地黄、白芍；阴虚血热、舌红少苔者，加知母、地骨皮、槐花；脾虚湿盛、舌淡有齿痕者，加猪苓、茯苓、扁豆。

3. 血瘀型

多见于病程较长、病情顽固性银屑病。皮损肥厚浸润，鳞屑厚重，舌黯或有瘀斑，证属经脉阻滞、气血凝结。治以活血化于行气。用白疕三号加减。土茯苓30 g、鬼箭羽30 g、苡仁30 g、桃仁15 g、红花15 g、白花蛇舌草30 g、三棱15 g、莪术15 g、鸡血藤30 g、丹参15 g、重楼15 g、陈皮10 g。

加减：肝郁气滞、情志不畅者，加柴胡、枳壳；女性患者若月经量少或有血块者，加益母草、丹参。

4. 毒热型

多见于红皮病型银屑病。证属心火炽盛兼感毒邪，郁火流窜，入于营血，蒸灼肌肤而发。治宜消营解毒，凉血护阴。用解毒清营汤加减。生玳瑁10 g或羚羊角粉0.6 g（冲服），生栀子10 g、川连面6 g（冲服）、金银花30 g、蒲公英30 g、败酱草30 g、板蓝根30 g、白茅根30 g、生地黄30 g、车前草30 g、生石膏30 g、连翘15 g、紫草根15 g、丹皮15 g、石斛15 g、麦冬15 g。

二、朱仁康治疗银屑病的经验

朱老认为“血分有热”是银屑病的主要原因。若复因外感六淫或过食辛辣、鱼虾酒酪，或心绪烦扰、七情内伤以及其他因素侵扰，均能使血热内蕴，郁久化毒以致血热毒邪外蕴肌肤而发病。初发者常因血热毒邪偏盛，热盛生风，风盛化燥，朱老称之为“血热风燥”；若患本病多年，风燥日久，虽毒热未尽，而阴血却已耗伤，以致血虚生风，风盛则燥，肌肤失养，朱老称之为“血虚风燥”。血分有热实际是气分有热，郁久化毒，毒热波及营血而言，首先银屑病常有咽痛、口渴、心烦、便干、溲黄、舌红、苔黄、脉数，总属阳、热、实证，尤以阳明气分有热为主；其次，银屑病的皮损主要是红斑、丘疹和鳞屑。营血运行于脉络之中，因受体内气分久蕴热毒的影响，充斥脉络，故起红斑、丘疹，且压之褪色。由于热盛生风，肤失所养，故鳞屑叠出而干燥；再次，银屑病多发于青壮年，青年人生机旺盛，血气方刚、阳热偏盛者居多。以上两点支持“血分有热”的发病学观点。治疗方面：叶天士在《外感温热篇》中说：“在卫汗之可也，则气才可清气，入营犹可透热转气，入血只恐耗血动血，直需凉血散血。”朱老根据叶氏治疗原则，气分毒热得以清泻，波及营血之毒热随之消减，故可以治“血热风燥证”。而“血虚风燥证”毒热未尽，阴血已伤，此时徒清热解毒，则有苦寒化燥之弊反而更伤阴耗血，如仅滋阴养血润燥，恐敛邪，使毒热难解，故滋阴养血润操与清热解毒并用，攻补兼施以治之。具体治疗方法如下。

1. 血热风燥证

临床表现为皮损基底鲜红或暗红，覆有鳞屑，自觉瘙痒，搔刮后点状出血现象明显，伴有咽痛、口渴、大便干、尿黄、舌质红、苔薄黄、脉弦滑数。治宜清热解毒，选“克银一方”。处方：土茯苓30 g，忍冬藤、草河车、白鲜皮、板蓝根各15 g，北豆根、威灵仙各10 g、生甘草6 g，每日1剂，水煎早晚各服1次。

2. 血虚风燥证

临床表现为皮损基底暗淡或暗，层层脱鳞屑，瘙痒明显，搔刮后点状出血现象不明显，大便正常或秘结，舌质暗或谈，苔薄，脉弦细，治宜滋阴养血润燥、清热解毒，选“克银二方”。处方：生地30 g，丹参、元参、大青叶、白鲜皮、草河车各15 g，麻仁、北豆根、连翘各10 g、每日1剂，水煎早晚各服1次。

克银一方中，土茯苓甘淡而平，有解毒消肿作用；忍冬藤、北豆根、板蓝根、草河车、白鲜皮均为苦寒之品，为清热解毒之要药；威灵仙性味辛温、辛能走表，温能通络，可以引经达表以清解壅于肌肤之毒热；此外在苦寒药中配威灵仙一味，以其辛温监制苦寒伐伤之弊；生甘草既能清热解毒，又能调和诸药。

克银二方中，生地甘苦寒能清热凉血、养阴生津，丹参苦微寒能活血养血，元参甘苦咸寒能清热养阴解毒，麻仁润肠通便，滋养补虚，这四味药相合主要取其滋阴养血润燥作用；大青叶、北豆根、白鲜皮、草河车、连翘性味苦寒，主要能清热解毒，以上两组药物驱邪而不伤正，扶正而不恋邪。

血热风燥证经克银一方治疗一段时间后已见效果，若皮损已由鲜红转为红褐或谈红，可改用克银二方继续治疗，血虚风燥证用克银二方治疗，但在治疗过程中复感外邪或饮食不当，皮损加重或又有新起斑疹，这时可加重克银二方中清热解毒药的用量或改用克银一方调治。根据皮损变化和兼症进行适当加减：若皮损鲜红、面积较大，重用生地，加赤芍、丹皮、紫草以加强凉血作用，或加生石膏、知母以增强清解气分热势的力量；若皮损紫暗，加赤芍、桃仁、红花以增加活血之力；血热风燥证之鳞屑较厚者，加黄芩、大青叶；血虚风燥证之鳞屑较厚者，加当归、鸡血藤；若瘙痒较甚者，加白芷，《珍珠囊》记载白芷入胃、小肠、大肠经，本病皮损好发于阳经所行部位，故加之以引经止痒。白鲜皮为方中止痒药，可酌情增减；咽痛者，除适当调整北豆根、板蓝根用量外，也可选配锦灯笼、黄芩、胖大海等药，便干是银屑病患者常见症状，可根据不同病情选用生川军、大青叶、火麻仁等药调之；烦躁口渴者，加麦冬、沙参、玉竹等，甚至加生石膏、知母、山桅、竹叶等药；小便黄者，加木通、竹叶、生草梢。见瘀证可加桃仁、红花、三棱、莪术等。

3. 风热兼湿证

多见腋窝、胯间等处，疹色潮红或暗红，除原有点点红粟外，又有成斑成块，搔之浸渍黄水或有糜烂。舌红，苔薄黄或黄腻，脉濡滑，治以散风利湿清热、凉血解毒。方用凉血除湿汤，舌红苔黄腻者用龙胆泻肝汤，舌苔白腻者用除湿胃苓汤，流水多者可加重苍术用量。

4. 湿热化毒证

除有上述见症外，并见发出较多细小脓疮，此起彼伏反复发作，轻则仅见于掌跖等处，重则散见全身各处，痒痛相兼，证见身热、口渴面赤、唇燥，心烦易怒，小溲短赤、大便秘结。舌质红绛、苔黄腻，脉滑数，治以凉血清热解毒，主方用五味消毒饮或普济消毒饮。

5. 风湿痹滞证

皮损红赤或暗红、鳞屑较厚，肢体关节疼痛，轻则指（趾）小关节红肿灼热，活动欠利，重则肘膝、脊柱均可变形，指甲可见“顶针”之状，舌质淡红，苔黄腻或白腻，脉弦数或滑数。治以搜风除湿、败毒止痒，主方用桂枝芍药知母汤或独活寄生汤，关节痛加鸡血藤、秦艽，上肢为甚加姜黄、海风藤，下肢为甚加防己，关节变形加穿山甲、透骨草，或加全蝎、蜈蚣、蝉衣等祛风之品。

6. 毒热伤营证

周身遍起大片斑块，形如地图，相互联合，皮肤潮红，脱屑甚多，重者壮热，面红目赤，口干舌燥，舌质红绛苔黄或黄腻，脉弦数，治以凉营滋阴、清热解毒，主方用清营汤、犀角地黄汤合养血润肤饮。在证治中，根据发病的不同情况可以灵活用药，如头皮为重可加用升麻、荆芥，四肢为重者可加威灵仙、桑枝，上肢为重者加川芎，下肢为重者加独活，脱屑多者加徐长卿，舌质紫暗者加桃仁、红花、凌霄花，妇女月经不调加当归、丹参等。

三、张志礼治疗银屑病的经验

1. 血热型

相当于银屑病进行期，临床特点：皮疹发展迅速、色潮红，新生皮疹不断出现，鳞屑较多，表层易剥离，剥离后有筛状出血点，瘙痒较明显，常伴口干、舌燥、大便秘结、心烦易怒，小便短赤等全身症状，舌质红绛、苔薄白或微黄，脉弦滑或数，辨证：内有蕴热、郁于血分。治法：清热凉血活血，方药凉血活血汤，白疕一号加减：生槐花、白茅根、生地、鸡血藤各50 g，紫草根、赤芍、丹参各25 g，水煎服，每日1剂，重者每日可服一剂半，方中生槐花、白茅根、生地清热凉血；赤芍、紫草根、丹参、鸡血藤凉血活血养血；风盛痒甚者，可加白鲜皮50 g、刺吉力50 g、防风15 g、秦艽25 g、乌梢蛇10 g等；若夹杂湿邪，舌苔白腻，皮损浸润较深者，可选加苡米仁50 g、茵陈50 g、土茯苓50 g、防己25 g、泽泻20 g，大便燥结者可加大黄15 g、栀子15 g；因咽炎、扁桃体炎诱发者加板蓝根、大青叶、连翘、元参。舌质较暗或舌有紫斑、皮疹深红者，可加红花15 g（藏红花5 g）；热过盛者可加用清血散5～10 g冲服（清血散方：生石膏100 g、木香、元参、滑石、升麻各100 g，制法：上药煎汁，取皮硝1斤，合拌后阴干，研成细面，备用，服法：每次服5～10 g，每日2～3次）。外用方剂：初期多用无刺激性的清热润肤药膏外敷，后期则与血燥型相同。常用的有：①香蜡膏：香油200 g、黄蜡50 g，调匀外用。②普连膏：大黄粉10 g、黄芩粉10 g、凡士林80 g，调匀外用，每日涂擦1～2次。③清凉膏；主要成分有当归、紫草、大黄。④洗疗：取褚桃叶半斤，侧柏叶半斤，加水10斤，煮沸20分钟后，凉温至30～35℃洗疗，亦可放入澡盆浸浴，但水温不可太高，每周2～3次。但对于急性进行期患音或皮肤潮红面积大、有趋向红皮症之可能者，不可进行浸浴。功能：褚桃叶甘凉无毒，具有祛风除湿、清热杀虫、润肤止痒功效，泡浴后一般感到轻松，瘙痒减轻，皮屑脱落。泡浴后外用药膏，更能发挥其外用药效能。

2. 血燥型

相当于银屑病静止期，临床特点；病程日久，皮疹呈钱币状或大片融合，有明显浸润色较浅，表面鳞屑少，附着较紧，剥离鳞屑后底面出血点不明显，很少有新疹出现，全身症状多不明显。舌质淡，舌苔薄白，脉象沉缓和沉细。辨证：阴血不足、肌肤失养。治法：养血润肤、活血散风。方药有养血解毒汤，内服方剂白疕二号加减：鸡血藤、生地、土茯苓各50 g，当归、丹参、蜂房各25 g，天冬、麦冬各15 g，以上为一剂，用法同上，方中鸡血藤、当归、丹参养血活血、舒筋活络，天冬、麦冬、生地养阴润燥、活血润肤，土茯苓、蜂房散风除湿解毒。加减：①若有脾虚湿盛：证见大便溏泻、下肢浮肿、舌质淡而舌体胖有齿痕者，可加生苡仁

50g，茯苓、白术、扁豆各25 g，猪苓15 g。②若兼见阴虚血热，脉象沉细，舌质红而无苔者可加黄檗25 g、知母15 g。③若风盛瘙痒明显者加白鲜皮、刺吉力各50 g，苦参25 g。④血虚面色恍白，脉象沉细无力者可加熟地25 g、白芍20 g。

外用药：10%～20%京红粉软膏；2.5%～25%黑豆油软膏；黑红软膏；豆青膏：主要成分为白降丹、巴豆油、青黛面。

注意事项：①京红粉系汞制剂，大面积使用时容易引起口腔炎，对肾脏也有刺激作用，故在使用时应注意口腔卫生，肾炎患者应禁用。②对汞制剂过敏的患者，禁用含京红粉的外用药。③选用外用药物时，应由低浓度开始，最好选一小块皮损试用，如无不良反应，再用于全身，以免发生过敏引起红皮症。

3. 血瘀型

辨证：经脉阻滞、气血凝结。治法：活血化瘀行气，方药活血散瘀汤（白疕三号）加减：鸡血藤、鬼箭羽各30 g，三棱、莪术、桃仁、红花、白花蛇舌草各15 g，陈皮10 g。方解：三棱、莪术活血行气，桃仁、红花、鸡血藤、鬼箭羽活血化痹，白花蛇舌草化瘀解毒，陈皮行气调中。月经量少或有血块者加益母草、丹参。

张老认为：①银屑病属于中医白疕的范围，血热是本病发病的主要原因，然而血热的形成与多种因素有关，可以因为七情内伤，气机壅滞，郁久化火，以致心火亢盛，因为心主血脉，心火亢盛则热伏营血；或饮食失节，过食腥荤动风之物，以致脾胃失相，气机不畅，郁久化热，因为脾胃为水谷之海，气血之源，功能统血、纳谷而濡养四肢百骸，若其枢机不利，则壅滞而生成热。外因方面主要是由于外受风湿、燥热之邪，容于皮肤。发病机理：因为热伏血络则发红斑，湿热燥盛致使肌肤失养，则皮肤发疹，搔之起屑，色白而痒，若风湿燥热之邪久羁、阴血内耗夺津灼液，则血枯液燥难荣于外，根据临床的实践情况将本病分为“血热”“血燥”和“血瘀”三种类型。但它们之间不能截然分开，而是相立关联和相互转化的不同阶段。②治疗方面：从治疗结果来看，近期疗效还是比较理想的，对发病急、病程短的患者，以内服药为主，皮肤仅用一些凡士林或香蜡膏，配合治疗，收到了较为满意的疗效，因而提示应重视机体内在因素的调整。对于皮损较厚的思考，单用内服药物治疗效果较慢，须配合适当的外用药，常选用京红软膏及黑红软膏，适用于肥厚的皮损，发现有上皮剥脱的作用，浸润越薄的皮损消退越快，发生在肢体近心部位较远心部位的消退快，发生在四肢伸侧面和背部的皮损较屈侧面和腹部的消退快。③目前虽然尚未解决复发问题。但复发率仍比西药低，复发时间亦有所延长，分析其复发因素，大部分患者均有明显的诱因，如患者在治愈后中断服药未能坚持巩固服药。

四、顾伯华治疗银屑病的经验

1. 风寒型

多见于小儿和初发病例或关节炎型。皮损红斑不鲜，鳞屑色白较厚，抓之易脱，多冬季加重或复发，每于夏季减轻或消失，伴有怕冷、关节酸楚或疼痛，瘙痒不甚，苔薄白，脉濡滑等症状，治宜祛风散寒，养血润燥。常用药物有：净麻黄、川桂枝、制川乌、苍耳子、白芷、白鲜皮、地肤子、当归、鸡血藤、乌梢蛇（研粉吞服）。加减法：有关节畸形、活动限制者，加羌活、独活、桑寄生、桑枝、秦艽、威灵仙，减苍耳子、白芷。

2. 风热血热型

皮损不断增多，颜色焮红，筛状出血点明显，鳞屑增多，瘙痒，或夏季加重，伴有怕热，大便干结，小溲黄赤，舌质红，苔薄黄，脉滑数，治宜散风清热、凉血润燥。常用药物有：桑叶、野菊花、赤芍、丹皮、白花蛇舌草、草河车、大青叶、白鲜皮、苦参、蒲公英、泽泻。

3. 湿热蕴积型

多发生在腋窝、腹股沟等屈侧部位，红斑糜烂，浸渍流滋，瘙痒，或掌跖有脓疱，多阴雨季节加重，伴有胸闷纳呆，神疲乏力，下肢沉重或带下增多，色黄，苔薄黄腻，脉濡滑等。治宜清热利湿，和营通络。常用药物有：苍术、黄檗、萆薢、蒲公英、生苡仁、土茯苓、猪苓、泽泻、忍冬藤、泽兰、丹参、路路通。

4. 血虚风燥型

病情稳定，皮损不扩大，或有少数新皮疹，但皮肤干燥，小腿前侧肥厚，或有苔藓样变，在关节伸侧可有皲裂、疼痛，可伴有头晕眼花、面色白、舌淡苔薄，脉濡细等症状，治宜养血祛风润燥。常用药物有：生熟地（各）、当归、赤白芍（各）、红花、鸡血藤、小胡麻、肥玉竹、白鲜皮、稀签草、炙僵蚕、乌梢蛇（研粉分吞）。

5. 血瘀型

一般病期较长，反复发作，多年不愈，皮损紫暗或有色素沉着，鳞屑较厚，有的呈蛎壳状，或伴有关节活动不利，舌有瘀斑苔薄，脉细涩等症状。治宜活血化瘀，祛风润燥。常用药物有：当归、丹参、三棱、莪术、益母草、桃仁、留行子、槐花、牡蛎（先煎）、蝉衣粉（分吞）。

6. 肝肾不足型

皮损红斑色淡，鳞屑不多，颜色灰白，伴有腰酸、肢软、头晕、耳鸣或阳痿遗精、舌胖、舌边有齿印、苔薄、脉濡细等症状；若妇女怀孕时皮疹消失或减轻，产后皮疹出现或加重，伴有月经不调等症状，此属冲任不调，治宜补益肝肾，调摄冲任。常用药物有：熟地、当归、白芍、制首乌、仙茅、仙灵脾、黄精、菟丝子（包）、苍耳草、地龙片10片（分吞）。

7. 火毒炽盛型

多属红皮病型或脓疱型，全身皮肤发红或呈暗红色，甚则稍有肿胀，鳞屑不多，皮肤灼热或密布散在小脓疱。往往伴有壮热、口渴、便干溲赤、舌质红绛、苔薄、脉弦滑等症状。治宜凉血清热解毒，常用药物有：鲜生地、赤芍、丹皮、银花、连翘、生山栀、黄芩、紫草、地丁、土大黄、生甘草。

五、徐宜厚治疗银屑病的经验

1. 病因

徐老认为本病外因以风邪为主或夹热、夹湿、夹寒；内因主要在于血分的变化，有血热、血燥、血虚之分，脏腑上归纳在肺脾两经，目前阴虚和肾虚也逐渐被重视。

2. 辨证施治

（1）风热：皮疹常在夏天加重或者感受外邪后恶化；脉浮数，舌质红、苔薄黄，治法：清热消风、凉血退斑。方剂：消风散加减。药用：生地、丹皮、牛蒡子、黄芩各10 g，红花、凌霄花各15 g，苦参、知母、荆芥、防风、蝉衣各6 g，水煎服，每日1剂，分3次服。

（2）风寒：皮疹往往在冬天加剧或进一步发展，脉紧，舌质淡红、苔薄白。治法：疏风散寒、活血调营。方剂：桂枝汤加减。药用：桂枝、防风、羌活、甘草各3g、赤芍、当归、白鲜皮各12 g，川芎、麻黄、杏仁各6 g，服法同上。

（3）湿热：皮疹因外搽药后，刺激或激惹，时有渗液或者挟有脓疱之类皮疹，脉濡数，舌质红，苔薄黄微腻。治法：渗湿清热。方剂：萆薢渗湿汤加减，药用：苍术、黄檗、泽兰、猪苓各10 g，萆薢、生苡仁、丹参各15 g，忍冬藤、土茯苓、蒲公英各30g，路路通、川牛膝、青皮各4.5 g，服法同上。

（4）血热：皮疹色红甚至红斑相互融合成片，或如地图或呈红皮，脉数，舌红、苔少。治法：清营凉血、解毒退斑。方剂：犀角地黄汤加减，药用：犀角1.5 g（或用水牛角15 g代替），生地30 g，炒丹皮、赤芍、紫草、红花各10 g，银花炭、生地榆、生石膏、寒水石各15 g，沙参、麦冬、元参各10 g，服法同上。

（5）血燥：皮疹淡红，鳞屑较少，病情呈缓解期，舌淡红、苔少，脉细数。治法：滋阴润燥、养血活血。方剂：养血润肤饮加减。药用：生熟地各15 g、天冬、麦冬、元参、何首乌、钩藤、当归各10 g，沙参、花粉、石斛、炒白芍各12 g，服法同上。

（6）热毒：皮疹遍布全身或者皮疹泛发，同时伴有发热、口干喜饮、便秘、尿赤，舌质红、苔少，脉细数。治法：清热解毒。方剂：黄连解毒汤、五味消毒饮合裁。药用：蒲公英、银花、地丁各15 g，黄连、黄芩、黄檗、焦山桅各6 g，生地、赤芍各10 g，服法同上。

（7）脓毒：皮疹以大小不等的脓疱为主，舌红、苔黄微燥，脉洪大。治法：清热解毒，托里排脓。方剂：龙胆泻肝汤化裁。药用：银花、绿豆衣各30 g，生地、连翘、蒲公英、野菊花、黄芪各10 g，生苡仁、白鲜皮、当归、赤芍各12 g，黄芩、黄连、甘草各6 g，服法同上。

（8）肝肾不足：患者以老年人为主或者出现关节疼痛，日久难愈，舌质淡红、苔薄白，脉虚细。治法：养肝滋肾，通痹止痛。方剂：六味地黄丸加减。药用：生熟地、炒丹皮、麦冬各10 g，五味子、泽泻、茯苓各4.5 g，伸筋草、千年健、鬼箭羽、全毛狗脊、钩藤各15 g，当归、丹皮各12 g，服法同上。

（9）冲任不调：多见于男女冲任不调，如阳痿、性交后皮疹加重、腹痛、痛经、不孕等。舌质淡红或微暗红、苔少，脉沉细。治法：调补冲任，壮阳和血。方剂：二仙汤加减。药用：仙茅、炒知母、炒黄檗、炒丹皮各6 g，仙灵脾、当归、巴戟天、淡大云各12 g，茯苓、菟丝子各10 g，何首乌、丹参各15 g，服法同上。

（10）血瘀：皮疹暗红，顽固难退，夏天与冬天均无好转倾向。舌质暗红、苔少，脉沉涩。治法：祛风和血、理气通络。方剂：桃红四物汤加减。药用：桃仁、红花、川芎、苍耳子各6 g，生地、赤芍、当归各12 g，益母草、牡蛎、丹参、炒槐花、桑白皮各15 g，服法同上。

加减法：①红皮病型，加玳瑁、羚羊角，加重用元参、沙参、石斛。②脓疱型：加银花炭、生地炭、生苡仁、蒲公英、七叶一枝花、白花蛇舌草。部分酌服犀黄丸。③关节炎型：加老鹳草、汉防己、制川乌、制草乌、丹参、威灵仙、细辛、千年健。

引经药：损害以头面部为重者，加白附子、桑叶、杭菊花、泽泻；损害以躯干为重；加郁金、山栀、柴胡、黄芩；以腰骶部为重者，加川牛膝、炒杜仲、豨莶草；以四肢为重者，加川牛膝、木瓜、桂枝、片姜黄、钩藤。

外治法：进行期若皮疹急性发作或者泛发全身时，可用性质温和、凉血解毒为主的软膏，如紫草膏、鹅黄膏、润肌膏等外搽，每日2～3次。若皮疹局限，鳞屑较多，先用褚桃叶30 g，金钱草15～30 g，萹蓄15～30 g，五倍子15 g，加水适量，浓煎两次将药液混合一起，外洗患处。然后再涂上述软膏，若皮疹残留少量顽固不退皮疹，可用性质较烈、穿透力较强的软膏，如红牛软膏外搽，每日1～2次，用时要注意，先从小面积试用，无不良反应后，再擦他处，以免发生过敏反应。

六、周鸣歧治疗银屑病的经验

1. 分型辨治

（1）风盛血热型

相当于进行期，伴有口干舌燥、溲赤或便秘，心烦喜凉饮，舌质红、苔薄白或薄黄，脉弦滑或数。治宜祛风清热、凉血活血解毒。方用银屑汤一号，药由生地、白鲜皮、地肤子各20 g，白茅根60 g，忍冬藤、金银花各30 g、丹皮、威灵仙各15 g，防风、甘草各10 g，丹参10 g。加减：①热盛者加黄芩、山栀，夹有湿邪者加茵陈、土茯苓、苡米。②血瘀重者加鸡血藤、红花。③咽喉肿痛者加山豆根，便秘加麻仁，大便秘结舌苔黄燥者加大黄，皮肤奇痒加地肤子、蛇床子、刺吉力、蝉衣、蜂房。④头部皮疹严重加蜂房、白芷，下肢为甚者加茜草、牛膝。

（2）风热血燥型

相当于静止期，舌质淡或暗红、苔薄白，脉沉缓或沉细，治宜养血润燥、疏风活血，方用银屑汤二号，药由生熟地各30 g，鸡血藤30 g，土茯苓25 g，丹参、白鲜皮、地丁、元参各20 g，当归、威灵仙、白吉力、赤芍、麻仁、连翘各15 g。加减：①兼阴虚血热加知母、黄檗、丹皮、生槐花。②脾虚内湿者加茯苓、白术、苡仁。③舌暗或有瘀斑加莪术、漏芦，大便秘结加肉苁蓉。④若斑块消退较慢，加蜈蚣3条，研末冲服，若服汤剂困难，可单用蜈蚣10条，焙干研末，分5次，每晨空腹服。

诚如《外科大成》所云：白疕由风邪客于皮肤，血燥不能荣养所致。风盛血热型，热象为其突出表现，风热血燥型，燥为其主因，形成本病之内因亦多缘脏腑功能失调。因此，治疗应由整体出发、辨证论治。风盛血热型因当清热泻火，银屑汤一号方中，生地、白茅根俱系甘寒之品，清热泻火而不伤中，养阴生津可制风燥之邪伤阴之弊。银花味甘性寒、芳香透达、清热解毒、清络中风火湿热。丹参活血化瘀，开血中之壅滞。防风乃风药中润剂，伍白鲜皮祛风止痒，诸药配伍，内清血中之热毒，外散肌表之风，施末患者，未见有不良反应。风热血燥型，其治疗以养血润燥为主，银屑汤二号方中，当归、生地、熟地养血养阴，鸡血藤行血通经络，威灵仙通经络搜诸风，白蒺藜祛风止痒，在大量养血滋阴药中，参与威灵仙、白蒺藜二味，因有疏风通络，但亦有补中寓通之意，诸药合用，补阴血，通经络，祛风邪，使肌肤腠理得荣。

针对银屑病存在着血瘀特征，故在治疗此病的始终，都使用了活血化瘀药物，这对于促使疾病的痊愈和抑制复发都起了一定作用。近年来对活血化瘀方药作用原理的研究表明，活血化瘀可改善全身及局部的血液循环，直接和间接起到抗炎效果。本病活血化瘀药物的运用，可能通过改善微循环及皮肤营养障碍，抑制表皮细胞过度增殖而获效。凡效果不满意者多与未坚持治疗或与在服药中饮酒、食辛辣刺激性食物有关。治愈后仍应继续治疗1个月，以巩固疗效、防止复发。

（高　军）

第十四章　银屑病的评估及治疗策略

第一节　银屑病严重程度的评估

银屑病是一种全身性炎症性疾病，病情严重程度是判定临床病情、制定治疗原则并评价其疗效的重要手段。如何评价，制订什么样的标准才能可靠有效地评估银屑病病情严重程度，是临床上一个棘手的问题。自银屑病严重程度指标（PASI）问世以来，此方法在世界范围内得到了广泛应用 。但PASI 评分方法本身存在着费时，各指标敏感性差，缺乏可靠性、有效性等诸多问题。通过多年探索，人们不断提出新观点、新方法来弥补其缺陷，进而求得一种能真实全面地反映银屑病病情的“金”标准。

一、PASI 评分法

（一）PASI评分法的定义

PASI评分法是评价银屑病最常用方法之一。自从1978年问世以来，该法在世界范围内得到广泛应用，不仅用于测量它的受损面积，而且评估皮损特点来决定它的PASI分数。计算PASI分数，首先计算体表面积。它把人体分为头（h）、躯干（t）、上肢（u）、下肢（l）4部分，分别占总体表面积的10%、20%、30%和40%。各受累面积（Ah、At、Au、Al）根据其所占百分比分为0～6级：0级无皮损，1级<10%；2级10%～30%；3级30%～50%；4级50%～70%；5级70%～90%；6级90%～100%。根据其红斑（E）、浸润（I）、脱屑（D）在上述各部的严重程度不同分别记分，有5个级别：0级无皮损；1级轻度；2级中度；3级重度；4级极重度。其计算公式如下：

PASI=0.1Ah（Eh+Ih+Dh）+0.2Au（Eu+Iu+Du）+0.3At（Et+It+Dt）+0.4Al（El+Il+Dl）。

PASI 评分以0.1累积量从0.0～72.0不等，积分越高表示病情越严重 。

（二）PASI 法的缺陷

1. 测量面积缺乏有效客观评估方法

银屑病严重性评价方法多涉及面积的计算，由于缺乏有效客观评估，使得这一指标可靠性受到质疑。不同观察者间用PASI方法测量面积得到的评价指数存在着显著性差异。特别需要指出的是，对于一些限局性银屑病更是难于估测；另一方面，80%以上的患者受累面积不超过10%，因而PASI 的受累面积指标实际上失去了作用。据此情况，Stern 用一个手掌占体表面积1%方法来计算银屑病患者的皮肤受累范围。事实上用这一技术方法来估计面积往往大于实际值，手掌面积真实值应占体表面积的0.70%～0.76%。PASI 4分法过于笼统，来源于对烧伤面积估计的9分法。9分法规定：在整个体表面积中，头部占9%，前上、下躯干各占9%，后上、下躯干部各占9%，一只腿前、后各占9%，生殖器占1%。Ramsay 等在对银屑病受累面积测量研究中，要求4个观察者用9分法对10例银屑病患者平均受累面积的百分比进行估计，得到的结果分别为20%、14%、23%和30%，其差异有显著性（$P < 0.001$）。

Faust 等在计算体表面积上有过人之处，以9分法为基础，他认为颜面占体表面积的5%，对点滴状银屑病型的面积估计，不要孤立地一个个测量，而把它们想象成一块正处在活动期的面积来评价。以上方法受测量者的主观影响，使得其结果波动很大。

应用仪器测量得到结果客观可靠，如斑片扫描法、激光多普勒扫描速度法提高了准确性。Savolainen 等对26 例银屑病患者全身摄影后制成幻灯片，然后用计算机影像分析方法来计算受累面积，得到的结果与皮肤科专业医务工作者观察到的结果相比较，全身各个部位相关系数接近1（$r = 0.95 \sim 0.97$）。尽管各种仪器的应用提高了准确性，但设备昂贵、技术要求高、费时以及医疗费用高等特点，使之只能适用于小范围的人群研究。

2. 红斑、浸润、脱屑干扰因素多，敏感性差

PASI 最大的缺陷是敏感性差，红斑、脱屑、浸润对于身体各个部分的评分同等重要。因此无论哪一种皮损的减少，同时另外一种皮损同等增加，最终可能导致PASI 的评分不变。同样，1例表现为中度红斑、轻度脱屑和浸润的红皮病型银屑病患者的PASI评分可能与1 例受累面积只占总体表面积的20%～30%，表现为显著红斑、浸润、脱屑的慢性斑块型患者的评分相同，然而前者的病情比后者严重、难治。银屑病中的红斑是可变因素，可能每天，有时甚至数小时都有变化，更严重的是，尽管银屑病病情稳定且大部分处于消退期，红斑仍有持续不退的倾向。许多因素影响红斑，但并不是所有这些因素都与银屑病严重度相关。一些有效的抗银屑病

药物，如地蒽酚能诱发明显的红斑。因此，Snellman等在银屑病严重程度指标中干脆把红斑排除在外，评分建立在脱屑、浸润以及斑片的扩展等3个指标上。脱屑也是不可靠的指标，在涂抹润肤剂30分钟内脱屑的评分可能从4级变为2级。另外，脱屑还受外界温度、湿度的影响，一些气候疗法不到几天PASI评分就明显变小，其原因大多是脱屑减轻，不能以此来说明疗效显著，涉及上述各因素时，应把脱屑排除在外。许多文章报道浸润在三者中是最稳定的可靠指标，认为浸润这一指标不宜与红斑、脱屑视为同等重要。据此Harari等在银屑病严重程度评估记分法（PASS）中仅把这一指标分为四个级别，加重这一指标的分量。

（三）PASI法的改良

PASI评分法虽得到广泛应用，但其耗时、敏感性差，整个评价过程过于烦琐，近年来，在PASI的基础上，出现许多改良方法。如Feldman等报道的自身概念性PASI（SAPASI），患者能自身检测，使大群体评估银屑病成为可能。

1. PASS评分法

Harari等报道的一种银屑病严重程度评估记分法（PASS），它把整个记分方法分为2个步骤，首先根据9分法原则估计人体的受累面积（A），然后分别计算红斑、浸润、脱屑。评估红斑时分为3个等级，Eo无累及，Es轻度，Ei重度，且三者所占比例的累加值为100%。这样红斑E的评估得分E =Es×0.2 + Ei×0.4。同样方法，脱屑的评估得分为D =Ds×0.2 + +Di×0.4；浸润分为Io无累及，Is轻度，Ii重度，Iv极重度等4种，计算公式I=Is×0.2 + Ii×0.4 + Iv×0.6。最后的PASS=（E + I + D）×A%。与PASI相比较，PASS无须把人体分为4个部分来估计，无须在每个步骤中涉及面积计算，红斑、脱屑两指标为3个等级，只有浸润为4个等级，加快了评估进程。而依据得到的结果评分，不妨碍对银屑病严重程度评估的准确性和可靠性。最引人注目的是在图表显示前、后疗效时PASS更能显示其敏感性。

2. SPI评分法

近来Kirby等提出的SPI更是令人耳目一新，SPI分别代表症状、心理障碍、干预。三者比分既相互独立，又同时全面反映银屑病的严重状况，症状的评分即把原来的PASI评分结果以0～10的记分表示出来，心理障碍用可视模拟记分法来实现，干预却涉及了有无进行系统治疗，红皮病发生的次数，有无往院治疗等等。难能可贵的是SPI还涉及疗效，早在1993年Vardy等针对人们只注重记录检查时的临床情况，而忽视皮损的持续时间，缓解时间的长短作为评价银屑病的指标，提出了Rt记分法，Rt=诱导消退所需的强化治疗周数/治疗后患者消退维持的月数。此方法的简便性很有吸引力，它在比较疗效方面比在提供有意义的绝对疗效评价方面更有用。

先进的仪器为准确、客观地测量红斑、脱屑、皮损厚度成为可能。如激光多普勒血流测定、紫外线诱导红斑法做定量测定。采用照相负片等进行密度扫描分析来判断脱屑情况，Gonzalez 等报道用共聚焦激光扫描显微镜可在体内显示皮损的组织学改变，尤其对增殖程度测量有明显效果。

因此，尽管PASI 评分方法存在着诸多缺陷，直至目前，评估银屑病严重程度和治疗效果方面，该法仍是世界上被广泛采用的方法之一。许多新方法都借助于PASI 的基本方法，或与其相比较，来验证其有效性。多年的探索虽在这一方面取得了一定的进展，但跟人们所期待的目标相差甚远。为此，有必要对浸润这一可靠性指标和实验室方面进行深入研究，以获得准确、快捷的高效指标。

二、皮肤病生活质量指标（DLQI）

随着医学模式从生物模式向社会—心理—生物医学模式的转变，人们的健康观也发生了变化，健康不仅是身体上没有疾病，还包括精神、心理及社会行为等多种因素的完好，因此医学界引入了生活质量的概念。生活质量评价是一种可全面评价疾病及治疗对患者造成的生理、心理和社会活动等影响的新的评价技术，它通常是通过问卷进行的。

（一）DLQI 的定义

皮肤病生活质量指数（DLQI）是为方便皮肤科医师深入了解皮肤疾患对患者生活质量影响的方式和程度，制定更有利于患者的综合治疗方案而设计。最初，Finlay 等对 200 多例不同疾病就诊于皮肤科门诊的患者进行了调查，总结出适合于16岁以上成人回答的自测简化量表。DLQI 仅 10 个问题，研究内容主要是皮肤病在过去 7d 带给患者多方面的影响，包括生理（如瘙痒、刺痛）、心理（如缺乏自信、沮丧）、社会活动、人际交往及职业限制（接触性皮炎）、家庭（如限制其照顾家人、性生活）、治疗（时间、副作用及经济负担）等6方面。每个问题都采用了4级计分法（0、1、2、3），适用于对痤疮、湿疹、银屑病等多种皮肤病对患者的影响及药物疗效进行评价。该测量表经重复试验和统计分析证明它在银屑病测量上具有可靠性、临床有效性和敏感性。量表所含问题精简易于临床操作，但也因此无法将6方面的内容细分统计。

（二）DLQI 评分量表如下图所示

DLQI 评分表

内容	极严重	严重	轻微	无
1.在过去一星期里，你的皮肤瘙痒、痛或刺痛的程度怎样呢？				
2.在过去一星期里，你是否因为皮肤问题而产生“尴尬”“沮丧”“难过”？				

续表

内容	极严重	严重	轻微	无
3.在过去一星期里,你在上街购物、打理家务或者花园的时候,皮肤问题对你的影响有多大?				
4.在过去一星期里,你的皮肤问题对你选择衣服方面的影响有多大?				
5.在过去一星期里,你的皮肤问题对你的社交或者休闲生活的影响有多大?				
6.在过去一星期里,你的皮肤问题对你做运动造成的困难有多大?				
7.在过去一星期里,你的皮肤问题有没有使你不能够做工或者读书?如果"没有",在过去一星期里,你的皮肤问题在你工作或者读书方面造成的问题有多大?				
8.在过去一星期里,你的皮肤问题引起你同配偶或同好友、亲戚之间的问题有多大?				
9.在过去一星期里,你的皮肤问题引起睡眠或性方面的困难有多大?				
10.在过去一星期里,皮肤护理带给你的问题有多大?例如使家里杂乱,或者花了很多时间。				

极严重=3分,严重=2分,轻微=1分,无=0分,总分=各项评分之和。

(三)皮肤生活质量指数的应用

1.评价干预措施,完善治疗方案:Parsad等用DLQI对141例白癜风生活质量与治疗结果研究,发现生活质量高,治疗效果好,差异有显著性(P<0.0001),表明患者对生活质量的满足与否直接影响到其对治疗的反应。提示临床治疗的同时,辅助一些放松技巧,建立自信训练提高DLQI分,有利于白癜风的治疗。暴露部位的色素异常、瘢痕或血管性疾病会使患者感到难堪、沮丧、限制其多种社会行为,降低了生活质量。

2.疗效评价:过去单纯用症状、体征消失,病理改变复原等来评价效果,有一定的局限性。近年来,用生活质量评价疗效已成为一项有力指标。Touw等对环孢素治疗慢性斑块型银屑病后,对皮损、瘙痒对生活质量的影响进行了研究,发现环孢素可治愈银屑病皮损,减轻瘙痒,且能提高患者生活质量。但研究筛选条件严,限制了各变量的变动,生活质量与病情呈弱相关,但与累及部位相关,越是暴露部位,相关系数越大。

3. 比较不同皮肤病对患者的损害程度：Hahn等采用DLQI表对百名就诊患者进行研究，Pearson相关分析DLQI与年龄，相关系数为P=0.23。Wilconxon秩和检验DLQI与性别之间P =0.92，可见DLQI与性别、年龄无关。发现炎症性皮肤病DLQI分值高（0～29），以痤疮、湿疹、特应性湿疹、银屑病居前，而肿瘤性皮肤病DLQ I分值低（0～4），如基底细胞癌，先天痣，从患者对问题DLQI的回答情况，患者感到瘙痒，刺痛及皮肤表面的阳性症状影响最大。

第二节　银屑病治疗原则

银屑病是皮肤科中的常见病，目前尚无根治疗法，仅可达到临床治愈，且患者数量逐年增加，估计我国银屑病患者已达数百万。然而不规范的治疗使银屑病病情加重，导致疾病的恶性循环，甚至产生其他脏器的并发症，威胁生命，从而严重影响患者的生活质量。为减轻患者的痛苦和个人的经济负担，规范银屑病的治疗，避免医源性伤害的发生，在循证医学原则的指导下，规范银屑病的治疗，以适应临床的需要，为病人提供最佳的医疗服务，从而最大限度地提高银屑病患者的生活质量。因此，临床医生在针对某一具体患者时，应充分了解本病的最佳临床证据和现有医疗资源，并在全面考虑患者的具体病情及其意愿的基础上，根据自己的知识和经验，制订合理的诊疗方案。

一、严重程度的分类

在给银屑病患者制订合理的治疗方案前，临床医师需要对银屑病的严重程度进行评估。一个简单界定银屑病严重程度的方法称为十分规则：即体表受累面积（BSA）>10%（10个手掌的面积）或银屑病面积与严重程度指数（PASI）>10或皮肤病生活质量指数（DLQI）>10即为重度银屑病。BSA<3%为轻度，3%～10%为中度。还要考虑皮损范围、部位，对生活质量的影响等诸多因素。

二、治疗原则

银屑病有多种治疗方法，如外用药物治疗、内用药物治疗及物理疗法，不管选择何种治疗方法，临床医师均应权衡利弊，根据银屑病的类型、严重程度以及患者的要求做合理选择。治疗应遵循以下治疗原则。

1. 正规：强调使用目前皮肤科学界公认的治疗药物和方法。

2. 安全：各种治疗方法均应以确保患者的安全为首要，不能为追求近期疗效而发生严重不良反应，不应使患者在无医生指导的情况下，长期应用对其健康有害的方法。

3.个体化：在选择治疗方案时，要全面考虑银屑病患者的病情、需求、耐受度、经济承受能力、既往治疗史及药物的不良反应等，综合、合理地选择制定治疗方案。

三、治疗目的

银屑病治疗的目的在于控制病情，延缓向全身发展的进程，减轻红斑、鳞屑、局部斑片增厚等症状，稳定病情，避免复发，尽量避免副作用，提高患者生活质量。治疗过程中与患者沟通并对患者病情进行评估是治疗的重要环节。

1.对初发点滴型患者应去除感染诱因，争取治愈，并力求长期不复发。

2.对部分难治患者来说，应尽可能地消除或减轻病人躯体的不适，解除患者的心理压力，减轻经济负担，提高患者的生活质量。

3.慢性斑块型银屑病患者反复发作、迁延不愈者应延长缓解期。

4.红皮病型等严重的患者是促使向寻常型转变。

四、银屑病现状及共识

2003年在南非召开的“国际银屑病协会理事会议”的“医患座谈会”上，提出了10条共识，其具体内容为：

1.银屑病是内免疫介导的疾病；

2.世界任何种族、任何年龄、任何性别的人均可患银屑病，女性患者略多于男性；

3.银屑病无传染性，不可能从一个人传染给另一个人；

4.银屑病患者病情程度差异很大，皮损可以干裂和出血，可以有持续的瘙痒，但无躯体疼痛，也不会使身体虚弱；

5.有很多对症治疗方法，但没有一种方法对每一个人都有效，更没有根治的方法；

6.有些治疗可以引起严重副作用，治疗费用又很大，使得患者生活质量降低；

7.银屑病有自然周期，有时减轻，有时加重；

8.患银屑病的人们有强烈的情绪反应，如苦恼、生气和压抑等；

9.银屑病患者由于他们患此病而被一些人们排斥和瞧不起；

10.需要帮助和教育银屑病患者正视现实，使他们尽可能地学习和理解银屑病的相关知识，从而正确对待银屑病。

此10条共识中心意思就是要鼓励患者正确对待银屑病，去除盲目性，增强自我保护意识和提高生活质量；积极动员患者、医生和研究人员共同战胜银屑病。

五、各型银屑病的治疗方案

1. 轻度银屑病：外用药治疗为主，可考虑光疗，必要时内用药治疗，但是必须考虑可能的药物不良反应。

2. 中重度银屑病：紫外线、光化学疗法，甲氨蝶呤、环孢素、维A酸类、生物制剂，联合治疗。

3. 脓疱型银屑病：维A酸类、甲氨蝶呤、环孢素，光疗法、光化学疗法，生物制剂，支持治疗，联合疗法。

4. 红皮病型银屑病：维A酸类、环孢素、甲氨蝶呤，生物制剂，支持治疗，联合疗法。

5. 关节病型银屑病：非甾体类抗炎药、甲氨蝶呤、来氟米特、环孢素、硫唑嘌呤、柳氮磺胺吡啶，生物制剂，支持治疗，联合治疗。

第三节　银屑病的分型治疗及方法选择

一、不同类型银屑病的治疗

（一）斑块状银屑病

轻型以外用药为主，中重度斑块状银屑病患者需要使用系统治疗、光疗、联合其他外用药物治疗。

1. 外用糖皮质激素：应用最广泛，且超强效的糖皮质激素疗效最好。

2. 维生素D3衍生物：卡泊三醇最常用，临床起效比糖皮质激素慢，但不良反应相对较少。可使用联合或序贯疗法，即分别使用糖皮质激素与维生素D3衍生物联合使用或使用复方制剂来提高疗效。

3. 维A酸类药物：可单独/联合治疗轻度斑块状银屑病。

4. 阿维A：口服对斑块状银屑病有效，通常需与外用药联合，可加快起效时间，提倡从小剂量开始逐渐增加剂量，寻找最佳耐受量。

5.MTX：是目前治疗斑块状银屑病最经济有效的药物，但长期使用可导致肝脏纤维化及急性骨髓抑制。

6. 环孢素：治疗斑块状银屑病的特点是起效快，一般用于短期诱导治疗。

（二）点滴状银屑病

1. 积极治疗上呼吸道感染，减少心理压力，避免外伤（同形反应）。

2. 外用药治疗：可选用弱效或中效糖皮质激素单独或与维生素D3衍生物、润肤剂、UVB联合应用。他卡西醇刺激性小，可用于治疗急性点滴状银屑病。

3.光疗：在急性炎症期应慎重使用。

4.抗生素：由上呼吸道链球菌感染引起者可适当给予抗生素治疗，常用青霉素、头孢类抗生素、红霉素、阿奇霉素等。

5.中成药：可用清热凉血的中成药，如银屑颗粒、复方青黛丸等。

6.免疫抑制剂：慎用，某些严重的急性点滴状银屑病或上述治疗方法无效的患者可考虑短期应用MTX、环孢素、吗替麦考酚酯等免疫抑制剂。

（三）脓疱型银屑病

1.限局性脓疱型银屑病：无论是掌跖脓疱病还是连续性肢端皮炎均首选外用药物治疗，一线用药包括强效糖皮质激素、维生素D3衍生物和维A酸类药物。单独、联合或序贯应用。顽固或频繁复发的病例可用NB-UVB或308 nm准分子光治疗。重症或顽固病例常需系统用药，首选阿维A，效果不满意或不能耐受时，可选择MTX、雷公藤、环孢素、吗替麦考酚酯等。

2.泛发性脓疱型银屑病：大多需要系统治疗。阿维A、MTX、环孢素是一线药物，可根据患者的病情和个体情况进行选择。文献报告生物制剂对各种脓疱型银屑病均有效。

（四）红皮病型银屑病

1.房间、衣物清洁消毒。用低刺激或无刺激保护剂，如凡士林外涂。

2.1∶8000高锰酸钾溶液或淀粉泡浴。

3.系统用药环孢素和英夫利西单抗治疗红皮病型银屑病起效迅速，阿维A和MTX起效较慢，均作为目前治疗本病的一线用药。有时可联合用药。

4.一般不主张系统应用糖皮质激素，若患者中毒症状重、危及生命时，可谨慎采用。

（五）关节病型银屑病（PsA）

治疗药物包括非甾体抗炎药、改善病情的抗风湿药、糖皮质激素及生物制剂。

1.非甾体抗炎药适用于轻度活动性关节炎患者，但对皮损和关节破坏无效。

2.抗风湿药起效较慢，虽不具备明显的止痛和抗炎作用，但可控制病情恶化及延缓关节组织的破坏，多用于中重度病例。

3.生物制剂具有很好的临床疗效，并能阻止PsA影像学发展。

4.雷公藤具有抗炎止痛及免疫抑制双重效应，对缓解关节肿痛有效。

5.白芍总苷多年来治疗类风湿性关节炎，能减轻关节炎症状。

（六）反向型银屑病的治疗

该型以局部药物治疗为主，必要时可应用光疗，一般不采用系统治疗。

1.弱中效糖皮质激素可短期用于反向银屑病的治疗。每日2次，连续用药不应超过2周；强效或超强效糖皮质激素易导致上述部位的皮肤萎缩，不主张应用。

2.钙调神经磷酸酶抑制剂通过阻断多种细胞因子的合成而发挥免疫抑制作用。常用0.1%或0.03%的他克莫司软膏和1%的匹美莫司乳膏。

3.他卡西醇软膏刺激性小，患者耐受性好，可用于反向银屑病皮损的治疗。

二、特殊部位银屑病的治疗

（一）头皮银屑病

轻度头皮银屑病，嘱患者避免搔抓，局部使用中效糖皮质激素或者维生素D3衍生物，或两者配合使用；对于有较厚头皮鳞屑的患者，开始可以选用水杨酸制剂、焦油洗剂或植物油、矿物油封包过夜去掉鳞屑，然后短期间歇使用糖皮质激素制剂，或者使用糖皮质激素与维生素D3衍生物的复合制剂。

（二）甲银屑病

常用超强效糖皮质激素或维生素D3衍生物作局部封包治疗。对甲母质银屑病（如甲凹点和甲纵嵴），仅外用治疗甲皱襞部的皮损就可能治愈甲损害；对于甲床病变（如甲剥离），先剪去甲板或外用高浓度的尿素软膏封包1周左右（涂药前用胶布保护甲周皮肤），使甲板软化、脱落，再局部外用糖皮质激素或维生素D3衍生物。他扎罗汀对甲剥离和甲凹点疗效较好，对甲凹点和甲剥离的患者，先外用1%甲氧沙林溶液于末端指部，再照射UVA，每周2～3次，有一定疗效。

（三）外阴部银屑病

应选用弱效、中效或软性激素。钙调磷酸酶抑制剂对黏膜部位的银屑病有效。黏膜部位一般不能耐受维生素D3衍生物。避免使用刺激性的制剂如地蒽酚或维A酸类。

三、特殊人群银屑病的治疗

（一）儿童银屑病

轻症患儿常规应用润肤剂，外用弱效糖皮质激素治疗可以减少红斑和脱屑，尤其适用于瘙痒症状为主的患儿。煤焦油是常用治疗儿童银屑病有效的药物，卡泊三醇用于儿童评价良好。窄谱UVB治疗儿童银屑病疗效肯定，致癌可能性较小，但应注意PUVA治疗不适宜于小儿。最常用的系统治疗药物包括维A酸类、MTX和环孢素，这些药物一般仅用于脓疱型、红皮病型、关节病型银屑病或其他治疗方法无效的患儿，必须进行长期监测。

（二）孕妇银屑病

在孕前尽量使病情平稳或缓解，有利于平稳渡过孕期。润肤剂、局部糖皮质激素以及地蒽酚被认为对孕妇安全。UVB是继环孢素后的一种安全的二线治疗。UVB

的有效性在孕妇中并无单独评估，但是对银屑病患者的随机对照试验表明，其在65%的人群中有效。有数据表明，依那西普和英夫利西单抗对胎儿无影响，建议慎重选用。

（三）哺乳期银屑病

哺乳期妇女的一线治疗局限于润肤剂，适当局部外用糖皮质激素以及地蒽酚。局部治疗应该在哺乳后使用。维A酸类、MTX、环孢素、生物治疗以及PUVA在哺乳期妇女都是相对禁忌的。最安全的二线治疗是UVB，如果需要进一步治疗，应该缩短哺乳时间。

（四）老年银屑病

对于老年银屑病治疗较为困难，目前有效治疗的数据资料尚缺乏。主要是局部用卡泊三醇、UVB、倍他米松、依那西普和MTX治疗。当其他治疗无效时，需谨慎使用环孢素。

第四节　联合、轮换或序贯疗法

银屑病治疗方法多样，包括外用药、系统用药、物理治疗和心理干预等，将不同的治疗银屑病的药物和方法常综合在一起，以增加疗效、延长缓解时间和尽可能减少各自的副作用。临床采取将各疗法联合、轮换或序贯的方式应用。

一、联合治疗

联合治疗的基础是选择不同治疗机制的药物，从而产生协同或附加疗效并减少药物的毒副作用。联合治疗的关键在于剂量要低于单独使用时的剂量，在达到相等甚至更好疗效的前提下提高其安全性和耐受性。一旦皮损被有效清除或者大量减少时，其中一种治疗即可撤出（通常撤出的是安全性较差或者价格较高的），剩下的第二种治疗用于维持治疗。有些病例，只有继续同时运用两种治疗才能维持疗效，这时就必须把握好治疗与副作用及患者生活质量降低间的平衡关系。

对中、重度银屑病的联合治疗通常包括系统治疗药物和外用药物联合，系统治疗和光疗联合，两种或两种以上系统治疗药物联合。大多数系统治疗如依曲替酸、光疗、MTX和环孢素间的联用都可明显提高协同作用。但环孢素和PUVA不宜联用，因为会增加癌症的罹患率。免疫调节剂、羟基脲、硫唑嘌呤已经证实可成功联用。生物制剂如阿法塞特等在联合治疗中也能发挥类似作用。虽然未发现生物制剂可导致肝肾毒性，但如果和环孢素、硫唑嘌呤、羟基脲、麦考酚酸乙酯或MTX联用，则可导致恶性肿瘤的发生。

常用的联合治疗方法有：依曲替酸+UVB/PUVA/环孢素/生物制剂（理论上）；环孢素+MTX（两者都用低剂量）；环孢素+光疗/生物制剂（理论上）；MMF+环孢素（环孢素可逐渐撤用）；局部外用制剂+依曲替酸/光疗。这些联合治疗可能增加毒性、骨髓抑制、MTX、羟基脲、皮肤癌患病率（环孢素+PUVA）。

二、轮换疗法

轮换疗法首先由Weinstein和White提出来治疗严重型的银屑病，即用一种疗法1～2年，然后改为另一种疗法，这样可降低每种疗法的累积毒性，如减少PUVA的致癌性，MTX的肝纤维化和肝活检的需要以及维A酸类的肌肉骨骼的毒性。

轮换疗法的主要目的是在前一种治疗将要达到潜在的毒性水平时换成另一种治疗以减少毒性的蓄积作用，或者因为前一种治疗的效果随着时间的推移而降低，副作用增加或给予外用药物治疗后皮肤受累面积增大。最早被报道的交替疗法是从UVB加焦油、PUVA、MTX到依曲替酸的交替使用。此后，其他一些治疗手段也纳入交替治疗方案内，如局部外用药物或系统治疗药物和光疗。但应注意对PUVA治疗过的患者，在使用生物制剂后，其皮肤癌的发生率可能会升高。

三、序贯疗法

序贯疗法正式由Koo（1999）提出，将联合与轮换疗法重叠，发挥优势，以达到最大化首剂利用率，最小化长期毒性作用和提高整体疗效的目的。序贯疗法通常包括3个阶段：

1.清除阶段。此阶段运用快速作用的治疗方法，通常伴随较大的副作用。

2.过渡阶段。此阶段一旦患者皮损有所减轻，则在逐渐减退首发治疗的同时开始维持治疗。

3.维持治疗阶段。根据病情需要，可一直延续治疗下去。

四、联合、轮换或序贯疗法的合理应用

治疗银屑病的药物种类多，如维A酸类、甲氨蝶呤、环孢素、复方甘草酸苷等内服药，还有外用药、物理疗法、免疫生物学治疗、中医中药疗法等，但每种治疗存在各自缺点和局限性，应该根据患者自身病情合理用药，经过规范治疗，多数患者的病情可以控制或治愈。银屑病的治疗需根据病情采用个体化原则进行联合、交替、序贯治疗，以提高临床治疗效果，减少不良反应。Van de Kerkhof（1999）总结了抗银屑病的药物和方法如下表。

抗银屑病疗法的联合应用

	外用维生素D3	外用糖皮质激素	他扎罗汀	地蒽酚	焦油	UVB	PUVA	MTX	环孢素
阿维A	+ +	+	+	+	+	+ +	+ +	−	−/+
环孢素	+ +	+	+	+/+ +	+	−	−	−/+	
MTX	+	+	+	+	+	−	−		
PUVA	+ +	+	+	+/+ +	−	−			
UVB	+/+ +	+	+ +	+/+ +	−/+				
焦油	+	+	+	+/+ +					
地蒽酚	+	−/+	+						
他扎罗汀	+	+							
外用糖皮质激素	+/+ +								

−（不推荐）；+（无禁忌）；+ +（好）；+ + +（很好）

从上表可以看出，维生素D3类似物可以和其他抗银屑病的药物和方法联合应用而没有禁忌，特别是卡泊三醇-阿维A、卡泊三醇-环孢素和卡泊三醇-PUVA联合比单一药物或方法疗效都好，联合卡泊三醇-UVB和卡泊三醇-糖皮质激素外用与单用相比能增加疗效，而且联合疗法所需达到显效或完全清除皮损的阿维A、环孢素或PUVA的总量可以减少。联合应用卡泊三醇和糖皮质激素可以显著降低前者的刺激性。联合他扎罗汀（外用的维A酸类）和UVB看来也是很成功的。

外用糖皮质激素常与其他抗银屑病疗法联用，如中国医学科学院皮肤病研究所开发的复方丙酸氯倍他索软骨就是一个成功的例子。此外用药包括氯倍他索和全反式维A酸，前者起效快可以弥补后者起效慢的不足，而后者能预防前者所引起的皮肤萎缩等不良反应。已有实验证明全反式维A酸在一定程度上能增加银屑病的缓解期，两药的协同机制可以增加疗效，减少副作用。临床验证表明，此外用药治疗银屑病有效，而且在验证过程中未发现不良反应。

另外，也有些不完全成功的例子，如和单用PUVA相比，PUVA加上糖皮质激素可以清除一些皮损，但增加了复发率。

地蒽酚可以和其他抗银屑病治疗联合。大剂量的UVB加上地蒽酚并不能增强UVB清除皮损的能力，联合的优点是延长了缓解期。但地蒽酚加上糖皮质激素外用却缩短了缓解期。

粗制焦油加光疗是传统治疗银屑病的方法（Gocekerman法），考虑到这两种治疗方法都有潜在的致癌性，目前已不再推荐这两种方法联合治疗。

甲氨蝶呤（MTX）和环孢素都是治疗严重或顽固性银屑病的药物，但出于免疫抑制剂和紫外线照射均有致癌性，两者联合可能会增加肿瘤发生的危险。Levine曾推测MTX可能会影响紫外线损伤后的DNA修复过程，对紫外线与MTX联合应用必须谨慎。Sugie等的研究表明，环孢素能抑制p53的表达，进而抑制p53依赖的DNA修复和凋亡，破坏了机体对UVB引起的DNA损伤的自我修复机制，增加了皮肤肿瘤发生的可能性。

MTX可以和所有的外用药联合，但和阿维A联合是禁忌的，因为在一些患者中可以引起中毒性肝炎。MTX与环孢素联合也应慎重，因为环孢素降低肾功能，从而影响MTX从肾清除，何况两者都有潜在的严重副作用。但冯峥等应用环孢素与阿维A酯联合治疗12例严重银屑病，其中红皮病型9例，泛发型脓疱型3例，取得了良好的效果。作者是根据环孢素起效快，而阿维A酯起效慢但复发率低的特点，结果两药同时应用可以缩短环孢素的用药时间，减少其用量，在治疗过程中基本未发现严重的不良反应。环孢素还可以和几种外用药联合，如卡泊三醇和地蒽酚，和前者联合效果很好。

（杨笑玲）

第十五章　银屑病的护理与预防

第一节　银屑病的护理

一、常规护理

（一）基础护理

病室环境要安静舒适、空气新鲜流通、温湿度适宜；病室应严格消毒，紫外线照射每天两次，每次30min。尽量为患者提供小房间，减少陪伴探视，防止交叉感染。保持床单、被套整洁干燥，做到随时污染随时更换，减少对皮肤的刺激。

（二）饮食指导

1.一般给予普食，鼓励高蛋白、高维生素、低脂肪饮食，应少量多餐。由于红皮病型银屑病患者每日有大量鳞屑脱落，创面渗出，造成大量蛋白质的丢失，严重时导致低蛋白血症、水电解质紊乱。及时给予高营养饮食对病人至关重要，鼓励病人进食高蛋白、高维生素、低脂肪、营养丰富易消化的食物，如：牛奶、豆浆、猪肝及鸡鸭肉，多食新鲜水果、蔬菜，可以避免体内蛋白质的损耗，有利于细胞的修复与再生，以满足机体的需要，并对防治低蛋白血症、水电解质紊乱有一定辅助作用。

2.避免食用辛辣刺激性强、鱼腥海鲜的食物，如：辣椒、浓茶、咖啡、牛羊肉、鱼、虾、蟹等。高热时宜半流质饮食，并注意补充水分。

3.严禁酗酒、吸烟，以免影响睡眠，加重病情。

4.长时间使用糖皮质激素的患者，宜低盐清淡饮食。

5.制定饮食指导小册子，让患者适时阅读，加深印象，增强自我保护意识。

（三）消毒隔离，预防感染

重症寻常型银屑病、急性期红皮病型银屑病及脓疱型银屑病患者全身皮肤大片红斑、水肿、脓疱、渗出及糜烂，且有大量鳞屑脱落，真皮外露，抵抗力低，防止创面感染，有利于疾病的康复。

1.安排患者住单间病房，保持病室内整洁，定时通风换气。

2.每天2次用含氯消毒剂擦洗桌面、地面，病室内每日紫外线空气消毒。

3.患者所用床单、被套清洗消毒后专用，污染后及时更换。

4.限制探视人数，给予保护性隔离。

（四）高热护理

重症寻常型银屑病、急性期红皮病型银屑病及脓疱型银屑病患者都有不同程度的发热，叮嘱患者卧床休息，减少活动，若体温高达39 ℃以上者，每4h测体温一次，并做好记录，遵医嘱给予物理降温，用冰袋冷敷头部及大动脉处，忌用酒精擦浴，以免加重皮损。大量出汗时，应立即更换衣被，以防受凉感冒。患者高热时呼吸加快，出汗增多，水分大量丢失，鼓励患者多喝水，必要时遵医嘱及时补充液体，以维持水、电解质平衡。

（五）病情观察

1.每天都要进行全身皮肤检查，及时观察皮肤变化，观察有无新皮疹出现，皮疹消退情况，如果出现红肿、渗液、皮疹增多等，应及时报告医师做出处理。

2.若发病急、病情重，伴高热、肿胀及全身不适，应加强巡视，严密观察患者的面色神志、生命体征，尤其是体温的变化，观察降温效果，防止虚脱。

3.使用免疫抑制剂和激素治疗时，必须密切观察病情变化，定期复查血象、肝、肾功能等相关项目，以预防不良反应及并发症的发生。

二、心理护理

银屑病的发生、发展与患者的精神和心理因素有密切关系，是典型的心身疾病，部分病人精神紧张是诱发皮疹加重的因素，对这部分病人应引导他们善于调理自己，缓解精神压力。

（一）患者形成心理卫生状况不佳的可能性因素

1.银屑病迁延不愈，严重挫伤患者的意志，产生抑郁和焦虑；

2.银屑病皮损常发于体表，影响美观，故而内向及自卑；

3.因经济负担的逐渐加重致生活质量下降，也是心理负担加重的因素；

4.对本病缺乏认知，产生恐惧；

5.来自周围歧视的压力。人们常误认为这种皮肤病很恐怖会传染，从而疏远银屑病患者，加重了银屑病患者的忧虑和敏感。

（二）心理护理

临床上除常规治疗外，针对患者心理因素分值差异，配合心理护理，从而帮助改善银屑病患者自信心。这对改善银屑病患者的生活质量有所帮助。

1. 介绍银屑病专科的治疗环境，给予整体护理，取得患者的信任；

2. 介绍银屑病的相关知识，提高患者对自身疾病的了解，缓解自卑和焦虑；

3. 介绍本病的病程和治疗过程中会发生的正作用和副作用，缓解患者对治疗的恐惧心理；

4. 诚恳接受患者的倾诉，耐心解答银屑病患者的疑问，使患者提高自我认识能力，树立战胜疾病的信心，降低紧张情绪；

5. 诱导其宣泄情绪，引导和暗示其科学理智地对待自己的社会角色，提高人际沟通自信；

6. 友好地视病友为朋友，不断对他们个性特征上的细微变化给予赞扬和鼓励；

7. 主动与患者亲属保持联系，讲解患者的相关信息和我们心理疏导的意义，指导家属密切配合医护人员的心理干预；

8. 建立电话联系方式，随时接受患者的咨询和沟通。

三、寻常型银屑病的护理

1. 银屑病皮肤损害多发于头皮及四肢伸侧，尤其是肘、膝部位，呈散在或广泛分布，嘱病人要搞好个人卫生，经常修剪指甲，尽量减少搔抓以免皮肤破溃导致继发感染。

2. 不要用盐水、肥皂水、热开水清洗，宜选用温水，不宜过早去除结痂，每日更换毛巾、床单、被罩等，衣物应及时清洗晾晒。房内保持通风透气。

3. 尽量避免皮肤与刺激性物质如油漆、消毒剂等的接触。

4. 进行期病人皮损处禁止静脉穿刺及使用胶布粘贴，不宜紫外线照射和使用刺激性药物以免引起同形反应，可在皮损处涂浓度低、较温和的冷霜和硅油霜以及紫草油等。

5. 皮损恢复期应勤换内衣裤，穿宽松的棉质内衣裤。定期对病人进行皮肤检查并及时观察皮损部位颜色、弹性、大小形状和原发灶的一系列变化等。

四、红皮病型银屑病的护理

（一）皮肤护理

1. 保持皮肤清洁，每日更换内衣、被服，以减少感染机会，内衣要选用宽松，柔软的棉织品，避免各种不良刺激。对于长期卧床患者，应每2h翻身1次，以防发生褥疮。

2. 红皮病型银屑病皮肤弥漫性潮红、水肿、渗出，表面有大量糠皮样皮屑，因此做好创面护理对防止继发感染至关重要。皮肤有糜烂、脓性分泌物时，先用生理盐水清洗皮损后，再用0.1%乳酸依沙吖啶溶液湿敷2次/日，每次30min，达到杀菌预防皮肤感染，减轻瘙痒，减少渗出，促进皮损的消退，增强皮肤的抵御能力的作用，为防止药物经皮肤吸收引起中毒，每次湿敷面积不能超过体表面的1/3。

3. 对于皮肤干燥脱屑的患者及时应用膏剂滋润皮肤，如：鱼肝油软膏、复方维生素E乳膏等外涂，防止皮肤皲裂。

4. 对于缓解期患者，由于皮肤表面有大量皮屑，每2～3 d用1∶8000高锰酸钾进行药浴一次，去掉鳞屑，清洁皮肤，防止感染，进展期患者禁止药浴，以免加重病情。

5. 对于恢复期患者，由于皮屑大量脱落，尤其手足部位皮肤较厚、脱落较慢，往往皮屑翘起，此时不要用手或镊子硬揭皮屑，应用氧化锌油涂之使其软化后缓慢脱去。

6. 红皮病型银屑病患者皮肤严重瘙痒，应避免抓挠，嘱病人经常修剪指甲，不能因瘙痒而抓破皮肤，以免引起感染。

7. 指导患者正确使用外用药，在搽药时，首先用温水泡浴，不要用力搓擦皮损，去除鳞屑后再搽药，禁用皂类及过热的水烫洗。禁用浓度高、刺激性大的外用药，配合医嘱坚持正确规则地使用外用药。避免大面积外用皮质类固醇激素，防止药物经皮肤吸收引起的不良反应。

8. 患者病程长、皮损广泛，应合理安排治疗顺序。注意保护血管。进行各项操作时动作应轻柔，不加重皮肤损害。防止医源性皮肤损伤。

（二）口腔与眼部的护理

由于患者在长期应用免疫抑制剂时易发生口腔念珠菌感染，故应定期观察口腔黏膜，做好口腔护理，进食前后嘱患者用3%碳酸氢钠溶液漱口，抑制细菌生长。对口腔黏膜糜烂患者，每天应用生理盐水漱口3～4次，及时清除口腔内脱落的黏膜和腐败物质，漱口后用碘甘油涂抹创面，以达到消炎、消肿、止痛，促进溃疡创面愈合的作用。唇干裂者可涂红霉素软膏，防止感染。有眼睑水肿、结膜充血患者，给予氢化可的松眼药水滴眼4～5次/日，每晚涂四环素可的松眼膏，以利消炎。

五、脓疱型银屑病的护理

（一）皮肤护理

1. 急性期患者全身脓疱、糜烂、渗出严重，可用0.1%利凡诺或3%硼酸溶液涂擦皮损处，每天两次。会阴处可用1∶8000高锰酸钾液清洗，起到消炎、收敛、防臭、防腐等作用。

2. 保持患者皮损处清洁干燥，尽量暴露，防止皮肤感染。帮助患者修剪指甲，切忌挠抓。

3. 洗浴时用温水，忌用肥皂、香皂等化学洗涤剂，以免刺激皮肤加重皮损。

4. 患者衣着宜纯棉布料，柔软宽松，忌穿化纤类衣物。恢复期患者皮肤红斑、脱屑、干燥、瘙痒，温水洗浴后，用柔软的毛巾轻轻拭去鳞屑，切忌硬剥，再涂擦润肤剂以滋润止痒。

（二）口腔护理

高热时患者能量消耗增加，消化吸收减弱，机体抵抗力下降，唾液分泌减少，口腔黏膜干燥，有利于细菌生长繁殖，极易发生口腔溃疡和口腔炎，须做好口腔护理，每天两次，饭前饭后漱口，保持口腔清洁，防止细菌感染。口唇干裂处涂擦红霉素软膏。

六、关节病型银屑病的护理

关节病型银屑病有皮肤损害，由于累及关节，造成关节红肿疼痛，且活动受限，给患者身体和精神上都带来了极大的痛苦，应避免重体力劳动，合理饮食，保证营养供给，避免肥胖，适当锻炼。

（一）用药护理

1. 给病人及家属指导服药方法和注意事项，坚持服药。非甾体类抗炎药常见副反应有胃肠道反应，对凝血功能、肝肾和中枢神经也有影响，故长期用药的病人应每 2 个月或 3 个月检查血常规和肝肾功能及拍胸片等。

2. 常用的改变病情的抗风湿药有甲氨蝶呤、雷公藤、环孢素等。这类药物常见的不良反应有：胃肠道反应、脱发、肝损害、肾毒性、出血性膀胱炎等。用药期间严密观察，鼓励病人多饮水，饭后服用以减少胃肠道反应。

3. 英夫利西单抗等生物制剂一般用于关节型及强直性脊柱炎的病人，治疗期间不能接受活疫苗的预防接种，易引起机体不适，甚至发热，加重病情。也易感染结核，降低抵抗力，故要告知患儿及家属尽量少去人群密集的地方去。

（二）皮肤护理

及时更换床单，并保持干燥。床单宜清洁，定时更换，并随时清理脱落的皮屑，对于结痂厚硬，妨碍皮肤伸缩，尤其是关节活动部位应涂膏、霜剂或其他角质松解剂，操作时动作宜轻柔，避免出血和疼痛。减少皮肤感染。嘱患者经常温水洗澡，水温以 35℃～39℃为宜，洗澡时不可用力搔抓皮肤，用质地柔软的浴巾轻轻擦干，嘱其穿清洁柔软的棉质衣裤，汗湿后应及时更换。

（三）关节护理

1. 关节保护应贯穿于病人的日常生活中，坚持锻炼，维持关节活动度。关节肿胀明显、疼痛剧烈、兼有发热者要卧床休息，并将患肢垫起；对关节僵硬、活动不灵便者，护理人员应用温水擦洗患处，以改善局部血液循环。

2. 慢性病人长期卧床者，定期翻身，更换体位，将罹患关节保持在功能位置。协助病人进行床上被动活动，以加速局部血液循环，防止肌肉萎缩或关节变形及压疮发生，避免不必要的护理动作。

3. 恢复期避免关节长时间负重，如用手长时间提重物时，可使用保护关节的用具，如护膝等。保护关节功能位，夜间尤其重要，必要时可用小夹板固定。

4. 稳定期训练日常生活必需的动作，使生活能自理。上肢训练主要是增加活动范围和肌肉力量，如穿衣、吃饭、洗刷、做饭等。亦可双手握转环练习锻炼手腕功能，手捏核桃、弹力健身圈锻炼手指功能。下肢训练主要为站立、行走、下蹲、上下台阶等训练关节和肌力。

5. 注意保暖，冬天尽量不要用冷水，避免冷刺激，并根据季节增减衣服。夏季不要贪凉，尽量不要睡空调房间，不要在电扇下睡觉及久坐等。

七、健康教育及出院指导

1. 指导患者出院后进行适当的体育锻炼，提高机体免疫力，避免过度劳累、精神紧张，并且要保持良好的心理状态。

2. 注意合理饮食，避免各种诱发因素的刺激。

3. 随着季节的变化，增减衣被，以防感冒。积极治疗咽喉炎、扁桃体炎等上呼吸道感染，减少疾病的复发率。

4. 定期返院复查，特别是病情有变化时应随时复诊，按医嘱用药，避免盲目用药而加重病情。

第二节　银屑病的预防

银屑病是一种常见多发的慢性复发性炎症性皮肤疾患，是医学界公认的疑难杂证之一，据估计，我国目前至少有300多万患者，全球则有2000多万患者。其病因目前尚不十分清楚，一般认为是在遗传的基础上，受外界环境的影响所致。银屑病的预防如同银屑病的治疗亦受到国内外的广泛重视，是皮肤科领域重点研究的课题之一，亦是广大医务工作者和患者所共同关心的问题。目前对本病的预防重点在于采取一些措施，清除不良的诱发因素，尽可能避免和改善与发病有关的外界环境因素，以达到延长缓解期或减轻复发后的病情。

一、注意心理卫生保持心情舒畅

银屑病被公认为是心身性皮肤疾病。鉴于银屑病引起的躯体痛苦远不如心理痛苦大，而且，心理痛苦会诱发或加重病情，故加强心理治疗，提高病人生活质量是治疗的重要内容。大量的心理学研究表明：30%～46%的患者银屑病的发生、发展过程往往和精神、神经因素有关，短期高度精神压力、思想负担可诱发或加重银屑病，长期的烦恼郁闷可引起银屑病迁延不愈。多项研究亦表明：银屑病可因患者的精神紧张、性情急躁、情绪抑郁、心情不畅或因家庭纠纷、婚姻变更、亲人病故等刺激而使病情加重，其发生发展亦可与工作不顺心、受到歧视或碰到不愉快的生活事件以及身心极度疲乏、得不到放松休息等神经精神因素密切相关。有研究者认为，紧张压抑的心理可使皮肤中许多感觉神经释放出P物质和其他神经肽。实验也证实，银屑病表皮中含P物质的神经明显增多，P物质可引起银屑病的角质形成细胞增生。心理紧张还可通过影响神经、内分泌和免疫系统引起银屑病的发病，所以银屑病患者一定要放下包袱，解除思想顾虑，摆正心态，树立正确的疾病观和战胜疾病的乐观主义精神，培养治疗疾病和战胜疾病的信心、耐心和恒心。平常要注意心理卫生，加强精神防护，保持精神愉快，在紧张工作之余适当放松，稳定情绪，及时调整、平衡或解除不良的心理状态。当遇到不愉快的生活事件时，不应独自闷坐，借酒消愁，应采取积极的方式，转移注意力，学会与周围的亲友、同事相处，与家人、同事、朋友交谈，或参加体育锻炼，或娱乐活动，避免情绪过度激动、紧张和焦虑，使自己从痛苦的心境中解脱出来，振奋精神。

银屑病没有传染性，有学者通过对近千名一方患银屑病的夫妇长期追踪调查，没有发现一例对方感染银屑病的证据。患者的亲友、同事在生活、学习、工作中应避免歧视，应多一些理解和关怀，多一些鼓励和宽慰，为其创造良好的社会环境和生活环境。心理压力特别明显的患者还可通过生物反馈训练，使精神、神经尽可能得到放松，以有利于整体机能调节。皮肤科医生对心理压力过大的患者应进行必要的心理干预，开展银屑病对机体健康危害小的健康知识宣教，为患者治疗疾病营造一个良好的就医氛围，提供患者与患者之间相互交流的机会，这样有助于银屑病的早日康复。患了银屑病，只要遵守医嘱，恰当治疗，是能够达到临床治愈的。因此，患者应胸怀豁达，树立与疾病做斗争的决心和信心。

二、消除慢性病灶预防各种感染

与银屑病发病关系最为密切的感染因素是扁桃体炎、咽喉炎及上呼吸道感染、常可诱发点滴状银屑病反复发作。其他慢性感染病灶如中耳炎、支气管炎、肾炎、肠炎等以及脓皮病、猩红热、脑膜炎等急、慢性感染也可促发银屑病，积极控制或预防上述感染可起到防止银屑病复发的作用。文献报道，6%的患者有上呼吸道感染史，尤其是点滴状银屑病、红皮病型与关节病型银屑病常伴有上呼吸道感染或扁桃体炎等疾病，其抗“O”值增高。而小儿银屑病伴上呼吸道感染或急性扁桃体炎的比例达10%～20%，一般认为是对细菌毒素和病毒发生的变态反应而导致银屑病的发生。故银屑病患者平时应注意生活起居，防止感冒，一旦感冒应积极治疗。秋、冬季节气候渐至寒凉，银屑病患者在这两个季节要特别注意调摄，适应气温变化，加强防护，勿受寒凉，坚持锻炼身体，适当增加营养，提高机体的抗病能力，一旦患病要及时治疗。文献报道对伴有慢性化脓性扁桃体炎的患者摘除扁桃体后可减少银屑病复发次数。

三、避免皮肤外伤保持清洁滋润

寻常型银屑病在进行期遭受各种物理和化学性损伤后，即在损伤部位发生银屑病皮疹，这种反应被称为“同形反应”。外界物理的、化学的、机械的以及生物的各种刺激均可诱发银屑病，疾病处于进行期时这些刺激还使病情加重。因此，患者在进行期应尽量避免搔抓、摩擦、针刺、文身、染发、蚊虫叮咬、外伤（跌伤、烫伤、灼伤、砸伤、挫伤、手术伤等）及皮肤感染，避免过热浴水洗烫，不用强刺激性药物，如合并有其他皮肤病应及时治疗。剧烈搔抓是引起银屑病“同形反应”最常见的因素、患者应尽可能管住自己的手，可同时给予抗组胺药物止痒治疗。

银屑病皮损大多冬重夏轻，且北方地区疾病发病率明显高于南方，有人推测与北方气候寒冷干燥，特别是冬季皮肤干燥、出汗少、洗澡次数少、不利于清洁等因素有关。国内有医生采用“运动出汗”的方法，即从秋末开始，让患者进行适当锻炼，以身体微出汗为度，取得了改善银屑病病情和预防其复发的效果。患者也可因地因人制宜，摸索出一套适合自身的方法，其目的是预防皮肤干燥，保持皮肤清洁。每次沐浴后可适当涂一些保护皮肤的霜剂，以达到滋润的目的。

有的患者认为“用热水烫洗可以止痒”，所以在洗浴时使用的水温度较高。其实热水烫洗并没有止痒作用，只是较高的水温产生的热感掩盖了本病之痒感而已，这样烫洗不但不利于皮损恢复，而且因水温较高会促进体表毛细血管扩张充血，使皮损更加红，不利于红斑消退。经常烫洗，在某种意义上来说还会抵消或减弱药物的治疗作用，故洗浴用水不能过热。当然也不能过凉，水温以不超过体温为宜。温泉水一般偏热，大约在37 ℃～42 ℃或更高些，因其中含有化学成分，有一定治疗作用，故与一般用水不同。

四、科学搭配饮食切忌盲目偏食

祖国医学认为，银屑病患者为“血热”“血燥”之体，凡辛辣油炸之品皆少食为益，如狗肉、牛肉、羊肉、韭菜，各种调味品如花椒、胡椒、辣椒、八角、茴香、生姜、葱、蒜。不少患者饮酒和过多食用上述辛辣食品后可激发或加剧病情，这些刺激性食品可扩张血管，使毛细血管通透性增强，有利于炎症细胞和炎症介质的不良释放，从而使皮疹加重。

张学军通过调查认为：食鱼虾、食物过敏、食动物油、食肥肉可能为银屑病的饮食诱因。而食甜食、瘦肉和食用植物油可降低银屑病的发生。因此，不要听信传言，忌口多种食物，有的甚至连基本的营养都得不到保证，谈何防病治病？应鼓励患者食物多样化，荤素科学搭配，以补充机体所需的各种营养，并反对盲目禁食、偏食、忌口。从保健角度来说，银屑病患者与正常人一样，高脂、高盐饮食对身体并无多大好处，故应控制这类食品的摄入。鱼油对疾病有治疗作用，多吃鱼则有益身体。辣椒辣素对治疗也有一定作用，但对部分患者来说，辛辣饮食及腥味食物可使病情加重，则应少吃。一些患者对某些食物可能过敏，而过敏反应则可能诱发银屑病或使病情加重，因而对于明确某种食物过敏的患者，应适当忌口。据李林统计，饮食因素诱发银屑病仅占第6位，只是一小部分患者因饮食不当而发病或加重病情，他调查的结果是：银屑病患者受饮食因素影响的有动物食品如鱼虾、羊肉、鸡肉、牛肉及牛奶、猪头肉、鸭肉、兔肉、猪肉等，有辛辣刺激性食物如酒、蒜、葱、辣椒等，其他有香菜、香椿、芹菜、韭菜、藕、北瓜、蘑菇等，一般来说银屑病患者应忌食鱼虾海味、辛辣食物和羊肉。

中医认为血热是本病发病的内在因素，若脾胃失和、气机不畅、化生火热，易导致血热偏盛、外塞肌肤而发病。鱼虾海味有腥发之性，易化热动风；酒、蒜、葱、辣椒等食物性温助热，味辛能散；羊肉属肥甘之品，其性温热。偏嗜这些食物或进食不当，均能使脾胃失和而诱发本病。忌食腥发辛辣食物可以减少发病的机会，至于其他食物只是个别病例，不必全忌，若忌口范围太广，既影响身体健康，也不利于病情恢复，因此忌口要适当，尽量缩小忌食的范围。

银屑病患者伴有高血压的为一般常人的15倍，伴有冠心病的为11倍，且血脂检测可有高脂血症，所以饮食方面最好控制高脂高糖食品，避免浓茶、咖啡等刺激性饮料。大量脱屑的银屑病患者因机体丧失了大量的角蛋白，如不及时补充就会造成低蛋白血症，因此每日高蛋白质饮食是必要的，可每日吃1～3个蒸鸡蛋或煮鸡蛋，多吃一些富含植物蛋白的豆类食品。银屑病患者机体缺乏多种维生素，应多吃富含维生素A和维生素C的蔬菜和瓜果，如红白萝卜、西红柿、冬瓜、丝瓜、苦瓜、黄瓜、南瓜、苹果、柚子、梨、香蕉等。

五、提倡合理用药反对滥用药物

银屑病可以临床治愈并长期缓解，而且随季节变化存在一定的自愈性，去除紧张、焦虑等则有利于疾病的治疗，因此要树立信心，切莫病急乱投医，以免上当受骗。到目前为止，尚未发现有充分证据可以根治银屑病的办法，但这并不能阻止“包治”“根治”银屑病的广告满天飞。伪医、劣医借病人病急乱投医之机大发其财，使众多承受疾病折磨的患者又饱尝被骗的苦果。更令人们担忧的是，这些游医为了让病人看到“立竿见影”的疗效，给病人使用了有严重毒副作用的药物，病人当时好转，但疾病旋即复发，且变得更加严重。有的药物严重损害病人造血功能、肝肾功能或诱发恶性肿瘤乃至夺去病人生命。

对于一般的银屑病，可不必用价格极其昂贵的药物如环孢素等。一些药物短时有效，但会使疾病迅速复发恶化，如皮质类固醇等。还有些药品会给病人健康带来威胁，或者虽使病变消退一时，但迅速复发后使疾病变得顽固难治，例如白血宁、乙亚胺、乙双吗啉等抗癌药以及含砷、汞、铅等重金属的中药制剂等。

经过长期研究，中西医都能筛选出很多治疗银屑病的有效中西药，但由于体质和其他种种原因，每个患者对药物的敏感性不同，收效快慢也不一样。临床研究显示：药物治疗或使用其他方法都能取效，而不易根治。有的患者治病心切，同时几处求医，兼服多种药物，若复发后，再用药就比较困难了，即使重复用药，其疗效也有所减慢。所以，选药要适当，要在医生指导下用药。在急性期，尤其不能乱涂外用药，以免引起严重反应。寻常型银屑病在进行期使用刺激性药物会加重病情，引起刺激性皮炎，甚至诱发重症银屑病。所以下列药物在银屑病进行期均应慎用：芥子气软膏、0.1%他扎罗汀凝胶、10%水杨酸软膏、10%硫黄软膏、15%喜树碱软膏、10%白降汞软膏、0.5%蒽林软膏。

患者不要自行同时接受几种方法的治疗，应当给以后复发留有余地。银屑病的复发还与某些药物的治疗有关，如白血宁、甲氨蝶呤、乙亚胺、乙双吗啉、羟基脲等免疫抑制剂和皮质类固醇等药物治疗后易复发，要防止和减少复发，最好避免滥用上述药物。

寻常型银屑病本身对身体并无大碍，因此我们在给银屑病患者用药的同时，应充分权衡用药给患者带来的“利”与“弊”。当然某些重症银屑病如果应用常规疗法无效时，在正规医院皮肤科医师的指导下，使用某些毒性作用相对较小的免疫抑制剂如甲氨蝶呤、环孢素也未尝不可，但必须严格拿捏适应证，并把药物给患者造成的危害减少到最低限度。

皮质类固醇有良好的抗炎、抑制免疫的作用，因而应用其口服、注射治疗寻常型银屑病，表面上有“良好”的近期疗效，但停药后皮疹迅速复发、扩散，甚至诱发红皮病型、脓疱型银屑病，给患者带来生命危险。目前仅在红皮病型、关节病型或泛发性脓疱型银屑病且伴全身症状者，才考虑全身使用皮质类固醇治疗。局部小面积短时间外用皮质类固醇软膏是允许的，且应用最广，疗效最可靠。但尽管如此，仍应在医生的指导下谨慎使用，患者不要自行购药治疗。

我们应强调合理用药，尽量选用副作用轻、疗效好的药物，在皮损临床治愈后，不宜马上撤药，应继续减量维持一段时间，也可改用副作用轻的药物固效治疗。也有主张根据每个患者个体的不同情况，在疾病易发的季节，予以上述药物或中药进行预防性治疗，以防复发。但避免滥用药物和过度地打针吃药，特别是长期使用有一定不良反应的药物，可使药物在体内累积，破坏机体的功能平衡。临床研究发现：β-受体阻滞药（如心得安、心得宁）、抗疟药物（如氯喹）、含金属埋药物（如碳酿锂、醋酸）、非甾体抗炎药（如消炎痛、保泰松、布洛芬）、心血管用药（如地高辛、胺碘酮）等可诱发或加重银屑病，使银屑病变得顽固难治。所以合并其他疾病的银屑病患者临床用药时，当避免使用上述药物。解热镇病剂类药物如水杨酸、安乃近等以及四环素、预防接种也可诱发银屑病，因此，在疾病尚未彻底缓解或在银屑病易发季节，应尽量不要使用。

中医认为银屑病的病因病机多为身体肌肤燥热，久则血热、血燥、阴耗而发病。治疗应以清热解毒、凉血活血、滋阴润操为大法，凡辛温发散之品（如麻黄、桂枝、细辛、羌活、香薷）、温里壮阳之品（如附子、肉桂、鹿茸、干姜、吴茱萸、淫羊霍、锁阳）均应忌用或慎用。民间有人错误地采取“以毒攻毒”的治法，使用重金属制剂和剧毒中药如水银、轻粉、黄丹、雄黄、斑蝥、蟾酥、乌头等剧毒药品配制成各种酊剂、膏剂，用来外治银屑病。上述药物大面积长期使用会对患者诱发重症银屑病或药物性肝炎，或引起砷角化病甚至鳞状细胞癌，或导致皮疹扩散、加重。

六、养成良好习惯禁止贪烟酗酒

应养成良好的生活习惯，提倡早起早睡，适量锻炼，有利于增强身体素质，预防各种感染。晨间慢走慢跑、练气功或打太极拳可改善机体血液循环，同时也可转移注意力，消除心理压力，达到祛病防病的目的。吸烟是银屑病发病的危险因素，吸烟可刺激中性粒细胞活化后过氧化物的释放，改变吞噬细胞的氧化代谢，增加炎症反应的氧化代谢物和酶的释放，从而导致皮损的发生或加重。研究表明：每日至少吸 15 支烟的人群较之从来不吸烟的人群易发生银屑病的危险（$P<0.05$），且吸烟越多者发生银屑病的危险性也越大，因此银屑病患者一定要戒烟。研究还表明：少量饮酒与发病并无多大相关，但严重银屑病则与较多饮酒有关。另外酒精对肝有毒性作用，并可使一些治疗药物的肝毒性增加，且酗酒对患者的健康也不利，所以应禁止酗酒。

七、巩固预防治疗莫入广告误区

临床实验室研究发现：患者在临床痊愈时，其免疫障碍和微循环障碍均未恢复正常。在免疫障碍方面，可见表皮内仍有免疫复合物沉积，T淋巴细胞缺陷也仍存在；在微循环障碍方面，皮肤损害消退处的微循环虽有所改善，但仍未恢复正常，一般需2～6个月后才能复原。如果皮肤损害刚消退就停止治疗，则容易复发，因此，在银屑病皮损临床痊愈后，要继续巩固治疗至少2个月。

大量医学临床实践证明，在银屑病易发季节到来之前，给予提前预防治疗2个月，可防止或减少复发。例如患者冬季发病或加剧，在下一个冬季来临前皮肤还未发生损害时即可给予预防治疗；春、秋季发病者在春、秋季前预防治疗；夏季型者在夏季前预防治疗。

目前各种治疗银屑病的广告满天飞，有很多广告为吸引患者，往往夸大治疗效果，宣称所谓的“根治”“永不复发”“解决了世界医学难题”采用多种“名贵中草药精制而成”等，引诱不明真相的患者上当受骗。在重症银屑病患者中，大多数患者是因为听信广告的夸大宣传后，滥用广告药物引起的。广大患者在就医过程中，切莫乱投医，多留个心眼，千万不要跟着广告走。

八、善于自我保健定期施行体检

世界卫生组织提出健康的新概念：“健康是身体上、精神上和社会适应上的完好状态，而不仅是没有疾病或虚弱。”健康应包括躯体健康、心理健康、社会适应良好和道德健康。根据这个新概念，银屑病患者要做到生理调节、心理调适和行为调整。

所谓生理调节，就是餐饮定时定量，营养物均衡合理，注意饮食卫生。生活要规律，劳逸要结合，脑力劳动和体力劳动应交替进行，切不可开夜车、睡懒觉，保证每日至少有8个小时的充足睡眠。坚持体育锻炼，讲究个人卫生，接受预防注射，防止疫源性疾病发生，养成遵医用药的习惯，不要乱吃药、滥用药，更不能以药养生。

所谓心理调适，就是指在各种环境中能保持一种良好的心理效能状态，通过自我调节缓冲消极情绪，维持心理平衡。银屑病患者面对挫折或身临逆境，要冷静思考，振奋精神，采取妥善对策。受到意外刺激时，不要惊慌失措，要合理地支配自己的感情和行动，采取积极的防御措施，理智地处理各种难题。要接受心理健康教育，讲究心理卫生，培养健全人格，增强心理应激能力，提高心理健康水平。

所谓行为调整，包括矫正不良行为和养成健康行为两个方面。对吸烟、酗酒、吸毒、不讲卫生、不爱运动、偏食、暴饮暴食以及不遵医嘱用药等危害人的身体健康的行为习惯，要坚决矫正，逐步养成良好、健康、卫生的生活习惯和行为习惯。

张学军通过调查认为：银屑病的病因为遗传和环境，环境与银屑病关系十分密切。心理健康者能较快地适应自己所处的周围环境，当外界环境发生变化时，不论这种变化来得缓慢或者突然，也不论其简单还是复杂，心理上均能承受而予以适时调整，达到与之协调。当银屑病患者对环境适应不良时，应当调整自己适应环境，同时改造环境使之满足个人的需要。通过顺应和改造，减少不利于银屑病恢复的环境因素，尽量缩短个体需要与环境条件之间的差距，逐渐达到个体与环境的协调，以维护和保持身心健康。

通过以上的健康教育，树立自我保健的良好意识和战胜银屑病的坚强信念，做到无病早防、有病即治，则有助于遏制疾病的发展。同时，定期进行健康检查、全面施行体检，对于预防和诊治银屑病都是至关重要的。

（杨笑玲）

参考文献

中文文献

[1]赵辩主编.中国临床皮肤病学[M].南京：江苏科学技术出版社, 2009.

[2]张学军主编.皮肤性病学.第8版[M].北京：人民卫生出版社, 2013.

[3]王侠生主编.杨国亮皮肤病学[M].上海：上海科学技术文献出版社, 2005.

[4]朱学俊, 王宝玺, 孙建方主译.皮肤病学.第2版[M].北京：北京大学医学出版社, 2011.

[5]张学军, 刘维达, 何春涤主编.现代皮肤性病学基础[M].第2版.北京：人民卫生出版社, 2010.

[6]叶冬青主编.皮肤病流行病学[M].北京：人民卫生出版社, 2001.

[7]曹雪涛主编.医学免疫学.第6版[M].北京：人民卫生出版社, 2013.

[8]朱学俊, 孙建方主编.皮肤病理学.第3版[M]. 北京：北京大学医学出版社, 2007.

[9]朱学俊, 涂平主编.皮肤病的组织病理诊断.第2版[M].北京：北京医科大学出版社.2001.

[10]朱学俊, 孙建方主译.皮肤病理学与临床的联系[M]. 北京：北京大学医学出版社, 2007.

[11]傅志宜, 车雅敏, 刘全中编著.皮肤病性病鉴别诊断学[M].天津：天津科学技术出版社, 2001.

[12]靳培英主编.皮肤病药物治疗学[M].北京：人民卫生出版社, 2004.

[13]张建中.银屑病的流行病学与危险因素[J].实用医院临床杂志, 2013, 10(1):4-6.

[14]吴超, 晋红中.银屑病的危险因素和流行分布[J].协和医学杂志, 2012, 24(4):471-474.

[15]马振友, 张建中.银屑病名词源流之考证[J].中国美容医学, 2014, 23(6):503-

506.

[16]彭永年, 杨雪琴, 汤占利．寻常型银屑病患者病程演变及其影响因素[J]．中华皮肤科杂志, 2000 , 33(2):83-84 .

[17]张学军, 陈珊宇, 王福喜, 等．寻常型银屑病遗传流行病学分析［J］．中华皮肤科杂志, 2000, 33(6):383-385.

[18]邓静文, 卢传坚. 中国人群寻常型银屑病易感基因研究进展［J］.分子诊断与治疗杂志, 2011, 3(4):262-265.

[19]全国银屑病流行调查组．全国1984年银屑病流行调查报告[J]. 中华皮肤科杂志, 1986, 19:253-261.

[20]丁晓岚, 王婷琳, 沈佚葳, 等. 2010 中国六省市银屑病流行病学调查［J］. 中国皮肤性病学杂志, 2010, 24(7): 598-601.

[21]黄建国, 龚启英．吉首地区少数民族寻常型银屑病117 例家族史调查[J]. 衡阳医学院学报, 1994, 22(3), 276.

[22]胡绍强, 杨蓉娅, 王文岭等．寻常型银屑病——家族14 例[J]．中华皮肤科杂志, 1999 , 32(2):118.

[23]佟长顺．寻常性银屑病113 例家族史调查分析[J]. 中国皮肤性病学杂志, 2002, 16(2), 93-94.

[24]张学军, 陈珊宇, 王福喜等, 寻常型银屑病遗传流行病学分析[J]. 中华皮肤科杂志, 2000, 33(6):383-385.

[25]王刚．银屑病免疫学研究进展[J]. 中华皮肤科杂志, 2015, 48(4)：223-226.

[26]史玉玲．银屑病免疫学的研究进展[J]. 国际皮肤性病学杂志, 2015, 41(1):31-34.

[27]赖亭吉, 骆丹.Toll样受体在皮肤病发病及治疗中的作用[J]. 临床皮肤科杂志, 2008, 37(5):335-336

[28]齐焕英, 张建中．Toll 样受体2和4在银屑病皮损中的表达J］．中华皮肤科杂志, 2006, 39(11): 636-638.

[29]崔艳霞, 王桂芝．银屑病病人外周血单核细胞TLR-2 基因表达及血清ASO和IL－8水平变化［J］．青岛大学医学院学报, 2007, 43(4):316-318.

[30]蔡怡华, 郑捷．寻常性银屑病患者外周血单一核细胞TLR 2, TLR 4, TLR 9 表达的初步研究［J］．中国皮肤性病学杂志, 2007, 21(7): 397-399.

[31]杨婷, 蒋献．胞内模式识别受体NOD2在皮肤中的作用研究进展[J]. 临床皮肤科杂志, 2015, 44(5):331-334

[32]唐玲, 于益芝, 郭志丽, 李泉, 唐跃琼, 阎明, 郑茂荣．银屑病患者皮损局部朗格汉斯细胞数量异常机制的研究中[J]. 中国麻风皮肤病杂志, 2003, 19(2):97-98.

[33]杨莉, 戴二黑, 李艳佳. 银屑病患者外周血树突状细胞功能的体外研究［J］. 临床检验杂志, 2008, 26: 302-303.

[34]沈柱, 王刚, 李巍, 刘玉峰. 角蛋白17对银屑病患者T细胞增殖和分泌干扰素γ的影响[J]. 中华皮肤科杂志, 2004, 37(11):659-661.

[35]李承新, 刘玉峰, 迟素敏, 万业宏, 高天文. 天然抗角蛋白自身抗体与银屑病关系的实验研究[J]. 中国皮肤性病学杂志, 2002, 16(3):148-152.

[36]万永山. 角质形成细胞在银屑病发病中的再认识[J]. 中国麻风皮肤病杂志, 2008, 24（1）:45-47

[37]王岩. 角质形成细胞与细胞因子[J]. 中国麻风皮肤病杂志, 2004, 20(1):64-65.

[38]郭丽丽, 许红梅. 人巨细胞病毒感染的流行病学研究进展国际检验[J]. 医学杂志, 2010, 31(10):1131-1133.

[39]何玉清. 银屑病与HIV[J]. 岭南皮肤性病科杂志, 2002, 9(2):157-159.

[40]中国中西医结合学会皮肤性病专业委员会环境与职业性皮肤病学组. 规范外用糖皮质激素类药物专家共识[J]. 中华皮肤科杂志, 2015, 48（2）: 73-75.

[41]中华医学会皮肤性病学分会银屑病学组. 中国银屑病治疗指南(2008版) [J]. 中华皮肤科杂志, 2009, 42（3）: 213-214.

[42]中华医学会皮肤性病分会银屑病学组. 中国银屑病治疗专家共识（2014版）[J]. 中华皮肤科杂志, 2014, 47（3）: 213-215.

[43]黄庆山, 吴光玉, 尚宪荣. 维A酸霜治疗寻常型银屑病患者100例[J]. 中华皮肤科杂志, 2000, 33(2):138.

[44]刘科峰, 仵瑞玲, 于子红. 维A酸霜联合窄谱紫外线治疗寻常型银屑病[J]. 中国麻风皮肤病杂志, 2007, 23(4):346-347.

[45]陈怡. 维A酸乳膏联合派瑞松乳膏治疗寻常型银屑病的临床疗效观察[J]. 西南国防医药, 2010, 20(11):1210-1211.

[46]李连平. 他扎罗汀凝胶外用治疗银屑病的临床疗效[J]. 中国麻风皮肤病杂志, 2005, 21（8）:612.

[47]黄志强. 雷公藤多苷片联合他扎罗汀治疗寻常型银屑病58例[J]. 中国实验方剂学杂志, 2012, 18（15）:276-278.

[48]马道铭. 维生素D3和银屑病[J]. 国外医学皮肤性病学分册, 1996.22（1）:1-4.

[49]柳朋生. 维生素D3类似物治疗银屑病的新进展[J]. 国外医学皮肤性病学分册, 1999, 25（5）, 297-300。

[50]晋红中, 王宝玺, 甘戈, 谢勇, 刘跃华, 何志新. 骨化三醇软膏治疗慢性轻中度斑块型银屑病的随机单盲对照临床试验[J]. 中国临床药理学杂志, 2006, 22（2）:95-99.

[51]孙文会.骨化三醇联合糠酸莫米松乳膏外用治疗稳定期寻常型银屑病35例[J].山东医药,2009,49（34）:112.

[52]刘强,王爱学,李玉平,崔光雪,马喜兴,马海霞,郭兵申,王欣欣.钙泊三醇倍他米松软膏与卡泊三醇软膏联合NB-UVB治疗稳定期寻常性银屑病疗效比较[J].中国皮肤性病学杂志,2013,27（4）:359-360.

[53]徐雁,刘俊,张怡,刘敏.308nm准分子激光联合卡泊三醇软膏治疗斑块状银屑病疗效评价[J].中国麻风皮肤病杂志,2014,30（2）:85-86.

[54]丛林,王文岭,杨蓉娅.卡泊三醇软膏和卤米松乳膏序贯疗法治疗寻常性银屑病疗效观察[J].临床皮肤科杂志,2009,38（6）:403-404.

[55]顾有守.局部外用他克莫司治疗皮肤病[J].国际皮肤性病学杂志,2006,32（1）：59-62.

[56]赵娜,晋红中.外用他克莫司与卡泊三醇治疗斑块状银屑病的疗效与安全性评价[J].临床皮肤科杂志,2012,41(10):626-628.

[57]李薇,王立新,刘颖,张锡宝.0.03%他克莫司软膏联合308准分子激光治疗斑块状银屑病临床观察[J].中国皮肤性病学杂志,2012,26(12):1152-1154.

[58]王忠永,邱会芬,张建明,杨磊,张玉杰.他克莫司软膏联合窄谱UVB治疗斑块状银屑病临床疗效观察[J].实用皮肤病学杂志,2010,3（2）:76-78.

[59]中国医师协会皮肤科医师分会中西医皮肤科亚专业委员会.中成药治疗寻常性银屑病专家共识（2014版）[J].中华皮肤科杂志,2014,47(3):215-216.

[60]中国医师协会皮肤科医师分会中西医皮肤科亚专业委员会.中药药浴在皮肤科应用专家共识（2013版）[J].中华皮肤科杂志,2013,46(12):914-916.

[61]北京中医医院.赵炳南临床经验集[M].北京:人民卫生出版社,1975.

[62]赵炳南,张志礼.简明中医皮肤病学[M].北京:中国展望出版社,1983.

[63]中医研究院广安门医院.朱仁康临床经验集[M].北京:人民卫生出版社,1979.

[64]顾伯华.外科经验集[M].上海:人民出版社,1977.

[65]孙艳,吴严,陈良宏,刘宇博,高兴华.阿达木单抗治疗斑块型银屑病的系统评价[J].中国循证医学杂志,2010,10(9)：1085-1095.

[66]肖玉娟,梁燕华。2013年版日本生物制剂治疗银屑病指南[J].中国医药指南,2014,12(31):394-398.

[67]王刚.银屑病患者教育与医患沟通[J].皮肤病与性病,2013,35(5):262-267.

[68]冯占芹,颜爱萍.寻常型银屑病患者心理因素分析及护理干预[J].皮肤病与性病,2009,31(2):5-7.

[69]李泽春,涂春,张璇.泛发性脓疱性银屑病的治疗和护理体会[J].中国皮肤性病学杂志,2010,24(2):167-168.

[70]陈学荣.银屑病的病因及预防措施[J].中国全科医学, 2005, 8(12):958-959.

外文文献

[1]Farber EM, Nall L. Roenigk Jr HH, Maibach HI, editors. Epidemiology: natural history and genetics. In: Psoriasis [M]. NewYork: Marcel Dekker, 1998: 107-158.

[2]Christophers E. Psoriasis-epidemiology and clinical spectrum[J].Clin Exp Dermatol, 2001, 26(4): 314-320.

[3]Braathen LR, Botten G, Bjerkedal T. Prevalence of psoriasis in Norway[J].Acta Derm Venereol Suppl (Stockh), 1989, (142): 5-8.

[4]Ferrandiz C, Bordas X, Garcia-Patos V, et al. Prevalence of psoriasis in Spain [J].J Eur Acad Dermatol Venereol, 2001, 15(1): 20-23.

[5]Gelfand JM, Weinstein R, Porter SB, et al. Prevalence and treatment of psoriasis in the United Kingdom: a population-based study[J].Arch Dermatol, 2005, 141(12): 1537-1541.

[6]Koo J. Population-based epidemiologic study of psoriasis with emphasis on quality of life assessment[J].Dermatol Clin, 1996, 14(3): 485-496.

[7]Yip SY. The prevalence of psoriasis in the Mongoloid race[J].J Am Acad Dermatol, 1984, 10(6): 965-968.

[8]Tsai TF, Wang TS, Hung ST, et al. Epidemiology and comorbidities of psoriasis patients in a national database in Taiwan[J].J Dermatol Sci, 2011, 63(1): 40-46.

[9]Capon F,Dallapiccola B,et al.Advances in the search for Psoriasis susceptibility genes. [J].Molecular genes and metabolish,2000,71:250-255.

[10]Christophers E,Psoriasis- epidermiology and clinical spectrum. [J].Clin Exp Dermatol 2001,26:314-320.

[11]Gudjonsson JE, Elder JT, Psoriasis: epidemiology. [J].Clinics in Dermatology 2007, 25:535-546.

[12]Gelfand JM,Stem RS, Nijsten T, et al.The prevalence of psoriasis in African Americans: results from a population-based study. [J].Am Dermatol 2005, 52: 23-26.

[13]Jordan CT, Cao L, Roberson ED, et al. PSORS2 Is Due to Mutations in CARD14 [J].Am J Hum Genet, 2012, 90: 784-795.

[14]Lee YA, Ruschendorf F, Windemuth C, et al. Genomewide scan in german families reveals evidence for a novel psoriasis-susceptibility locus on chromosome 19p13[J]. Am J Hum Genet, 2000, 67: 1020-1024.

[15]Huffmeier U, Lascorz J, Becker T, et al. Characterisation of psoriasis susceptibility locus 6 (PSORS6) in patients with early onset psoriasis and evidence for interaction with PSORS1[J].J Med Genet,2009, 46: 736–744.

[16]Veal CD, Clough RL, Barber RC, et al. Identification of a novel psoriasis susceptibility locus at 1p and evidence of epistasis between PSORS1 and candidate loci[J].J Med Genet, 2001, 38: 7–13.

[17]Zhang XJ, He PP, Wang ZX, et al. Evidence for a major psoriasis susceptibility locus at 6p21 （PSORS1） and a novel candidate region at 4q31 by genome–wide scan in Chinese ans[J]. J Invest Derm,2002, 119: 1361–1366.

[18]Asumalahti K, Laitinen T, Lahermo P, et al. Psoriasis susceptibility locus on 18p revealed by genome scan in Finnish families not associated with PSORS1. [J].Invest Derm, 2003, 121: 735–740.

[19]Cargill M, Schrodi SJ, Chang M, et al. A large–scale genetic association study confirms IL12B and leads to the identification of IL23R as psoriasis–risk genes[J]. Am J Hum Genet, 2007, 80: 273–290.

[20]Capon F, Bijlmakers MJ, Wolf N, et al. Identification of ZNF313 /RNF114 as a novel psoriasis susceptibility gene[J]. Hum Mol Genet,2008, 17: 1938–1945.

[21]Ellinghaus E, Ellinghaus D, Stuart PE, et al. Genome– wide association study identifies a psoriasis susceptibility locus at TRAF3IP2[J].Nat Genet, 2010, 42: 991–995.

[22]Marrakchi S, Guigue P, Renshaw BR, et al. Interleukin– 36–receptor antagonist deficiency and generalized pustular psoriasis [J]. N Engl J Med, 2011, 365: 620–628.

[23]Veal CD, Capon F, Allen MH, et al. Family–based analysis using a dense single–nucleotide polymorphism–based map defines genetic variation at PSORS1, the major psoriasis–susceptibility locus[J]. Am J Hum Genet, 2002, 71: 554–564.

[24]Huffmeier U, Uebe S, Ekici AB, et al. Common variants at TRAF3IP2 are associated with susceptibility to psoriatic arthritis and psoriasis[J]. Nat Genet, 2010, 42: 996–999.

[25]Ellinghaus E, Stuart PE, Ellinghaus D, et al. Genome–wide meta–analysis of psoriatic arthritis identifies susceptibility locus at REL [J]. J Invest Dermatol, 2011, 132: 1133–1140.

[26]Rebala K, Szczerkowska– Dobosz A, Niespodziana K, et al. Simple and rapid screening for HLA– CW*06 in Polish patients with psoriasis[J]. Clinical EXP Dermatol, 2010, 35: 431–436.

[27]Knight J, Spain SL, Capon F, et al. Conditional analysis identifies three novel major histocompatibility complex loci associated with psoriasis[J]. Hum Mol Genet, 2012, 21:

5185-5192.

[28]Chang YT, Chou CT, Shiao YM, et al. Psoriasis vulgaris in Chinese individuals is associated with PSORS1C3 and CDSN genes[J]. Br J Dermatol, 2006, 155: 663-669.

[29]Asumalahti K, Laitinen T, Itkonen-Vatjus R, et al. A candidate gene for psoriasis near HLA-C, HCR (Pg8), is highly polymorphic with a disease-associated susceptibility allele[J]. Hum Mol Genet, 2000, 9:1533-1542.

[30]Suomela S, Elomaa O, Skoog T, et al. CCHCR1 is up-regulated in skin cancer and associated with EGFR expression [J]. PLoS One,2009, 4: e6030.

[31]Yin G, Li X, Li J, et al. Screening of differentially expressed genes and predominant expression of variable region of T cell receptor in peripheral T cells of psoriatic patients[J]. Eur J Dermatol, 2011, 21:938-944.

[32]Arakura F, Hida S, Ichikawa E, et al. Genetic control directed toward spontaneous IFN- alpha/IFN- beta responses and downstream IFN- gamma expression influences the pathogenesis of a murine psoriasis-like skin disease[J]. J Immunol, 2007, 179: 3249-3257.

[33]Zhang XJ, Huang W, Yang S, et al. Psoriasis genome-wide association study identifies susceptibility variants within LCE gene cluster at 1q21[J]. Nat Genet, 2009, 41: 205-210.

[34]Huffmeier U， Estivill X， Riveira- Munoz E， et al. Deletion of LCE3B and LCE3C genes at PSORS4 does not contribute to susceptibility to psoriatic arthritis in german patients[J]. Ann Rheum Dis, 2010, 69:876-878.

[35]Hu Z, Xiong Z, Xu X, et al. Loss-of-function mutations in filaggrin gene associate with psoriasis vulgaris in Chinese population[J]. Hum Genet, 2012, 131: 1269-1274.

[36]Vasilopoulos Y, Sagoo GS, Cork MJ, et al. HLA -C, CSTA and DS12346 susceptibility alleles confer over 100-fold increased risk of developing psoriasis: evidence of gene interaction [J]. J Hum Genet, 2011, 56: 423-427.

[37]Schonthaler HB, Guinea-Viniegra J, Wagner EF. Targeting inflammation by modulating the Jun/AP-1 pathway [J]. Ann Rheum Dis,2011, 70: i109-112.

[38]Wu LS, Li FF, Sun LD, et al. A miRNA-492 binding-site polymorphism in BSG (basigin) confers risk to psoriasis in central south Chinese population[J]. Hum Genet, 2011, 130: 749-757.

[39]Zhu K, Yin X, Zhang X. Meta-analysis of NOD2/CARD15 polymorphisms with psoriasis and psoriatic arthritis[J]. Rheumatol Int, 2012,32: 1893-1900.

[40]Yan KL, Zhang XJ, Wang ZM, et al. A novel MGST2 non -synonymous mutation in a Chinese pedigree with psoriasis vulgaris [J]. J Invest Dermatol, 2006, 126:1003-1005.

[41]Onoufriadis A, Simpson MA, Burden AD, et al. Identification of Rare, Disease - Associated Variants in the Promoter Region of the RNF114 Psoriasis Susceptibility Gene [J]. J Invest Dermatol, 2012,132: 1297-1299.

[42]Gambichler T, Skpygan M, Tomi NS,et al.Differential mRNA exoression of antimicrobial peptides and proteins in atopic dermatitis as compared to psoriasis vulgaris and healthy skin[J].Int Arch Allergy Immunol,2008,147(1):17-24.

[43]Kanda N,Ishikawa T,Kamata M,et al.Increased serum leucine,leucine-37 levels in psoriasis: Positive and negative feedback loops of leucine,leucine-37 and anti-inflammatory cytokines[J].Human Immunol,2010,71(12):1161-1171.

[44]Ma HL,Liang S,Li J,et al.IL-22 is required for Th17 cell-madiated pathology in a mouse model psoriasis-like skin inflammation[J]. Clin Invest,2008,118(2):597-607.

[45]Di Nardo A,Braff MH,Taylor KR,et al.Cathelicidin antimicrobial peptides block dendritic cell TLR4 activation and allergic contact sensitization[J].The Journal of Immunology,2007,178(3):1829-1834.

[46]Chamorro CI,Weber G,et al.The Human Antimicrobial Peptide LL-37 Suppresses Apoptosis in Keratinocytes[J].Invest Dermatol,2008,129(4):937-944.

[47]Semple F,Webb S,Li HN,et al.Human β-defensin3 has immunosuppressive activity in vitro and vivo[J].Euro J of Immunol,2010,40(4):1073-1078.

[48]Anderson KS,Wong J,Polyak K,et al.Detection of psoriasin/S-100 A7 in the sera of patients with psoriasis[J].Brotish J of Dermatol,2009,160(2)： 325-332.

[49]Ernst WA,Thoma-Uszynski S,Teitelbaum R,et al.Granulysin, a T cell Product, Kills Bacteria by Altering Membrane Permeability[J].J of Immunol,2000,165(12):7102-7108.

[50]Mahgoub DM, Nagui NA, Rashed L. Does the antimicrobial peptide, granulysin, play a role in decreasing the incidence of secondary bacterial infection in psoriasis[J].J of the Egyptian Women’ s Dermatologic Society,2011,8(1)： 50-54.

[51]Baker B S, Powles A,Fry L, Peptidoglycan: a major aetiological factor for psoriasis [J].Trends in immunology, 2006, 27(12): 545-551.

[52]Park S Y, Gupta D, Hurwich R, Kim C H,Dziarski R, Peptidoglycan recognition protein Pglyrp2 protects mice from psoriasis-like skin inflammation by promoting regulatory T cells and limiting Th17 responses[J]. Journal of immunology, 2011, 187(11): 5813-5823.

[53]Curry JL， Qin JZ， Bonish B， et al. Innate immune - related receptors in normal and psoriatic skin[J].Arch Pathol Lab Med， 2003， 127(2):178-186.

[54]Rifkin IR, Leadbetter EA, Busconi L, et al. Toll - like receptors, endogenous ligands, and systemic autoimmune disease[J].Immunol Rev, 2005, 204: 27-42.

[55]McInturff JE, Modlin RL, Kim J. The role of Toll-like receptors in the pathogenesis and treatment of dermatological disease[J].JInvest Dermatol, 2005, 125(1):1-8

[56]Zhu K, Yin X, Tang X, et al. Meta-analysis of NOD2/CARD15 polymorphisms with psoriasis and psoriatic arthritis[J].Rheum Internatl, 2012, 32(7): 1893-1900.

[57]Chandran V. The genetics of psoriasis and psoriatic arthritis[J].Clin Rev Allergy Immunol, 2013, 44(2): 149-156.

[58]Banchereau J, Steinman RM. Dendritic cells and the control of immunity[J].Nature, 1998,392(6673):245-252

[59]Yawalkar N, Tscharner GG, Hunger ER, et al. Increased expression of IL-12 p70 and IL-23 by multiple dendritic cell and macrophage subsets in plaque psoriasis[J]. J Dermatol Sci, 2009, 54: 99-105.

[60]Sarika J, Iqbal RK, Shukla D, et al. T helper 1 to T helper 2 shift in cytokine expression: an autoregulatory process in superantigen-associated psoriasis progression [J].Med Microbiol, 2009, 58: 180-184.

[61]Leanne M, Huang J, Krueger GJ. Cytokine-producing dendritic cells in the pathogenesis of inflammatory skin diseases[J].J Clin Immun, 2009,29:247-256.

[62]Zaba CL, Fuentes-Duculan J, Eungdamrong J, et al. Identification of TNF-related apoptosis-inducing ligand and other molecules that distinguish inflammatory from resident dendritic cells in patients with psoriasis[J].J Allergy Clin Immun, 2010, 125: 1261-1268.

[63]Kristine E, Nograles MD, Batya MD, et al. New insights in the immunologic basis of psoriasis[J].Psoriasis and Biologics, 2010, 3: 3-9.

[64]Roberson E, Bowcock AM. Psoriasis genetics: breaking the barrier[J].Trends in Genetics, 2010, 26: 415-423.

[65]Carroll CL, Fleischer AB Jr. Tacrolimus ointment: The treatment of atopic dermatitis and other inflammatory cutaneous disease[J].Expert Opin Pharmacother, 2004, 5 (10): 2127-2137.

[66]Wollenberg A, Sharma S, von Bunnoff D, et al. Topical tacrolimus (FK506) leads to profound phenotypic and functional alterations of epidermal antigen-presenting dendritic cells in atopic dermatitis[J].J Allergy Clin Immunol, 2001, 107(3): 519-525.

[67]Inoue T, Katoh N, Kishimoto S. Prolonged topical application of tacrolimus inhibits immediate hypersensitivity reactions by reducing degranulation of mast cells[J].Acta

Derm Venereol， 2006， 86(1): 13–16.

[68]The European FK506 Multicentre Psoriasis Study Group. Systemic tacrolimusis effective for the treatment of psoriasis in a double–blind ,placebo–controlled study [J].Arch Dermatol ,1996,132(4):419–423.

[69]Colsman A, Carrascosa J M, Ferrandiz C, et al. Successful treatment of recalcitrant palmoplantar psoriasis with efalizumab[J].J Eur Acad Dermatol Venereol, 2008,22(9): 1131–1134.

[70]Kagami S, Rizzo H L, Lee J J, et al. Circulating Th17,Th22 and Th1 cells are increased in psoriasis[J].J InvestDermatol, 2010, 130(5): 1373–1383.

[71]Caproni M, Antiga E, Melani L, et al. Serum levels of IL– 17 and IL–22 are reduced by etanercept, but not by acitretin, in patients with psoriasis: a randomizedcontrolled trial[J].J Clin Immunol, 2009, 29(2): 210–214.

[72]Antiga E, Volpi W, Chiarini C, et al. The role of etanercept on the expression of markers of T helper 17 cells and their precursors in skin lesions of patients with psoriasis vulgaris[J].Int J Immunopathol Pharmacol,2010, 23(3): 767–774.

[73]Zaba L C, Cardinale I, Gilleaudeau P, et al. Amelioration of epidermal hyperplasia by TNF inhibition is associated with reduced Th17 responses [J].J Exp Med, 2007, 204 (13): 3183–3194.

[74]Brown S L, Greene M H, Gershon S K, et al. Tumor necrosis factor antagonist therapy and lymphoma development: twenty–six cases reported to the Food and Drug Administration[J].Arthritis Rheum, 2002, 46(12): 3151–3158.

[75]Antoniou C, Stefanaki I, Stratigos A, et al. Infliximab for the treatment of psoriasis in Greece: 4 years of clinical experience at a single centre[J].Br J Dermatol, 2010, 162(5): 1117–1123.

[76]Menter A, Tyring S K, Gordon K, et al. Adalimumab therapy for moderate to severe psoriasis: a randomized, controlled phase III trial[J].J Am Acad Dermatol, 2008, 58(1): 106–115.

[77]Dommasch E D, Abuabara K, Shin D B, et al. The risk of infection and malignancy with tumor necrosis factor antagonists in adults with psoriatic disease: a systematic review and meta–analysis of randomized controlled trials[J].J Am Acad Dermatol, 2011, 64 (6): 1035–1050.

[78]Cozzani E, Burlando M, Parodi A. Detection of antibodies to anti–TNF agents in psoriatic patients: a preliminary study[J].G Ital Dermatol Venereol, 2013, 148(2): 171–174.

[79]Griffiths C E, Strober B E, van de Kerkhof P, et al. Comparison of ustekinumab

and etanercept for moderateto- severe psoriasis[J].N Engl J Med, 2010, 362(2): 118-128.

[80]Gordon K B, Langley R G, Gottlieb A B, et al. A phase Ⅲ, randomized, controlled trial of the fully human IL-12/23 mAb briakinumab inmoderate-to-severe psoriasis[J].J Invest Dermatol, 2012, 132(2): 304-314.

[81]Gordon K B, Papp K A, Langley R G, et al. Long- term safety experience of ustekinumab in patients withmoderate to severe psoriasis (Part II of Ⅱ): results fromanalyses of infections and malignancy from pooled phase Ⅱ and Ⅲ clinical trials[J].J Am Acad Dermatol, 2012, 66(5): 742-751.

[82]Leonardi C, Matheson R, Zachariae C, et al. Antiinterleukin- 17 monoclonal antibody ixekizumab in chronic plaque psoriasis[J].N Engl J Med, 2012, 366(13): 1190-1199.

[83]Papp K A, Langley R G, Sigurgeirsson B, et al. Efficacy and safety of secukinumab in the treatment of moderatetosevere plaque psoriasis: a randomized, double-blind, placebocontrolled phase II dose-ranging study[J].Br J Dermatol, 2013, 168(2): 412-421.